高等职业教育医学卫生类专业规划教材
全国高职高专院校教材

供护理、助产等相关专业用

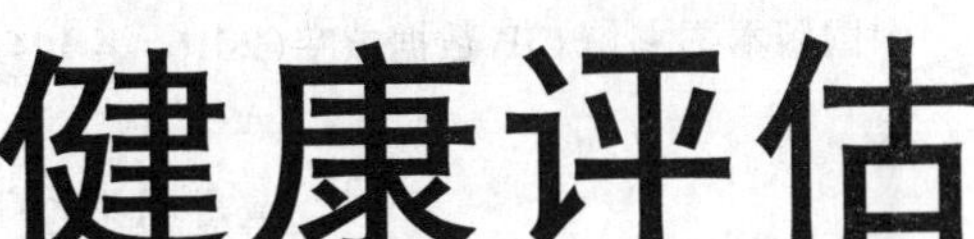

健康评估

Health Assessment

岳新荣　主　编

吴小凤　胡建刚　李　莲　王朝辉　副主编

重庆大学出版社

内容提要

本书是按照职业教育国家规划教材选题申报方案的精神和要求进行编写的。在本书编写过程中，着力体现“适用、够用、创新”的原则，注重实用性和职业性，充分体现理论与实践的结合、知识传授与能力素质培养的结合，并与护士资格考试大纲相衔接。本书共有7篇，包括绪论、健康史采集、身体评估、实验室检查、心电图检查、影像学检查、护理诊断与护理病历书写等。每章前有案例导入，每章后有复习思考题。

本书主要适用于全国高等医药院校高职高专三年制护理、助产专业教学使用，也适用于社区护理、老年护理、康复等专业。

图书在版编目(CIP)数据

健康评估/岳新荣主编.—重庆：重庆大学出版社，2017.4

高等职业教育医学卫生类专业规划教材

ISBN 978-7-5624-9748-6

Ⅰ.①健… Ⅱ.①岳… Ⅲ.①健康—评估—高等职业教育—教材 Ⅳ.①R471

中国版本图书馆 CIP 数据核字(2016)第144120号

高等职业教育医学卫生类专业规划教材

健康评估

(JIANKANG PINGGU)

主 编 岳新荣

副主编 吴小凤 胡建刚 李 莲 王朝辉

策划编辑：袁文华

责任编辑：陈 力 姜 凤　　版式设计：袁文华

责任校对：贾 梅　　责任印制：张 策

*

重庆大学出版社出版发行

出版人：易树平

社址：重庆市沙坪坝区大学城西路21号

邮编：401331

电话：(023) 88617190 88617185(中小学)

传真：(023) 88617186 88617166

网址：http://www.cqup.com.cn

邮箱：fxk@ cqup.com.cn (营销中心)

全国新华书店经销

重庆升光电力印务有限公司印刷

*

开本：787mm×1092mm 1/16 印张：18.5 字数：442千

2017年4月第1版 2017年4月第1次印刷

印数：1—2 000

ISBN 978-7-5624-9748-6 定价：39.00元

《高等职业教育医学卫生类专业规划教材》编委会

《健康评估》编写组

主　编　岳新荣

副主编　吴小凤　胡建刚　李　莲　王朝辉

编　委　（以姓氏拼音为序）

程　娥（湖北省孝感市中心医院）

何荣华（湖北省孝感市中心医院）

胡建刚（湖北职业技术学院）

李　莲（湖北职业技术学院）

岳新荣（湖北职业技术学院）

张齐亮（湖北省大悟县人民医院）

王　丹（湖北职业技术学院）

王朝辉（咸宁市第一人民医院）

吴小凤（湖北省孝感市中心医院）

QIANYAN 前 言

“健康评估”是研究被评估对象现存的或潜在的健康问题或生命过程反应，以确定其护理需要的基本理论、基本技能和临床思维方法的一门学科。“健康评估”是高等医学院校护理学专业的必修课，是临床护理专业课程的基础、起点和桥梁课程。

为了进一步贯彻落实全国职业教育工作会议精神和《国务院关于加快发展现代职业教育的决定》要求，不断深化职业教育教学改革，全面提高人才培养质量，本书按照职业教育国家规划教材选题申报方案的精神和要求进行写作，从最新的专业设置、课程设置出发，以培养适应现代社会需求的医学人才为核心，以案例为主导，用理论与实践相结合的方式进行编写，力求反映新知识、新技术和新方法，具有职业教育特色。

本书在编写过程中，着力体现“适用、够用、创新”的原则。注重实用性，从护理实践应用出发，结合现代护理专业技术，使护理评估的体系更加完整，护士掌握的知识更为适用。以就业为导向，突出护理专业职业化的特点，充分体现理论与实践的结合、知识传授与能力素质培养的结合，并与护士资格考试大纲相衔接。每章前有案例导入，每章后有复习思考题，锻炼学生综合运用知识的能力，培养独立发现问题和处理问题的能力。

全书共分 7 个部分，包括绪论、健康史采集、身体评估、实验室检查、心电图检查、影像学检查、护理诊断与护理病历书写等。各章节紧扣学科进展，突出护理特色，使读者能够在短时间内尽快学会健康评估的知识和技能，为今后专业课的学习打好基础。

湖北职业技术学院岳新荣老师负责本书大纲拟订、插图选择及统稿工作，咸宁市第一人民医院王朝辉老师进行校稿工作。第一篇，第二篇，第三篇第三、四、五、六、七章以及第七篇由岳新荣老师编写；第三篇第一、二章由胡建刚老师编写；第三篇第八、九章由王丹老师编写；第四篇由程娥老师编写；第五篇第一、二章以及第六篇第二章由吴小凤老师编写；第五篇第三章由何荣华老师编写；第六篇第一章由李莲、张齐亮老师编写。

本书的编者既有来自高职院校的骨干教师，也有来自医院临床一线的医护人员。他们既有丰富的教学和临床经验，也有严谨求实的态度和对教学高度负责的精神。在编写过程中，查阅了大量的相关教材和文献资料，在此，对所有编者的付出表示衷心感谢，并对本书参考文献的作者们献上诚挚的谢意！

由于编者水平有限，疏漏之处在所难免，敬请各位专家、同行和广大师生提出宝贵意见和建议，使之得以完善，以便再版时修改！

编写组

2016 年 10 月

MULU 目 录

第一篇 绪 论

第二篇 健康史采集

第三篇 身体评估

第四篇 实验室检查

第五篇　心电图检查

第六篇　影像学检查

第七篇　护理诊断与护理病历书写

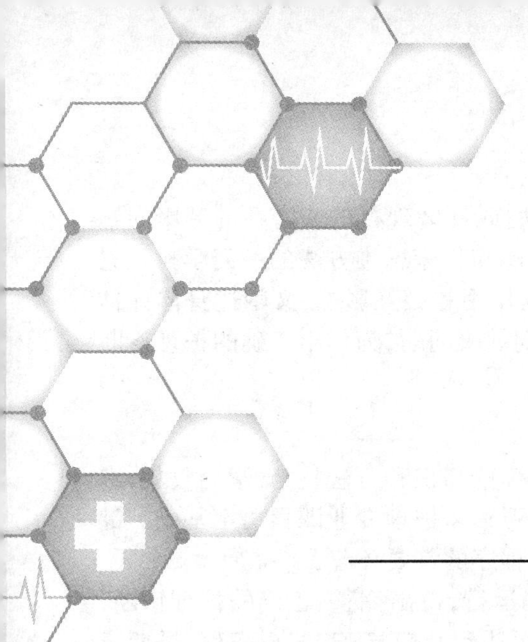

第一篇 绪论

学习目标

- 掌握健康评估的定义。
- 熟悉健康评估的教材内容、学习方法和要求。
- 了解健康评估在护理工作中的重要性。

知识点

- 健康评估的定义。
- 健康评估在护理工作中的重要性。
- 健康评估的教材内容。
- 健康评估的学习方法和要求。

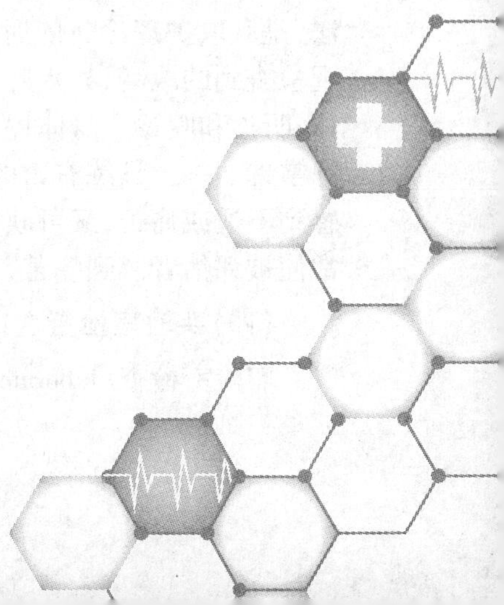

健康评估(health assessment)是研究被评估个体、家庭或社区现存的或潜在的健康问题或生命过程反应,以确定其护理需要的基本理论、基本技能和临床思维方法的一门学科。它既论述疾病的临床表现,心理、社会因素与疾病间的相互作用和相互影响,又阐述身体评估的基本方法和技能,及其如何运用科学的临床思维去识别健康问题,为作出正确的护理诊断或护理问题,从而为制订相应的护理措施提供依据。

一、健康评估在护理工作中的重要性

健康评估的任务是通过教学使学生掌握健康评估的理论知识和方法技巧,学会收集、综合、分析资料,概括诊断依据,提出护理诊断,为进一步学习临床护理专业课程奠定基础。健康评估是临床护理专业课程的基础、起点和桥梁,是护理程序的首要环节。

有了及时的、正确的护理评估,才能使护理程序正确运行,得出完整、正确的护理诊断,拟订合理的护理措施,使被评估者获得恰当的处理,从而达到减轻痛苦、缩短病程、早期康复、提高生命质量的目的;反之,则会使健康问题恶化,甚至危及生命。健康评估作为护士独立性功能范围内的工作,护士必须学会健康评估的各种方法,得到服务对象的第一手资料,及时给予服务对象身心全面的综合护理。

二、健康评估的教材内容

(一)常见症状评估

症状(symptom)是患病后机体生理功能异常时的自身体验和感觉,即被评估者主观感受到的异常或不适,如发热、腹痛、腹泻、胸痛、呼吸困难等。症状常常能够较早地提示健康问题的存在,主要通过交谈获得,因为只有被评估者本人对此感受最早、最深、最清楚。常见症状的学习是收集健康史、进行护理诊断的基础。本章主要详述常见症状的病因、发生机制、临床表现、被评估者的身心反应、护理评估要点、相关护理诊断等。

(二)交谈

交谈(interview)是发生在评估者与评估对象之间的、复杂的、目标明确的、正式而有序的谈话过程。成功的交谈是确保健康史完整、准确的关键,是每位护士必须掌握的基本功。完整的健康史包括一般资料、主诉、现病史、既往史、个人史、月经史、婚育史、家族史及系统回顾9个方面的内容。

(三)身体评估

身体评估(physical assessment)是指评估者用自己的感观或借助简单的工具对护理对象进行细致的观察和系统的检查,以认识正常人体应有的身体特征,发现异常体征的评估方法,是获取护理诊断依据的重要手段。体征(sign)是护理对象体表或内部结构发生的、能客观检查到的改变,如水肿、心脏杂音、肝脾肿大等。身体评估的基本方法包括视诊、触诊、叩诊、听诊和嗅诊。身体评估的操作具有很强的技术性,需要学生认真学习、反复训练,才能熟练掌握。一个训练有素的护士在进行身体评估时动作灵活、协调、轻柔,既不会使被评估者感到不适或痛苦,又可获得准确的评估结果;反之,若操作笨拙、粗疏,手法鲁莽、生硬,则常常使被评估者感到痛苦,又难获得满意的评估结果。

(四)实验室检查

实验室检查(laboratory examination)是综合运用实验室的种种方法和技术对被评估者的

标本(血液、排泄物、分泌物、体液等)进行检验,从而获得反映机体功能状态、病理变化或病因等的客观资料。实验室检查除了为诊断疾病、分析病情、观察疗效及判断预后提供科学依据外,还用于防病调查及社会普查等。实验室检查与临床护理的关系十分密切,一方面是因为大部分实验室检查的标本需要护士去采集;另一方面实验室检查的结果作为客观资料的重要组成部分,又可协助和指导护士观察和判断病情,作出护理诊断。

(五)心电图检查

心脏激动时用心电图机记录的心脏综合生物电流变化所形成的连续曲线称为心电图(electrocardiogram,ECG)。它主要用于诊断各种心律失常、心肌梗死和危重被评估者的抢救、用药观察及手术麻醉的心电监护。迄今为止,尚没有其他方法能替代心电图在这方面的作用。心电图能协助护士观察病情,也为护理诊断提供有用的线索。

(六)影像学检查

影像学检查(imaging examination)包括放射检查、超声检查和核医学检查。这些检查有助于了解相应器官的病理改变或功能状态。学习重点是了解影像学的基本知识和临床应用范围,掌握一些项目检查前的准备工作,对被评估者检查前、检查中和检查后出现的健康问题能作出及时正确的评估。

(七)护理诊断与护理病历书写

护理诊断(nursing diagnosis)是护士针对个体、家庭、社区对现存的或潜在的健康问题或生命过程的反应所作的临床判断。健康评估的最终结果是形成护理诊断,护理诊断是健康评估的重要组成部分之一。护理诊断的形成一般要经过 5 个步骤:收集资料、整理资料、分析资料、作出合理的护理诊断、动态观察和验证护理诊断。在这一章节要学会从护理专业角度进行临床思维和诊断,熟悉北美护理诊断协会(NANDA)认可的 155 个护理诊断,正确作出和陈述护理诊断。

护理病历(nursing history)是将收集到的健康资料进行分析、归纳和整理,按一定的格式和要求记录下来的医疗文件,是有关护理对象的健康状况、护理诊断、预期目标、护理措施及其效果评价等的系统记录。书写完整的护理病历是护理人员较主要的基本技能之一,是培养护理人员的重要环节。护理病历质量的高低是护理人员素质、业务水平的重要标志,也是衡量一个医院护理质量、学术水平的主要依据。

三、健康评估的学习方法和要求

(一)学习健康评估的方法

健康评估是一门实践性很强的学科,教学方法与基础课程有所不同,既要在教室进行理论教学,又要在实训室进行操作技能训练,还要在病房、床旁进行教学活动。因此,学生除了必须掌握好健康评估的基础理论、基本知识和基本技能外,还必须注重将课堂获得的理论知识转化为从事临床护理实践的能力,学会以整体评估的思维模式确认被评估者的健康问题与护理需求。同时还应十分注重自身素质的培养,学会与被评估者沟通与交流,取得被评估者的信任与合作,做到尊重、关爱和体贴被评估者,一切从被评估者利益出发,切勿因为学习而增加被评估者的痛苦。

学习健康评估，要对前期的医学基础课程进行认真复习，才能加深理解。同时健康评估的内容要反复琢磨、逐段消化，才能做到理解深透。要熟练掌握交谈和身体评估的方法，必须勤学苦练，才会熟能生巧。通过自己练习，同学互相练习、切磋和在被评估者床旁实践，以及应用各种模型教具、教学课件等进行学习，才能深刻理解疾病状态，做到学以致用，也才能在以后的临床见习和实习中应用自如、得心应手；护理诊断和临床思维方法的训练也非常重要，学生应自觉地训练、认真地模仿，与书本知识反复对照、印证，才能逐步由浅入深地解决临床护理问题。

（二）学习健康评估的基本要求

（1）掌握健康评估的基本概念、基本知识。会很好地与人沟通，能独立通过交谈收集健康史。

（2）能够正确运用身体评估的基本方法，独立进行系统、全面和规范的身体评估，检查结果准确。

（3）熟悉常用实验室检查项目标本采集的要求、注意事项、参考值及异常改变的临床意义；能够操作心电图机，能识别正常心电图和危及生命的异常心电图；了解常用影像学检查前被评估者的准备和异常检查结果的临床意义。

（4）能够运用护理诊断程序对所获取的健康资料进行综合分析，作出正确的护理诊断，并予以规范记录，写成完整的护理病历。

（5）具有接受新理论、新知识和新技能并使之为实际工作服务的能力。

（6）具有高尚的道德情操，良好的职业形象，勤于实践，精于思考。关心、爱护、体贴被评估者，体现以人为中心的整体护理理念。

（岳新荣）

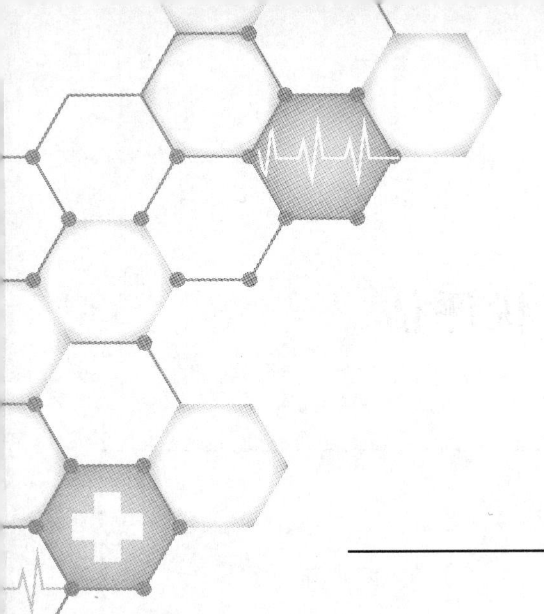

第二篇

健康史采集

● 健康史是被评估者提供的主观资料。通过交谈获得患者的主观感受，常常是评估者收集健康资料的第一步，也是提出护理诊断的线索和依据。疾病的症状有很多，同一疾病可能有不同的症状，不同的疾病又可能有某些相同的症状，因此，在评估时必须结合所有的临床资料，进行综合分析，切忌单凭某一个或几个症状而作出错误的判断。

● 症状是指患者主观感受到的不适或痛苦的异常感觉。体征是指医护人员或其他人能客观检查到的异常改变。症状表现有多种形式，有些只有主观上才能感觉到，如恶心、疼痛、眩晕等；有些则既有主观感觉，客观检查也能发现，如发热、黄疸、呼吸困难等；也有主观无异常感觉，只有通过客观检查才能发现，如黏膜出血、肝脾肿大等；还有些生命现象发生了质量变化，如肥胖、消瘦、多尿、少尿等，需通过客观评定才能确定。凡此种种，均为症状，即广义的症状包括体征。

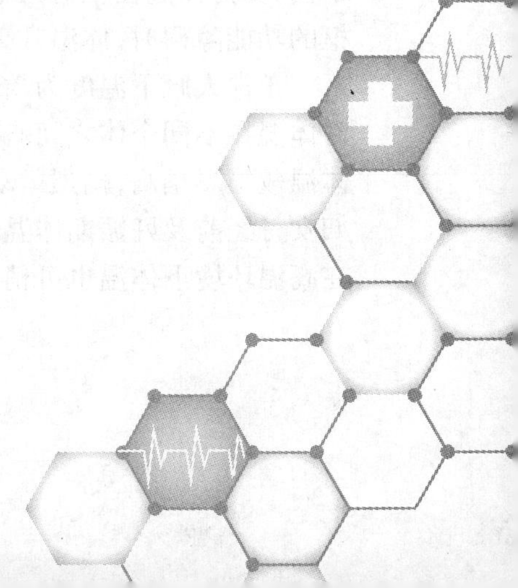

第一章 常见症状评估

学习目标

- 掌握常见症状的临床表现和护理评估要点。
- 熟悉常见症状的病因和相关护理诊断。
- 了解常见症状的发生机制。

知识点

- 发热;疼痛;咳嗽与咳痰;咯血;呼吸困难;发绀;心悸;水肿;恶心与呕吐;呕血与便血;腹泻;便秘;黄疸;抽搐与惊厥;意识障碍。

案例导入

患者,男,58岁,反复咳嗽、咳痰10余年,心悸、下肢水肿2周,发热3天。

请思考:如何对患者进行护理评估?该患者目前有哪些护理问题?

第一节 发 热

正常人的体温受体温调节中枢所调控,并通过神经、体液因素使产热和散热过程呈动态平衡,保持体温在相对恒定的范围内。当机体在致热源作用下或各种原因引起体温调节中枢的功能障碍时,体温升高超出正常范围,称为发热(fever)。

正常人腋下温度为36~37 ℃,口腔温度为36.3~37.2 ℃,直肠温度为36.5~37.7 ℃。正常体温在不同个体之间略有差异,且常受机体内、外因素的影响稍有波动。在24 h内下午体温较早晨稍高,剧烈运动、劳动或进餐后体温也可略升高,但一般波动范围不超过1 ℃。妇女月经前及妊娠期体温略高于正常。老年人因代谢率偏低,体温相对低于青壮年。另外,在高温环境下体温也可稍升高。

一、病因

（一）感染性发热

各种病原体如细菌、病毒、支原体、衣原体、立克次体、钩端螺旋体、真菌、寄生虫等引起的感染，无论是急性、亚急性或慢性、局限性或全身性均可导致发热，是发热最常见的病因。

（二）非感染性发热

1.无菌性坏死物质的吸收　由于组织细胞坏死、组织蛋白分解及组织坏死产物的吸收，所致的无菌性炎症，常可引起发热，也称为吸收热。常见于大手术后、内出血、大血肿、大面积烧伤；心肌、肺、脾等内脏梗死或肢体坏死；组织坏死与细胞破坏，如恶性肿瘤、急性溶血反应等。

2.抗原抗体反应　如风湿热、血清病、药物热、结缔组织病等。

3.内分泌与代谢疾病　如甲状腺功能亢进、重度脱水等。

4.皮肤散热减少　如广泛性皮炎、鱼鳞癣及慢性心力衰竭等，一般为低热。

5.体温调节中枢功能失常　如中暑、脑出血、脑震荡、颅骨骨折等。上述各种原因可直接损害体温调节中枢，致使其功能失常而引起发热，多为高热。

6.自主神经功能紊乱　多为低热，常伴有自主神经功能紊乱的其他表现，属功能性发热范畴。

二、发生机制

（一）致热源性发热

1.外源性致热源　包括各种病原体及其产物、无菌性炎性渗出物、无菌性坏死组织、某些类固醇物质、抗原抗体复合物、多糖体成分、多核苷酸、淋巴细胞激活因子等。外源性致热源多为大分子物质，不能通过血脑屏障直接作用于体温调节中枢，而是通过激活血液中的中性粒细胞、嗜酸性粒细胞和单核吞噬细胞系统，使其产生并释放内源性致热源。

2.内源性致热源　如白介素-1、肿瘤坏死因子和干扰素等，其分子量小，通过血脑屏障直接作用于体温调节中枢的体温调定点，使体温调定点上移而出现发热。

（二）非致热源性发热

1.体温调节中枢直接受损　如颅脑外伤、出血、炎症等。

2.产热过多　如癫痫持续状态、甲状腺功能亢进症等。

3.散热减少　如广泛性皮肤病、心力衰竭等。

三、临床表现

（一）发热分期

1.体温上升期　体温上升期常有疲乏无力、倦怠、肌肉酸痛、皮肤苍白、干燥无汗、畏寒或寒战等现象。体温上升有骤升型（如肺炎球菌肺炎、疟疾等）和缓升型（如伤寒、结核病等）两种方式。

2.高热期　此期持续时间长短可因病因不同而异。疟疾持续数小时，肺炎球菌肺炎持续数天,伤寒可持续数周。此期寒战消失、皮肤发红并有灼热感、呼吸加深加快、脉搏和心率加快、食欲减退,严重者可有不同程度的意识障碍。

3.体温下降期　体温下降有骤降型(如肺炎球菌肺炎、疟疾等)和渐降型(如伤寒、结核病等)两种方式。

(二)发热的分度

发热以口腔温度为标准,根据体温升高的程度不同,将其分为:低热 37.3~38 ℃;中度发热 38.1~39 ℃;高热 39.1~41 ℃;超高热 41 ℃以上。

(三)热型

将发热患者在不同时间测得的体温数值分别记录在体温单上,各体温数值点连接起来形成不同形态的体温曲线,称为热型。以下是几种常见的热型:

1.稽留热　体温持续在 39~40 ℃或以上,24 h 体温波动不超过 1 ℃,达数天或数周。见于肺炎球菌肺炎、伤寒、恙虫病等急性传染病的极期(图 2.1.1)。

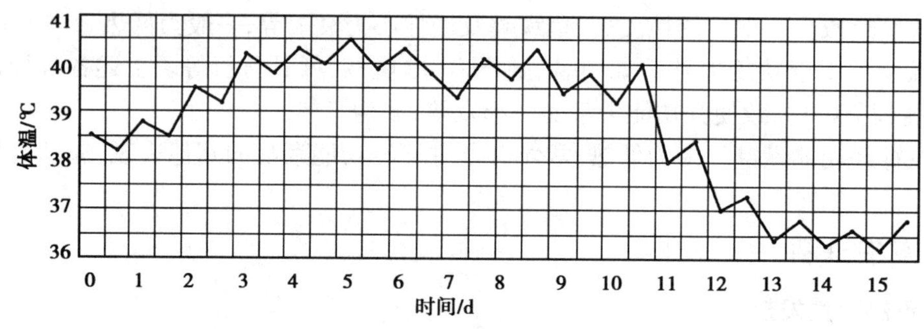

图 2.1.1　稽留热

2.弛张热　又称败血症热。体温在 39 ℃以上,24 h 内体温波动达 2 ℃以上,但最低体温仍然高于正常。见于败血症、局灶性化脓性感染、支气管肺炎、感染性心内膜炎、风湿热等(图 2.1.2)。

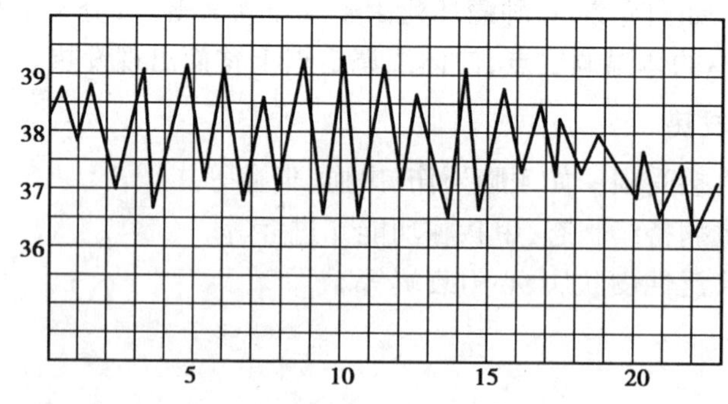

图 2.1.2　弛张热

3.间歇热　体温突然升高至 39 ℃以上,伴恶寒或寒战,数小时后又降至正常水平,经一天至数天的间歇(无热期)体温又突然升高,发热期与无热期交替出现。多见于疟疾、急性肾盂肾炎等(图 2.1.3)。

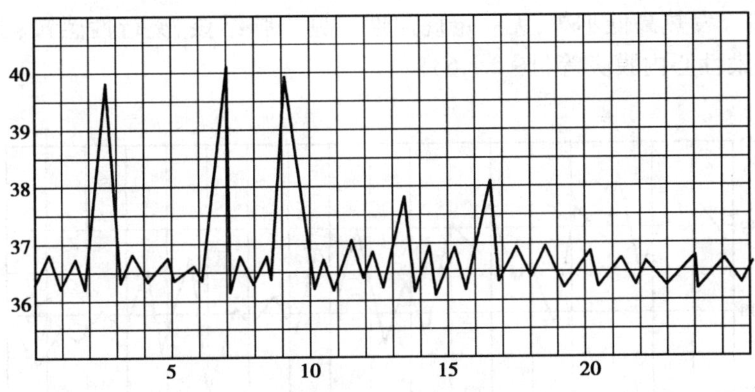

图 2.1.3　间歇热

4.回归热　体温急剧上升至 39 ℃或以上，持续数天后又骤然下降至正常，高热期与无热期各持续若干天后规律性交替出现。见于回归热(图 2.1.4)。

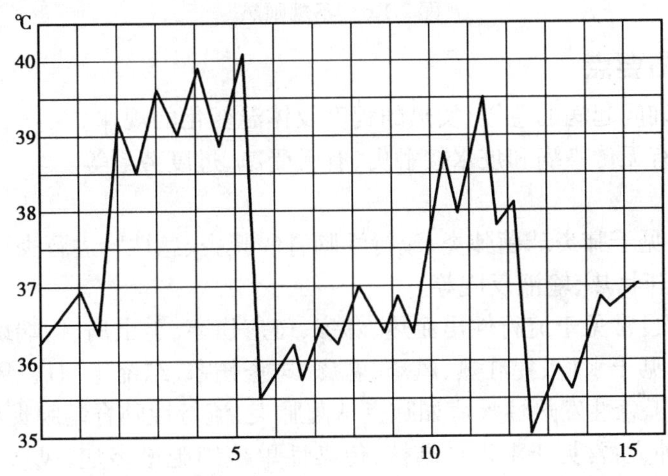

图 2.1.4　回归热

5.波状热　体温在数天内逐渐升高至 39 ℃或以上，随后逐渐降至正常体温或微热状态，不久又再复发，如此反复多次，体温呈波浪式起伏。见于布氏杆菌病、恶性淋巴瘤等(图 2.1.5)。

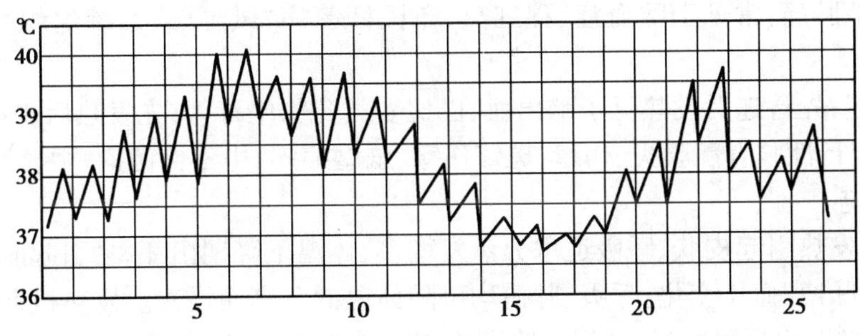

图 2.1.5　波状热

6.不规则热　发热高低不等,无一定规律性。见于肺结核、流行性感冒、支气管肺炎、风湿热、亚急性感染性心内膜炎等(图 2.1.6)。

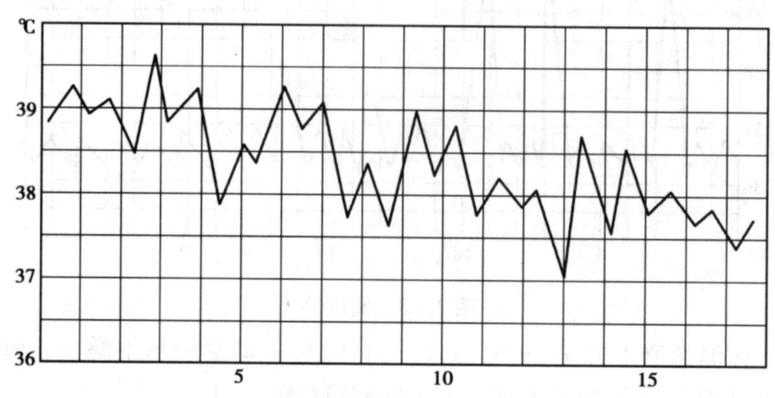

图 2.1.6　不规则热

四、护理评估要点

1.发热情况　询问起病的急缓、发热的程度及体温变化的规律。

2.病因诱因　有无传染病和疫水接触史,有无受凉、过度劳累等。

3.伴随症状

(1)伴寒战:常见于肺炎球菌肺炎、流行性脑脊髓膜炎、急性肾盂肾炎、败血症、急性胆囊炎、疟疾发作初期、药物热、输液反应等。

(2)伴结膜充血:常见于流行性出血热、麻疹、斑疹伤寒、恙虫病、钩端螺旋体病等。

(3)伴皮疹:常见于水痘、猩红热、风疹、麻疹、斑疹伤寒、结缔组织病、风湿热、药物热等。口唇单纯疱疹常见于急性发热性疾病如肺炎球菌肺炎、流行性脑脊髓膜炎等。

(4)伴淋巴结肿大:常见于淋巴结结核、传染性单核细胞增多症、风疹、局灶性化脓性感染、淋巴瘤、白血病、转移癌等。

(5)伴肝脾肿大:常见于传染性单核细胞增多症、病毒性肝炎、肝及胆道感染、结缔组织病、白血病、淋巴瘤、疟疾、黑热病及急性血吸虫病等。

(6)伴出血:发热伴皮肤黏膜出血可见于重症感染、某些急性传染病和血液系统疾病,如流行性出血热、病毒性肝炎、斑疹伤寒、钩体病、败血症、急性白血病、再生障碍性贫血等。

(7)伴关节肿痛:常见于败血症、猩红热、布氏杆菌病、风湿热、结缔组织病、结核病、痛风等。

(8)伴昏迷:先昏迷后发热见于脑出血、巴比妥类药物中毒等;先发热后昏迷常见于流行性乙型脑炎、流行性脑脊髓膜炎、伤寒、斑疹伤寒、脑型疟疾、中毒性菌痢、中暑等。

4.身心反应

(1)脱水:发热引起皮肤、呼吸道水分蒸发增多,体温下降期出汗,易引起脱水。

(2)呼吸、脉搏、血压变化:呼吸、脉搏均可随体温的升高而增快。发热极期,由于心率加快,末梢血管收缩,血压可略升;体温下降期由于末梢血管舒张、出汗,血压可略降。

(3)消化系统的表现:发热可引起唾液、消化液分泌减少,胃肠蠕动减慢,患者可出现口干、食欲下降或伴恶心、呕吐。

(4)泌尿系统的表现:高热期可出现尿量减少、尿比重升高。持续高热时,尿中出现一过性蛋白和管型。

(5)心理社会反应:发热时患者可有全身酸痛乏力、头痛、头昏,因此可出现烦躁,尤其发热原因不明者,更会有多种猜测和担心,可出现焦虑、恐惧。

5.处理情况　了解患者对发热的认识,已做过的检查、治疗、护理措施及效果等。

6.相关病史　有无类似发热史及慢性疾病史。

五、相关护理诊断

1.体温过高　与感染有关;与组织损伤和细胞坏死有关;与自主神经功能失调有关等。

2.体液不足　与发热后出汗过多和(或)入液量不足有关。

3.营养失调,低于机体需要量　与长期发热代谢率增高及营养摄入不足有关。

4.口腔黏膜改变　与发热所致口腔黏膜干燥有关。

5.潜在并发症:惊厥、意识障碍。

第二节　疼　痛

疼痛(pain)是机体受到伤害性刺激等引起的痛觉反应,是许多疾病的先兆信号,也是患者就诊的主要原因之一。疼痛又是一种警戒信号,可促使机体采取防卫措施避开或去除引起疼痛的因素,对机体的正常生命活动具有保护作用。若疼痛强烈或持久,则可造成机体生理功能紊乱,甚至休克。

任何形式的刺激,只要达到一定的程度都可能引起疼痛。引起疼痛的刺激物称为致痛物质,如乙酰胆碱、5-羟色胺、缓激肽、前列腺素、组织胺、钾离子、氢离子及酸性代谢产物等。致痛物质直接兴奋神经末梢的痛觉感受器,冲动传入脊髓后根的神经节细胞,经由脊髓丘脑侧束,进入内囊传至在脑皮层中央后回的第一感觉区,引起疼痛。

疼痛按起始部位分皮肤痛、躯体痛、内脏痛、牵涉痛、神经痛等。按病程分急性疼痛与慢性疼痛。按疼痛的部位分头痛、胸痛、腹痛、腰背痛、关节痛等。

一、病因

(一)头痛

头痛(headache)是指额、顶、颞及枕部的疼痛。常见病因有:

1.颅脑病变

(1)感染:如脑膜炎、脑膜脑炎、脑炎、脑脓肿等。

(2)脑血管病变:如蛛网膜下腔出血、脑出血、脑血栓形成、脑栓塞、高血压脑病、脑血管畸形、风湿性脑脉管炎和血栓闭塞性脑脉管炎等。

(3)占位性病变:如脑肿瘤、颅内转移瘤、颅内囊虫病或包虫病等。

(4)颅脑外伤:如脑震荡、脑挫伤、硬膜下血肿、颅内血肿等。

(5)其他:如偏头痛、丛集性头痛、头痛型癫痫、腰椎穿刺后及腰椎麻醉后头痛。

2.颅外病变

(1)颅骨疾病:如颅底凹入症、颅骨肿瘤。

(2)颈部疾病:如颈椎病及其他颈部疾病。

(3)神经痛:如三叉神经、舌咽神经及枕神经痛。

(4)其他:如眼、耳、鼻和齿疾病所致的头痛。

3.全身性疾病

(1)急性感染:如流感、伤寒、肺炎等发热性疾病。

(2)心血管疾病:如高血压病、心力衰竭。

(3)中毒:如铅、酒精、一氧化碳、有机磷杀虫药、药物等中毒。

(4)其他:如尿毒症、低血糖、贫血、肺性脑病、中暑等。

4.神经症　如神经衰弱及癔症性头痛。

(二)胸痛

胸痛(chest pain)主要由胸部疾病所引起,少数由其他部位的病变所致。

1.胸壁疾病　急性皮炎、皮下蜂窝织炎、带状疱疹、非化脓性肋软骨炎、流行性肌炎、肋间神经炎、肋骨骨折、多发性骨髓瘤、急性白血病等。

2.呼吸系统疾病　胸膜炎、胸膜肿瘤、自发性气胸、支气管炎、肺癌等。

3.纵隔疾病　纵隔脓肿、纵隔炎、纵隔肿瘤。

4.心血管疾病　心绞痛、急性心肌梗死、心肌病、急性心包炎、胸主动脉瘤、肺梗死、二尖瓣和主动脉瓣病变、心脏神经症、主动脉窦动脉瘤、肺动脉高压等。

5.其他　食管炎、食管癌、食管裂孔疝、膈下脓肿、肝脓肿、脾梗塞、痛风、过度通气综合征等。

(三)腹痛

腹痛(abdominal pain)多数由腹部脏器疾病引起,但腹腔外疾病及全身性疾病也可引起。临床上一般将腹痛按起病缓急、病程长短分为急性腹痛和慢性腹痛。

1.急性腹痛

(1)腹腔器官急性炎症:如急性胃炎、急性肠炎、急性胰腺炎、急性出血坏死性肠炎、急性胆囊炎、急性阑尾炎等。

(2)空腔脏器阻塞或扩张:如肠梗阻、肠套叠、胆道结石、胆道蛔虫症等。

(3)脏器扭转或破裂:如肠扭转、肠绞窄、胃肠穿孔、肠系膜或大网膜扭转、卵巢扭转、肝破裂、脾破裂、异位妊娠破裂等。

(4)腹膜炎症:多由胃肠穿孔引起,少部分为自发性腹膜炎。

(5)腹腔内血管阻塞:如缺血性肠病、夹层腹主动脉瘤和门静脉血栓形成。

(6)腹壁疾病:如腹壁挫伤、脓肿及腹壁皮肤带状疱疹。

(7)胸腔疾病所致的腹部牵涉性痛:如肺炎、肺梗死、心绞痛、心肌梗死、急性心包炎、胸膜炎、食管裂孔疝、胸椎结核。

(8)全身性疾病所致的腹痛:如腹型过敏性紫癜、糖尿病酸中毒、尿毒症、铅中毒、血卟啉病等。

2.慢性腹痛

(1)腹腔脏器慢性炎症:如慢性胃炎、十二指肠炎、慢性胆囊炎及胆道感染、慢性胰腺炎、结核性腹膜炎、溃疡性结肠炎、克罗恩(Crohn)病等。

(2)消化道运动障碍:如功能性消化不良、肠易激综合征及胆道运动功能障碍等。

(3)胃、十二指肠溃疡。

(4)腹腔脏器扭转或梗阻:如慢性胃、肠扭转,慢性肠梗阻。

(5)脏器包膜的牵张:实质性器官因病变肿胀,导致包膜张力增加而发生的腹痛,如肝淤血、肝炎、肝脓肿、肝癌等。

(6)中毒与代谢障碍:如铅中毒、尿毒症等。

(7)肿瘤压迫及浸润:以恶性肿瘤居多。

二、临床表现

(一)头痛

1.发病情况　急性起病并有发热者常为感染性疾病所致。急剧的头痛,持续不减,并有不同程度的意识障碍而无发热者,提示颅内血管性疾病。长期的反复发作头痛或搏动性头痛,多为血管性头痛或神经症。慢性进行性头痛并有颅内压增高的症状,应注意颅内占位性病变。青壮年慢性头痛,但无颅内压增高,常因焦急、情绪紧张而发生,多为肌收缩性头痛(或称肌紧张性头痛)。

2.头痛部位　了解头痛部位是单侧、双侧、前额或枕部,是局部或弥散、颅内或颅外,对病因的诊断有重要价值。如偏头痛及丛集性头痛多在一侧。颅内病变的头痛常为深在性且较弥散,颅内深部病变的头痛部位不一定与病变部位相一致,但疼痛多向病灶同侧放射。高血压引起的头痛多在额部或整个头部。全身性或颅内感染性疾病的头痛,多为全头痛。蛛网膜下腔出血或脑脊髓膜炎除头痛外尚有颈痛。眼源性头痛为浅在性且局限于眼眶、前额或颞部。鼻源性或牙源性也多为浅表性疼痛。

3.头痛的程度与性质　头痛的程度一般分轻、中、重三种,但与病情的轻重并无平行关系。三叉神经痛、偏头痛及脑膜刺激的疼痛最为剧烈。脑肿瘤的痛多为中度或轻度。有时神经功能性头痛也颇剧烈。高血压性、血管性及发热性疾病的头痛,往往带搏动性。神经痛多呈电击样痛或刺痛,肌肉收缩性头痛多为重压感、紧箍感或钳夹样痛。

4.头痛出现的时间与持续时间　某些头痛可发生在特定时间,如颅内占位性病变往往清晨加剧,鼻窦炎的头痛也常发生于清晨或上午,丛集性头痛常在晚间发生,女性偏头痛常与月经期有关。脑肿瘤的头痛多为持续性可有长短不等的缓解期。

5.加重、减轻头痛的因素　咳嗽、打喷嚏、摇头、俯身可使颅内高压性头痛、血管性头痛、颅内感染性头痛及脑肿瘤性头痛加剧。丛集性头痛在直立时可缓解。颈肌急性炎症所致的头痛可因颈部运动而加剧;慢性或职业性的颈肌痉挛所致的头痛,可因活动按摩颈肌而逐渐缓解。偏头痛在应用麦角胺后可获缓解。

(二)胸痛

1.发病年龄　青壮年胸痛多考虑结核性胸膜炎、自发性气胸、心肌炎、心肌病、风湿性心瓣膜病，40 岁以上则须注意心绞痛、心肌梗死和支气管肺癌。

2.胸痛部位　胸壁疾病所致的胸痛常固定在病变部位，且局部有压痛；若为胸壁皮肤的炎症性病变，局部可有红、肿、热、痛表现；带状疱疹所致的胸痛，可见成簇的水泡沿一侧肋间神经分布伴剧痛，且疱疹不超过体表中线；肋软骨炎引起胸痛，常在第一、二肋软骨处见单个或多个隆起，局部有压痛、但无红肿表现；心绞痛及心肌梗死的疼痛多在胸骨后方和心前区或剑突下，可向左肩和左臂内侧放射，甚至达无名指与小指，也可放射于左颈或面颊部，会被误认为牙痛；夹层动脉瘤引起疼痛多位于胸背部，向下放射至下腹、腰部与两侧腹股沟和下肢；胸膜炎引起的疼痛多在胸侧部；食管及纵隔病变引起的胸痛多在胸骨后；肝胆疾病及膈下脓肿引起的胸痛多在右下胸；肺尖部肺癌引起疼痛多以肩部、腋下为主，向上肢内侧放射。

3.胸痛性质　胸痛的性质可有多种多样。例如，带状疱疹呈刀割样或灼热样剧痛；食管炎多呈烧灼痛。肋间神经痛为阵发性灼痛或刺痛；心绞痛呈绞榨样并有重压窒息感，心肌梗死则疼痛更为剧烈并有恐惧、濒死感；气胸在发病初期有撕裂样疼痛；胸膜炎常呈隐痛、钝痛和刺痛；夹层动脉瘤常呈突然发生胸背部撕裂样剧痛或锥痛；肺梗死也可突然发生胸部剧痛或绞痛，常伴呼吸困难与发绀。

4.疼痛持续时间　平滑肌痉挛或血管狭窄缺血所致的疼痛为阵发性，炎症、肿瘤、栓塞或梗死所致的疼痛呈持续性。如心绞痛发作时间短暂（持续 1～5 min），而心肌梗死疼痛持续时间很长（数小时或更长）且不易缓解。

5.影响疼痛的因素　主要为疼痛发生的诱因、加重与缓解的因素。例如，心绞痛可在劳力或精神紧张时诱发，休息后或含服硝酸甘油或硝酸异山梨酯后 1～2 min 内缓解，而对心肌梗死所致的疼痛则服上药无效。食管疾病多在进食时发作或加剧，服用抗酸剂和促动力药物可减轻或消失。胸膜炎及心包炎的胸痛可因咳嗽或用力呼吸而加剧。

（三）腹痛

1.腹痛部位　一般腹痛部位多为病变所在部位。如胃、十二指肠和胰腺疾病，疼痛多在中上腹部；胆囊炎、胆石症、肝脓肿等疼痛多在右上腹部；急性阑尾炎疼痛在右下腹 McBurney 点；小肠疾病疼痛多在脐部或脐周；结肠疾病疼痛多在下腹或左下腹部；膀胱炎、盆腔炎及异位妊娠破裂，疼痛也在下腹部。弥漫性或部位不定的疼痛见于急性弥漫性腹膜炎、机械性肠梗阻、急性出血坏死性肠炎、铅中毒、腹型过敏性紫癜等。

2.腹痛性质和程度　突发的中上腹剧烈刀割样痛、烧灼样痛，多为胃、十二指肠溃疡穿孔；中上腹持续性隐痛多考虑慢性胃炎及胃、十二指肠溃疡；上腹部持续性钝痛或刀割样疼痛呈阵发性加剧多为急性胰腺炎；胆石症或泌尿系统结石常为阵发性绞痛，相当剧烈，致使患者辗转不安；阵发性剑突下钻顶样疼痛是胆道蛔虫症的典型表现；持续性、广泛性剧烈腹痛伴腹肌紧张或板样强直，提示为急性弥漫性腹膜炎。其中，隐痛或钝痛多为内脏性疼痛，多由胃肠张力变化或轻度炎症引起，胀痛可能为实质脏器包膜牵张所致。

3.诱发因素　胆囊炎或胆石症发作前常有进油腻食物史，急性胰腺炎发作前则常有酗酒、暴饮暴食史，部分机械性肠梗阻多与腹部手术有关，腹部受暴力作用引起的剧痛并有休克者，可能是肝、脾破裂所致。

4.发作时间　餐后痛可能是胆胰疾病、胃部肿瘤或消化不良所致，周期性、节律性上腹痛见于胃、十二指肠溃疡,子宫内膜异位者腹痛与月经来潮相关,卵泡破裂者发作在月经间期。

5.与体位的关系 某些体位可使腹痛加剧或减轻,有可能成为诊断的线索。如胃黏膜脱垂患者左侧卧位可使疼痛减轻;十二指肠壅滞症患者膝胸或俯卧位可使腹痛及呕吐等症状缓解;胰体癌患者仰卧位时疼痛明显,而前倾位或俯卧位时减轻;反流性食管炎患者烧灼痛在躯体前屈时明显,直立位时减轻。

三、护理评估要点

1.疼痛的特点 询问疼痛发生的急缓、病程、部位、病因诱因、性质、程度、持续时间、有无牵涉其他部位疼痛、加重或缓解的因素等。

2.伴随症状

(1)头痛:伴喷射样呕吐见于颅内压增高,头痛在呕吐后减轻者见于偏头痛。伴眩晕见于小脑肿瘤、椎-基底动脉供血不足。伴发热常见于感染性疾病。慢性进行性头痛伴精神症状应注意颅内肿瘤。伴视力障碍可见于青光眼或脑肿瘤。伴脑膜刺激征提示有脑膜炎或蛛网膜下腔出血。伴癫痫发作可见于脑血管畸形、脑内寄生虫病或脑肿瘤。伴神经功能紊乱症状可能是神经功能性头痛。

(2)胸痛:伴有咳嗽、咳痰常见于气管、支气管和肺部疾病。伴呼吸困难常见于大叶性肺炎、自发性气胸、渗出性胸膜炎和肺栓塞等。伴咯血常见于肺栓塞、支气管肺癌。伴苍白、大汗、血压下降或休克多见于心肌梗死、夹层动脉瘤和大块肺栓塞。伴吞咽困难多提示食管疾病。

(3)腹痛:伴发热、寒战提示腹腔内外感染性疾病。伴黄疸可能与肝、胆、胰腺疾病有关,急性溶血也可出现腹痛与黄疸。伴休克可能是腹腔脏器破裂(如肝、脾或异位妊娠破裂)或胃肠穿孔、绞窄性肠梗阻、肠扭转、急性出血坏死性胰腺炎等。伴反酸、嗳气者提示胃十二指肠溃疡或胃炎;伴腹泻者提示消化吸收障碍或肠道炎症、溃疡或肿瘤。伴血尿可能为泌尿系结石。

3.身心反应 密切观察患者的面部表情、意识、生命体征有无变化;有无心律失常、休克;有无为了缓解疼痛而采取强迫体位;有无吸肠功能紊乱,如食欲减退、恶心呕吐等;有无紧张、焦虑、恐惧、愤怒等情绪反应;日常生活、工作及社会交往是否受影响。

4.处理情况 了解患者对疼痛的认识,已做过的检查、治疗、护理措施及效果等。

5.相关病史 了解患者既往病史、有无类发作史、手术史等。

四、相关护理诊断

1.疼痛 与各种有害刺激作用于机体引起的不适有关。

2.睡眠形态紊乱 与疼痛有关。

3.焦虑 与疼痛发作频繁、迁延不愈有关。

4.恐惧 与剧烈疼痛有关。

5.潜在并发症:休克、心律失常。

第三节 咳嗽与咳痰

咳嗽(cough)、咳痰(expectoration)是临床较常见的症状之一。咳嗽是一种反射性防御动作,通过咳嗽可以清除呼吸道分泌物及气道内异物。但是咳嗽也有不利的一面,例如,咳嗽可使呼吸道内感染扩散,剧烈的咳嗽可导致呼吸道出血,甚至诱发自发性气胸等。咳痰是机体借助咳嗽将呼吸道内分泌物和炎性产物等排出体外的动作。

一、病因

(一)呼吸道疾病

呼吸道炎症、异物、刺激性气体吸入、肿瘤、出血、过敏因素等刺激均可引起咳嗽反射,以呼吸道感染最常见。

(二)胸膜疾病

胸膜疾病如各种原因所致的胸膜炎、胸膜间皮瘤、自发性气胸或胸腔穿刺等均可引起咳嗽。

(三)心血管疾病

二尖瓣狭窄或其他原因所致左心衰竭引起肺淤血或肺水肿时可引起咳嗽。另外,右心或体循环静脉栓子脱落造成肺栓塞时也可引起咳嗽。

(四)中枢神经因素

从大脑皮质发出冲动传至延髓咳嗽中枢,人可随意引起咳嗽反射或抑制咳嗽反射。如皮肤受冷刺激或咽峡部黏膜受刺激时,可反射性引起咳嗽。脑炎、脑膜炎时也可出现咳嗽。

(五)其他

如服用血管紧张素转化酶抑制剂后咳嗽、胃食管反流病所致咳嗽和习惯性及心理性咳嗽等。

二、发生机制

咳嗽是由于延髓咳嗽中枢受刺激引起。来自耳、鼻、咽、喉、支气管、胸膜等感受区的刺激传入延髓咳嗽中枢,该中枢再将冲动传向运动神经,即喉下神经、膈神经和脊髓神经,分别引起咽肌、膈肌和其他呼吸肌的运动来完成咳嗽动作,表现为深吸气后,声门关闭,继以突然剧烈的呼气,冲出狭窄的声门裂隙产生咳嗽动作和发出声音。

咳痰是一种病态现象。正常支气管黏膜腺体和杯状细胞只分泌少量黏液,以保持呼吸道黏膜的湿润。当呼吸道发生炎症时,黏膜充血、水肿,黏液分泌增多,毛细血管壁通透性增加,浆液渗出。此时含红细胞、白细胞、巨噬细胞、纤维蛋白等的渗出物与黏液、吸入的尘埃和某些组织破坏物等混合而成痰,随咳嗽动作排出。在呼吸道感染和肺寄生虫病时,痰中可查到病原体。另外,在肺淤血和肺水肿时,肺泡和小支气管内有不同程度的浆液漏出,也可引起咳痰。

三、临床表现

(一)咳嗽的性质

咳嗽根据有痰和无痰分为湿咳和干咳。咳嗽时无痰或痰量甚少称为干咳，常见于急性咽喉炎、急性支气管炎初期、早期肺结核、各种原因的胸膜炎、喉癌、支气管异物、支气管肿瘤等。咳嗽时伴有痰液称湿咳，可见于肺炎、慢性支气管炎、支气管扩张症、肺脓肿、慢性纤维空洞性肺结核等。

(二)咳嗽的时间与节律

突然发生的咳嗽多见于吸入刺激性气体、气管或支气管异物、上呼吸道急性炎症等；长期反复发作的慢性咳嗽多见于慢性支气管炎、支气管扩张症、慢性肺脓肿、慢性纤维空洞型肺结核等；发作性咳嗽多见于百日咳、肿瘤、变异型哮喘、支气管内膜结核等；夜间咳嗽多见于慢性心力衰竭、肺结核等；清晨或体位改变时咳嗽或咳嗽加重多见于慢性支气管炎、支气管扩张症、慢性肺脓肿等。

(三)咳嗽的音色

咳嗽的音色指咳嗽时声音的色彩和特性。咳嗽声音嘶哑多见于声带炎症、喉部炎症、喉结核或喉部肿瘤等；犬吠样咳嗽见于会厌、喉部病变或气管受压；金属音调样咳嗽见于纵隔肿瘤、原发性支气管肺癌、主动脉瘤等；咳嗽声音微弱无力见于极度衰竭或声带麻痹。

(四)痰液的性质和痰量

痰液的性质可分为黏液性、浆液性、黏液脓性、脓性、浆液血性、血性。铁锈色痰见于肺炎球菌肺炎；巧克力色痰见于阿米巴性肺脓肿；砖红色胶冻样痰见于克雷伯杆菌肺炎；草绿色或翠绿色痰见于绿脓杆菌感染；烂桃样痰见于肺吸虫病；粉红色泡沫痰见于急性肺水肿；黄脓痰表示呼吸道化脓性感染。痰有恶臭时多合并厌氧菌感染，见于肺脓肿、支气管扩张症。肺脓肿、支气管扩张症、支气管胸膜瘘时，痰量多且呈脓性，静置后可出现分层现象，上层为泡沫，中层为黏液或浆液脓性，下层为坏死组织。

四、护理评估要点

1.咳嗽与咳痰特点　详细了解咳嗽的性质及持续的时间；发作的程度、频度；痰量、外观、性状、气味；是否容易咯出，与体位、气候变化的关系等。

2.病因诱因　询问有无呼吸道疾病、胸膜肺部疾病、心脏疾病等。有无吸入刺激性气体、嗅到异味或体位改变等诱因。

3.伴随症状

(1)咳嗽、咳痰伴发热：多见于感染性呼吸道炎症、肺结核、胸膜炎等。

(2)咳嗽伴胸痛：多见于肺炎球菌肺炎、肺结核、肺部肿瘤、自发性气胸、肺栓塞等。

(3)咳嗽、咳痰伴体重减轻：多见于肺结核、肺部肿瘤等。

(4)咳嗽伴咯血：多见于肺结核、支气管扩张症、肺部肿瘤、二尖瓣狭窄等。

(5)咳嗽伴呼吸困难：多见于喉炎、喉水肿、喉肿瘤、气管和支气管异物、心肺疾患、气胸、胸腔积液等。

(6)咳嗽伴哮鸣音：多见于支气管哮喘、慢性喘息型支气管炎、心源性哮喘、气管和支气管异物等。

(7)咳嗽、咳痰伴杵状指(趾):多见于支气管扩张症、肺脓肿、脓胸和原发性支气管肺癌等。

4.身心反应

(1)肌肉疼痛:频繁而剧烈咳嗽可导致肌肉疲劳、酸痛,患者常因此而不敢进行有效咳嗽,造成痰液聚积。

(2)体重下降:长期频繁的咳嗽不仅增加了机体能量的消耗,而且使患者食欲下降,营养摄入减少,可使其消瘦。

(3)自发性气胸:剧烈咳嗽时胸内压增高,可诱发肺大泡破裂,导致气体进入胸膜腔内形成气胸。

(4)病理性骨折:骨质疏松者,可因剧烈咳嗽造成肋骨骨折。

(5)咳嗽性晕厥:表现为一阵剧烈咳嗽后,患者突然感到全身明显软弱无力,继而发生短暂的意识丧失。

(6)心理社会反应:长期或剧烈的咳嗽可对患者的工作、生活造成影响,如夜间频繁咳嗽会造成失眠,老年女性咳嗽会引起尿失禁等,从而引起患者精神紧张、焦虑。而常年反复发作的咳嗽与咳痰容易使患者对治疗丧失信心,产生抑郁等心理障碍。对长期慢性咳嗽、咳痰患者应评估其亲属对患者的关心、支持程度。

5.处理情况　了解患者对咳嗽、咳痰的认识,已采取的措施及效果。如服用抗生素、止咳去痰药是最常用措施,护士应了解处方的来源、使用的方法、疗效与不良反应。询问非药物性措施,如适量饮水、改变体位等。

6.个人史　应了解患者的职业及嗜好等,如有无长期粉尘接触史、吸烟史。

五、相关护理诊断

1.清理呼吸道无效　与肺部感染、痰液黏稠有关;与神经及肌肉疾病、极度衰竭导致咳嗽无力有关;与手术、外伤等引起的无效咳嗽有关。

2.活动无耐力　与频繁咳嗽、营养摄入不足有关。

3.睡眠形态紊乱　与夜间频繁咳嗽有关。

4.知识缺乏　缺乏吸烟对健康的危害方面的知识。

5.不遵医嘱行为:吸烟　与患者不能自我约束有关。

6.潜在并发症:自发性气胸。

第四节　咯　血

喉及喉部以下呼吸道的任何部位出血,血液经口腔咯出称为咯血(hemoptysis)。少量咯血有时仅表现为痰中带血,大咯血时血液从口鼻涌出,常可阻塞呼吸道,甚至造成窒息死亡。

一、病因与发生机制

1.支气管疾病　常见的有支气管扩张、支气管肺癌、支气管结核和慢性支气管炎等;少见的有支气管结石、支气管腺瘤、支气管黏膜非特异性溃疡等。其发生机制主要是炎症、肿瘤、结石致支气管黏膜或毛细血管通透性增加,或黏膜下血管破裂所致。

2.肺部疾病　常见的有肺结核、肺炎、肺脓肿等;较少见于肺淤血、肺栓塞、肺寄生虫病、肺真菌病、肺泡炎、肺含铁血黄素沉着症和肺出血-肾炎综合征等。在我国,引起咯血的首要原因仍然为肺结核。肺结核咯血的机制为结核病变使毛细血管通透性增高,血液渗出,导致痰中带血或小血块;如病变累及小血管使管壁破溃,则造成中等量咯血;如空洞壁肺动脉分支形成的小动脉瘤破裂,或继发的结核性支气管扩张形成的动静脉瘘破裂,则造成大量咯血,甚至危及生命。

3.心血管疾病　较常见于二尖瓣狭窄,其次为先天性心脏病所致肺动脉高压或原发性肺动脉高压,另有肺栓塞、肺血管炎、高血压病等。其发生机制多因肺淤血造成肺泡壁或支气管内膜毛细血管破裂和支气管黏膜下层支气管静脉曲张破裂所致。

4.其他　血液病(如白血病、血小板减少性紫癜、血友病、再生障碍性贫血等)、某些急性传染病(如流行性出血热、肺出血型钩端螺旋体病等)、风湿性疾病(如结节性多动脉炎、系统性红斑狼疮、白塞病等)或气管、支气管子宫内膜异位症等均可引起咯血。

二、临床表现

1.年龄　青壮年咯血常见于肺结核、支气管扩张、二尖瓣狭窄等。40 岁以上有长期吸烟史(纸烟 20 支/日×20 年)者,应高度注意支气管肺癌的可能性。儿童慢性咳嗽伴少量咯血与低色素贫血,须注意特发性含铁血黄素沉着症的可能。

2.咯血量　咯血量大小的标准尚无明确的界定,但一般认为每日咯血量在 100 mL 以内为小量,100~500 mL 为中等量,500 mL 以上或一次咯血 300 mL 以上为大量。大量咯血主要见于空洞性肺结核、支气管扩张和慢性肺脓肿。支气管肺癌少有大咯血,主要表现为持续或间断性痰中带血。

3.颜色和性状　因肺结核、支气管扩张、肺脓肿和出血性疾病所致咯血,其颜色为鲜红色;铁锈色血痰可见于典型的肺炎球菌肺炎,也可见于肺吸虫病和肺泡出血;砖红色胶冻样痰见于典型的肺炎克雷伯杆菌肺炎。二尖瓣狭窄所致咯血多为暗红色;左心衰竭所致咯血为浆液性粉红色泡沫痰;肺栓塞所致咯血为黏稠暗红色血痰。

三、护理评估要点

1.明确是否为咯血　经口腔排血究竟是口腔、鼻腔、上消化道的出血还是咯血是需要仔细鉴别的。鉴别时须先检查口腔与鼻咽部,观察局部有无出血灶,鼻出血多自前鼻孔流出,常在鼻中隔前下方发现出血灶;鼻腔后部出血,尤其是出血量较多,易与咯血混淆。另外,还需与呕血进行鉴别,见表 2.1.1。

表 2.1.1　咯血与呕血的鉴别

鉴别点	咯　血	呕　血
病　因	肺结核、支气管扩张症、肺炎、肺脓肿、肺癌、心脏病	消化性溃疡、肝硬化、急性糜烂出血性胃炎、胆道出血等
出血前症状	喉部痒感、胸闷、咳嗽等	上腹不适、恶心、呕吐等

续表

鉴别点	咯　血	呕　血
出血方式	咯出	呕出,可为喷射状
血液颜色	鲜红	棕黑、暗红、有时鲜红
血中混有物	痰、泡沫	食物残渣、胃液
反应	碱性	酸性
黑便	除非咽下,否则没有	有,可为柏油样便,呕血停止后仍持续数日
出血后的痰	常有血痰数日	无痰

2.咯血情况　询问发病年龄,咯血的病因诱因,出血的前驱症状,咯血量、颜色及性状,血中有无混合物等。

3.伴随症状

(1)咯血伴发热:多见于肺结核,肺炎、肺脓肿、流行性出血热、肺出血型钩端螺旋体病、支气管肺癌等。

(2)咯血伴胸痛:多见于肺炎球菌肺炎、肺结核、肺梗死、支气管肺癌等。

(3)咯血伴呛咳:多见于支气管肺癌、支原体肺炎等。

(4)咯血伴脓痰:多见于支气管扩张、肺脓肿、空洞性肺结核继发细菌感染等。

(5)咯血伴皮肤黏膜出血:可见于血液病、风湿病及肺出血型钩端螺旋体病和流行性出血热等。

(6)咯血伴杵状指:多见于支气管扩张、肺脓肿、支气管肺癌等。

(7)咯血伴黄疸:须注意钩端螺旋体病、肺炎球菌肺炎、肺栓塞等。

4.身心反应

(1)窒息:表现为咯血突然减少或中断,患者出现烦躁不安或胸闷气促,惊恐,大汗淋漓,面色青紫,挣扎着想坐起等,严重者意识丧失。常发生于急性大咯血、应用镇咳药、衰竭无力咳嗽者,抢救不及时可导致死亡。

(2)肺不张:多因血块堵塞气道所致。表现为咯血后出现呼吸困难、胸闷、气急、发绀,呼吸音减弱或消失。

(3)肺部感染:因咯血后血液滞留支气管所致。表现为咯血后发热、咳嗽加剧、体温持续不退,伴肺部干、湿性啰音。

(4)失血性休克:大咯血后血压下降、脉搏增快、尿量减少、皮肤湿冷、烦躁不安等。

(5)心理社会反应:评估有无紧张、焦虑、恐惧等心理反应及其程度。无论咯血量的多少,患者均可产生不同程度的焦虑与恐惧。

5.处理情况　了解患者已做过的检查、治疗、护理措施及效果等。

6.相关病史　须注意询问有无结核病接触史、吸烟史、职业性粉尘接触史、生食海鲜史及月经史等。

四、相关护理诊断

1.有窒息的危险　与大咯血、应用镇咳药、无力咳嗽等有关。

2.有感染的危险　与气道内血液滞留有关。

3.焦虑　与咯血不止有关。

4.恐惧　与大量咯血有关。

5.体液不足　与大咯血所致循环血量不足有关。

6.潜在并发症:肺部感染、肺不张、窒息、失血性休克。

第五节　呼吸困难

呼吸困难(dyspnea)是指患者主观上感觉空气不足,呼吸费力;客观上表现为用力呼吸、张口抬肩,严重时出现鼻翼扇动、端坐呼吸、发绀,辅助呼吸肌参与呼吸运动,并可有呼吸频率、深度及节律异常。

一、病因

(一)呼吸系统疾病

1.气道阻塞　如喉、气管、支气管的炎症、水肿、肿瘤或异物所致的狭窄或阻塞,以及支气管哮喘、慢性阻塞性肺疾病等。

2.肺部疾病　如肺炎、肺脓肿、肺结核、肺不张、肺淤血、肺水肿、弥漫性肺间质疾病、细支气管肺泡癌等。

3.胸壁、胸廓、胸膜疾病　如胸壁炎症、严重胸廓畸形、胸腔积液、自发性气胸、广泛胸膜粘连等。

4.神经肌肉疾病　如脊髓灰质炎病变累及颈髓,急性多发性神经根炎,重症肌无力累及呼吸肌,药物导致呼吸肌麻痹等。

5.膈运动障碍　如膈麻痹、大量腹腔积液、腹腔巨大肿瘤、胃扩张和妊娠末期。

(二)循环系统疾病

常见于各种原因所致的左心衰竭和(或)右心衰竭、心包压塞、肺栓塞和原发性肺动脉高压等。

(三)中毒

系各种中毒所致,如糖尿病酮症酸中毒、吗啡类药物中毒、有机磷杀虫药中毒、氢化物中毒、亚硝酸盐中毒和急性一氧化碳中毒等。

(四)神经精神性疾病

神经精神性疾病,如脑出血、脑外伤、脑肿瘤、脑炎、脑膜炎、脑脓肿等颅脑疾病,引起呼吸中枢功能障碍。精神因素所致的呼吸困难,如癔症等。

(五)血液病

常见于重度贫血、高铁血红蛋白血症、硫化血红蛋白血症等。

二、发生机制与临床表现

根据发生机制及临床表现特点,将呼吸困难归纳为以下5种类型。

(一)肺源性呼吸困难

肺源性呼吸困难主要是呼吸系统疾病引起的通气、换气功能障碍,导致缺氧和(或)二氧化碳潴留引起。临床上常分为3种类型:

1.吸气性呼吸困难　主要特点表现为吸气显著费力,严重者吸气时可见三凹征,表现为胸骨上窝、锁骨上窝和肋间隙明显凹陷,此时亦可伴有干咳及高调吸气性喉鸣。常见于喉部、气管、大支气管的狭窄与阻塞。

2.呼气性呼吸困难　主要特点表现为呼气费力、呼气缓慢、呼吸时间明显延长,常伴有呼气期哮鸣音。主要是由于肺泡弹性减弱和(或)小支气管的痉挛或炎症所致。常见于慢性支气管炎(喘息型)、慢性阻塞性肺气肿、支气管哮喘等。

3.混合性呼吸困难　主要特点表现为吸气及呼气均感费力,呼吸频率增快、深度变浅,可伴有呼吸音异常或病理性呼吸音。主要是由于肺或胸膜腔病变使肺呼吸面积减少导致换气功能障碍所致。常见于重症肺炎、重症肺结核、大面积肺栓塞、弥漫性肺间质疾病、大量胸腔积液、气胸、广泛性胸膜增厚等。

(二)心源性呼吸困难

心源性呼吸困难主要是由于左心和(或)右心衰竭引起,尤其是左心衰竭时呼吸困难更为严重。

1.左心衰竭　左心衰竭呼吸困难发生的主要原因是肺淤血和肺泡弹性降低。其机制为:①肺淤血,使气体弥散功能降低;②肺泡张力增高,刺激牵张感受器,通过迷走神经反射兴奋呼吸中枢;③肺泡弹性减退,使肺活量减少;④肺循环压力升高对呼吸中枢的反射性刺激。

左心衰竭引起的呼吸困难的特点为:①有引起左心衰竭的基础病因,如风湿性心脏病、高血压心脏病、冠状动脉硬化性心脏病等;②呈混合性呼吸困难,活动时呼吸困难出现或加重,休息时减轻或消失,卧位明显,坐位或立位时减轻;③两肺底部或全肺出现湿啰音;④应用强心剂、利尿剂和血管扩张剂改善左心功能后呼吸困难随之好转。

急性左心衰竭时,常可出现夜间阵发性呼吸困难,表现为夜间睡眠中突感胸闷气急,被迫坐起,惊恐不安。轻者数分钟至数十分钟后症状逐渐减轻、消失;重者可见端坐呼吸、面色发绀、大汗、有哮鸣音,咳浆液性粉红色泡沫痰,两肺底有较多湿性啰音,心率加快,可有奔马律,此种呼吸困难称“心源性哮喘”。

2.右心衰竭　右心衰竭严重时也可引起呼吸困难,但程度较左心衰竭轻,其主要原因为体循环淤血所致。临床上主要见于慢性肺源性心脏病、某些先天性心脏病或由左心衰竭发展而来。另外,也可见于各种原因所致的急性或慢性心包积液。

其呼吸困难发生机制为:①右心房和上腔静脉压升高,刺激压力感受器反射性地兴奋呼吸中枢;②血氧含量减少,乳酸、丙酮酸等代谢产物增加,刺激呼吸中枢;③淤血性肝大、腹腔积液和胸腔积液，使呼吸运动受限，肺交换面积减少。

（三）中毒性呼吸困难

1.代谢性酸中毒　如尿毒症、糖尿病酮症等引起代谢性酸中毒，血中酸性代谢产物增多，刺激颈动脉窦、主动脉体化学受体，或直接兴奋刺激呼吸中枢引起呼吸困难。主要表现为深长而规则的呼吸，可伴有鼾音，称为酸中毒大呼吸（Kussmaul 呼吸）。

2.某些药物中毒　如吗啡类、巴比妥类等呼吸中枢抑制药物中毒时，可引起呼吸困难。主要表现为呼吸缓慢、变浅伴有呼吸节律异常。

3.化学毒物中毒　常见于一氧化碳中毒、亚硝酸盐、苯胺类中毒和氰化物中毒。其发生机制导致机体缺氧引起呼吸困难。主要表现为呼吸深而慢。

（四）神经精神性呼吸困难

1.神经性呼吸困难　主要是由于呼吸中枢受增高的颅内压和供血减少的刺激，使呼吸变为慢而深，并常伴有呼吸节律的改变。临床上常见于重症颅脑疾患，如脑出血、脑炎、脑膜炎、脑脓肿、脑外伤及脑肿瘤等。

2.精神性呼吸困难　主要表现为呼吸频率快而浅，伴有叹息样呼吸或出现手足搐搦。临床上常见于癔症患者，患者可突然发生呼吸困难。其发生机制多为过度通气而发生呼吸性碱中毒所致，严重时也可出现意识障碍。

（五）血源性呼吸困难

多由红细胞携氧量减少，血氧含量降低所致。表现为呼吸浅，心率快。临床常见于重度贫血、高铁血红蛋白血症、硫化血红蛋白血症。除此之外，大出血或休克时，因缺氧和血压下降，刺激呼吸中枢，也可使呼吸加快。

三、护理评估要点

1.呼吸困难的特点　询问有无引起呼吸困难的基础病因和直接诱因，如心、肺疾病、肾病、代谢性疾病病史，有无药物、毒物摄入史，有无头痛、意识障碍、颅脑外伤史等。询问呼吸困难是突然发生、缓慢发生还是渐进发生，呼吸困难与活动、体位的关系等。

2.呼吸困难与日常生活自理能力的关系　临床上一般以完成日常生活活动情况来评估呼吸困难的程度，见表 2.1.2。

表 2.1.2　呼吸困难程度与日常生活自理能力的关系

呼吸困难程度	临床表现	日常生活自理能力水平
Ⅰ度	日常活动无不适，中、重度体力出现气促	正常，无气促
Ⅱ度	与同龄健康人平地行走无气促，登高或上楼时出现气促	满意，有轻度气促，但日常生活可自理，不需要帮助或中间停顿
Ⅲ度	与同龄健康人以同等速度行走时呼吸困难	尚可，有中度气促，日常生活虽可自理，但必须停下来喘气，费时、费力

续表

呼吸困难程度	临床表现	日常生活自理能力水平
Ⅳ度	以自己的步速平地行走 100 m 或数分钟即有呼吸困难	差，有显著呼吸困难，日常生活自理能力下降，需部分帮助
Ⅴ度	洗脸、穿衣甚至休息时也有呼吸困难	困难，日常生活不能自理，完全需要帮助

3.伴随症状

(1)呼吸困难伴发热：多见于肺炎、肺脓肿、肺结核、胸膜炎、急性心包炎等。

(2)呼吸困难伴一侧胸痛：见于大叶性肺炎、急性渗出性胸膜炎、肺栓塞、自发性气胸、急性心肌梗死、支气管肺癌等。

(3)呼吸困难伴咳嗽、咳痰：见于慢性阻塞性肺部疾病、支气管扩张、肺脓肿等；伴大量泡沫痰可见于有机磷农药中毒；伴粉红色泡沫痰见于急性左心衰竭。

(4)呼吸困难伴意识障碍：见于脑出血、脑膜炎、糖尿病酮症酸中毒、尿毒症、肺性脑病、急性中毒、休克型肺炎等。

4.身心反应

(1)影响日常工作和生活：呼吸困难导致患者呼吸费力、机体缺氧，使学习、工作效率下降，严重时日常生活不能自理。

(2)酸碱平衡失调：呼吸困难引起呼吸频率过快时，可导致呼吸性碱中毒。气道狭窄或阻塞时，可出现缺氧及二氧化碳潴留，缺氧可引起代谢性酸中毒，二氧化碳潴留可引起呼吸性酸中毒。

(3)脱水：较频繁的呼吸运动可使机体的水分大量丢失造成脱水。

(4)营养不良：长期呼吸困难，患者因呼吸功增加和食欲下降、摄入热量不足而出现营养不良。

(5)心理反应：患者常出现易怒、急躁、焦虑。严重呼吸困难时，患者由于喘憋加剧可有濒死感，可产生精神极度紧张、恐惧。

5.处理情况　了解患者已做过的检查、治疗、护理措施及效果等。

四、相关护理诊断

1.低效性呼吸型态　与呼吸道狭窄或心肺功能不全有关。

2.活动无耐力　与呼吸困难有关。

3.气体交换受损　与心肺疾病等引起的有效肺组织减少、肺弹性减退有关。

4.语言沟通障碍　与严重喘息有关。

5.自理能力缺陷　与呼吸困难有关。

第六节　发　绀

发绀(cyanosis)是指血液中脱氧血红蛋白增多,使皮肤和黏膜呈青紫色改变的一种表现,也可称紫绀。这种改变常发生在皮肤较薄、色素较少和毛细血管较丰富的部位,如口唇、指(趾)、甲床等。

一、发生机制

正常情况下血液中血红蛋白为150 g/L,还原血红蛋白为7.5 g/L。血液中还原血红蛋白绝对含量增多(大于50 g/L)时导致发绀。发绀是缺氧的表现,但缺氧不一定都导致发绀。重度贫血(Hb<60 g/L)时,即使有严重缺氧,动脉血氧饱和度明显降低也难出现发绀。血液中异常血红蛋白衍化物如高铁血红蛋白和硫化血红蛋白,当它们在血液中增多并达一定量时,可使皮肤、黏膜类似发绀,也列入发绀范畴。

二、病因与临床表现

(一)血液中脱氧血红蛋白增加(真性发绀)

1.中心性发绀　其特点为:发绀呈全身性,除四肢及颜面外,也累及躯干和黏膜的皮肤,但发绀部位的皮肤是温暖的。发绀的原因多由心、肺疾病引起。

(1)肺性发绀:即由于呼吸功能不全、肺氧合作用不足所致。常见于各种严重的呼吸系统疾病,如气管异物、肺炎、阻塞性肺气肿、弥漫性肺间质纤维化、肺淤血、肺水肿、急性呼吸窘迫综合征、肺栓塞、原发性肺动脉高压等。

(2)心性发绀:由于异常通道分流,使部分静脉血未通过肺进行氧合作用而流入体循环动脉,如分流量超过心输出量的1/3,即可出现发绀。常见于发绀型先天性心脏病,如法洛四联症、Eisenmenger 综合征等。

2.周围性发绀　此类发绀常由于周围循环血流障碍所致。其特点为:发绀常出现于肢体的末端与下垂部位,发绀部位的皮肤是冷的,但若给予按摩或加温,发绀可减轻或消退。此型发绀可分为:

(1)淤血性周围性发绀:常见于引起体循环淤血、周围血流缓慢的疾病,如右心衰竭、渗出性心包炎、心包压塞、缩窄性心包炎、上腔静脉阻塞综合征等。

(2)缺血性周围性发绀:常见于引起心排出量减少的疾病和局部血流障碍性疾病,如严重休克、暴露于寒冷中和血栓闭塞性脉管炎、雷诺病、冷球蛋白血症等。

3.混合性发绀　中心性发绀与周围性发绀同时存在。可见于全心衰竭或心肺疾患合并周围循环衰竭者。

(二)血液中存在异常血红蛋白衍生物

1.高铁血红蛋白血症　包括先天性和后天获得性高铁血红蛋白血症。

(1)先天性高铁血红蛋白血症:患者自幼有发绀,有家族史,无心肺疾病及引起异常血红蛋白的其他原因,身体一般健康状况较好。

(2)后天获得性高铁血红蛋白血症:由药物或化学物质中毒所致。常见于苯胺、硝基苯、伯氨喹、亚硝酸盐、磺胺类等中毒。当血中高铁血红蛋白量达到 30 g/L 时可出现发绀。发绀特点是急骤出现,呈暂时性,病情严重,经氧疗青紫不减轻,抽出的静脉血呈深棕色,暴露于空气中也不变成鲜红色,静脉注射亚甲蓝、硫代硫酸钠、大剂量维生素 C 可使青紫消退。由于大量进食含有亚硝酸盐的腌菜引起中毒性高铁血红蛋白血症,也可出现发绀,称为“肠源性青紫症”。

2.硫化血红蛋白血症　为后天获得性。服用某些含硫药物或化学品后,使血液中硫化血红蛋白达到 5 g/L 即可发生发绀。但一般认为本病患者须同时有便秘或服用含硫药物在肠内形成大量硫化氢为先决条件。发绀的特点是持续时间长,可达数月以上,血液呈蓝褐色,分光镜检查可证明有硫化血红蛋白的存在。

三、护理评估要点

1.发病年龄与性别　自出生或幼年即出现发绀者,常见于发绀型先天性心脏病,或先天性高铁血红蛋白血症。特发性阵发性高铁血红蛋白血症可见于育龄女性,且发绀的出现多与月经周期有关。

2.发绀部位及特点　用以判断发绀的类型。如为中心性,则须询问有无心脏和肺部疾病症状,如心悸、晕厥、胸痛、气促、咳嗽等。

3.发病诱因及病程　急性起病又无心肺疾病表现的发绀,须询问有无摄入相关药物、化学物品、变质蔬菜以及在有便秘情况下服用含硫药物病史。

4.伴随症状

(1)发绀伴呼吸困难:常见于重症心、肺疾病及急性呼吸道梗阻、大量气胸等,而高铁血红蛋白血症虽有明显发绀,但一般无呼吸困难。

(2)发绀伴杵状指(趾):提示病程较长。主要见于发绀型先天性心脏病及某些慢性肺部疾病。

(3)发绀伴意识障碍及衰竭:主要见于某些药物或化学物质中毒、休克、急性肺部感染或急性心功能衰竭等。

5.身心反应　观察生命体征及意识状态的变化,有无呼吸困难及呼吸困难的特点,有无心悸、胸闷、头痛、头晕等,有无紧张、焦虑、恐惧等心理反应。

6.处理情况　了解患者已做过的检查、治疗、护理措施及效果等。

四、相关护理诊断

1.活动无耐力　与心肺功能不全导致的机体缺氧有关。

2.低效性呼吸型态　与呼吸系统疾病导致肺通气、换气或弥散功能障碍有关。

3.气体交换受损　与心肺功能不全所致的肺淤血有关。

4.焦虑/恐惧　与缺氧所致的呼吸费力有关。

第七节　心　悸

心悸(palpitation)是一种自觉心脏跳动的不适感或心慌感。当心率加快时感到心脏跳动不适,心率缓慢时则感到搏动有力。心悸时,心率可快、可慢,也可有心律失常,心率和心律正常者也可有心悸。

一、病因与临床表现

(一)心脏搏动增强

1.生理性　健康人在剧烈运动或精神过度紧张时;饮酒、喝浓茶或咖啡后;应用某些药物如肾上腺素、麻黄碱、咖啡因、阿托品、甲状腺片等。

2.病理性

(1)心室肥大:高血压性心脏病、主动脉瓣关闭不全、二尖瓣关闭不全等引起的左心室肥大,心脏收缩力增强。动脉导管未闭、室间隔缺损回流量增多,增加心脏的负荷量,导致心室肥大,也可引起心悸。此外脚气性心脏病,因维生素缺乏,周围小动脉扩张,阻力降低,回心血流增多,也可出现心悸。

(2)其他引起心脏搏动增强的疾病:甲状腺功能亢进、贫血、发热、低血糖症、嗜铬细胞瘤等,心率加快引起心悸。

(二)心律失常

1.心动过速　各种原因引起的窦性心动过速、阵发性室上性或室性心动过速等,均可发生心悸。

2.心动过缓　高度或三度房室传导阻滞、窦性心动过缓或病态窦房结综合征,由于心率缓慢,舒张期延长,心室充盈度增加,心搏强而有力,引起心悸。

3.其他心律失常　期前收缩、心房扑动或颤动等,由于心脏跳动不规则或有一段间歇,使患者感到心悸,甚至有停跳感觉。

(三)心脏神经症

由自主神经功能紊乱所引起,心脏本身并无器质性病变。多见于青年女性。临床表现除心悸外尚常有心率加快、心前区或心尖部隐痛,以及疲乏、失眠、头晕、头痛、耳鸣、记忆力减退等神经衰弱表现,且在焦虑、情绪激动等情况下更易发生。

二、发生机制

心悸发生机制尚未完全清楚,一般认为心脏活动过度是心悸发生的基础,常与心率及心搏出量改变有关。在心动过速时,舒张期缩短、心室充盈不足,当心室收缩时心室肌与心瓣膜的紧张度突然增加,可引起心搏增强而感心悸;心律失常如过早搏动,在一个较长的代偿期之后的心室收缩,往往强而有力,会出现心悸。心悸出现与心律失常出现及存在时间长短有关,如突然发生的阵发性心动过速,心悸往往较明显,而在慢性心律失常,如心房颤动可因逐渐适应而无明显心悸。心悸的发生常与精神因素及注意力有关,焦虑、紧张及注意力集中时易于出现。心悸可见于心脏病者,但有心悸不一定有心脏病,反之心脏病患者也可不发生心悸。

三、护理评估要点

1.心悸特点　询问心悸发作的病因、诱因、时间、频率、病程。

2.相关病史　询问有无心脏病、内分泌疾病、贫血性疾病、神经症等病史。有无嗜好浓茶、咖啡、烟酒等,有无精神刺激史。有无阿托品、麻黄碱、氨茶碱等药物的使用。

3.伴随症状

(1)伴心前区疼痛:见于冠心病、心肌炎、心包炎,也可见于心脏神经症等。

(2)伴发热:见于急性传染病、风湿热、心肌炎、心包炎、感染性心内膜炎等。

(3)伴晕厥或抽搐:见于高度房室传导阻滞、心室颤动或阵发性室性心动过速、病态窦房结综合征等。

(4)伴贫血:见于各种原因引起的急性失血,此时常有虚汗、脉搏微弱、血压下降或休克。慢性贫血,心悸多在劳累后较明显。

(5)伴呼吸困难:见于急性心肌梗死、心肌炎、心包炎、心力衰竭、重症贫血等。

(6)伴消瘦及出汗:见于甲状腺功能亢进。

4.身心反应　心悸发作时有无呼吸、脉搏、血压、神志的变化。有无心前区疼痛、发热、头晕、头痛、晕厥、抽搐、呼吸困难、消瘦及多汗等相关症状。有无睡眠及精神状态的改变,是否影响学习、工作与日常生活。有无紧张、焦虑、恐惧等心理反应。

5.处理情况　了解患者已做过的检查、治疗、护理措施及效果等。

四、相关护理诊断

1.活动无耐力　与心悸发作引起的供血不足有关。

2.焦虑/恐惧　与心悸发作时的心脏停跳感等不适有关。

3.睡眠形态改变　与心悸发作影响睡眠有关。

第八节　水　肿

水肿(edema)是指人体组织间隙有过多的液体积聚使组织肿胀。水肿可分为全身性与局部性。当液体在体内组织间隙弥漫性分布时呈全身性水肿(常为凹陷性);液体积聚在局部组织间隙时呈局部水肿;发生于体腔内称积液,如胸腔积液、腹腔积液、心包积液。一般情况下,水肿这一术语,不包括内脏器官局部的水肿,如脑水肿、肺水肿等。

一、发生机制

在正常人体中,血管内液体一方面不断地从毛细血管小动脉端滤出至组织间隙成为组织液;另一方面组织液又不断从毛细血管小静脉端回吸收入血管中。二者经常保持动态平衡,因而组织间隙无过多液体积聚。

产生水肿的主要因素为:①钠与水的潴留,如继发性醛固酮增多症等;②毛细血管滤过压升高,如右心衰竭等;③毛细血管通透性增高,如急性肾炎等;④血浆胶体渗透压降低,如血清清蛋白减少;⑤淋巴回流受阻,如丝虫病等。

二、病因与临床表现

(一)全身性水肿

1.心源性水肿 常见于右心衰竭、缩窄性心包炎。发生机制主要是有效循环血量减少,继发性醛固酮增多引起钠水潴留;以及静脉淤血,毛细血管滤过压增高,组织液回吸收减少所致。水肿特点是首先出现于身体下垂部位。能起床活动者,最早出现于踝内侧,行走活动后明显,休息后减轻或消失;经常卧床者以腰骶部为明显。水肿为对称性、凹陷性。常伴有颈静脉怒张、肝大、肝颈静脉返流征阳性,甚至可出现腹水、胸水等。

2.肾源性水肿 可见于各型肾炎和肾病。钠水潴留是肾性水肿的基本机制。其水肿的特点是:首先发生于组织最疏松的部位,从眼睑、颜面部开始,而后自上而下发展至全身。肾病综合征以全身性水肿最为明显,甚至出现腹水、胸水。患者常有尿常规改变、高血压和肾功能损害等。肾源性水肿需与心源性水肿鉴别。鉴别要点见表 2.1.3。

表 2.1.3 心源性水肿与肾源性水肿的鉴别

鉴别点	心源性水肿	肾源性水肿
开始部位	从足部开始,向上延及全身	从眼睑、颜面开始而延及全身
发展快慢	发展较缓慢	发展常迅速
水肿性质	比较坚实,移动性小	软而移动性大
伴随改变	心脏增大,心脏杂音、肝大、肝颈静脉回流征阳性和静脉压升高等	高血压、蛋白尿、血尿、管型尿、眼底改变等

3.肝源性水肿 常见于失代偿期肝硬化。门脉高压症、低蛋白血症、肝淋巴液回流障碍、继发醛固酮增多等因素是肝硬化水肿与腹水形成的主要机制。主要表现为腹水,也可首先出现踝部水肿,逐渐向上蔓延,而头、面部及上肢常无水肿。肝硬化在临床上主要有肝功能减退和门脉高压两个方面的表现。

4.营养不良性水肿 见于慢性消耗性疾病长期营养缺乏、蛋白丢失性胃肠病、重度烧伤等所致低蛋白血症或维生素 B_1 缺乏。其特点是:水肿发生前常有消瘦、体重减轻等表现。水肿常从足部开始逐渐蔓延至全身。

5.其他原因的全身性水肿

(1)黏液性水肿:为非凹陷性水肿(是由于组织液含蛋白量较高之故),颜面及下肢较明显。

(2)经前期紧张综合征:特点为月经前7~14天出现眼睑、踝部及手部轻度水肿,可伴乳房胀痛及盆腔沉重感,月经后水肿逐渐消退。

(3)药物性水肿:可见于糖皮质激素、雄激素、雌激素、胰岛素、萝芙木制剂、甘草制剂等使用过程中。

(4)特发性水肿:多见于妇女,主要表现在身体下垂部位,原因未明,被认为是内分泌功能失调与直立体位的反应异常所致。

(二)局部性水肿

1.局部炎症　局部皮肤出现红、肿、热、痛、功能障碍。如蜂窝组织炎、痈、疖等。

2.局部静脉回流受阻　上腔静脉受阻表现为头面部、颈部、两上肢及上胸部水肿,常伴有颈静脉怒张、胸壁浅静脉曲张等;下腔静脉受阻表现为下肢、阴部水肿,常伴有腹壁及下肢静脉曲张或腹水。也可见血栓性静脉炎、静脉血栓形成、妊娠或肿瘤压迫静脉。

3.淋巴回流受阻　如丝虫病,双下肢皮肤粗糙、增厚呈象皮肿。

4.血管神经性水肿　多发生于面、口唇及舌等部位的水肿,皮肤呈苍白色或蜡样光泽,硬而有弹性,无疼痛。常由于药物、食物或环境中的某种因素过敏所致。

三、护理评估要点

1.水肿特点　询问水肿出现时间、急缓、部位(开始部位及蔓延情况)、全身性或局部性、是否对称性、是否凹陷性,与体位变化及活动关系等。

2.病因诱因　有无心、肾、肝、内分泌及过敏性疾病病史及其相关症状。水肿与药物、饮食、月经及妊娠有无关系。

3.伴随症状

(1)水肿伴肝大:可为心源性、肝源性与营养不良性,而同时有颈静脉怒张者则为心源性。

(2)水肿伴重度蛋白尿:则常为肾源性,而轻度蛋白尿也可见于心源性。

(3)水肿伴呼吸困难与发绀:常提示是由于心脏病、上腔静脉阻塞综合征等所致。

(4)水肿与月经周期有明显关系:可见于经前期紧张综合征。

(5)水肿伴消瘦、体重减轻:可见于营养不良。

4.身心反应　观测体重、腹围、血压、尿量等有无变化;询问饮食营养状况和水钠摄入量;有无皮肤溃疡和感染;有无日常活动受限;有无严重水肿导致的呼吸困难、不能平卧,影响休息与睡眠,产生烦躁不安与焦虑。

5.处理情况　了解患者已做过的检查、治疗、护理措施及效果等。

四、相关护理诊断

1.体液过多:水肿　与心、肝、肾等疾病所致的水钠潴留有关。

2.活动无耐力　与严重水肿所致的呼吸困难有关。

3.有皮肤完整性受损的危险　与水肿所致的组织、细胞营养不良有关。

4.潜在并发症:急性肺水肿。

第九节　恶心与呕吐

恶心(nausea)是一种紧迫欲呕吐的胃内不适感,常为呕吐的前期表现;呕吐(vomiting)是胃的反射性强力收缩,能迫使胃内容物经口急速排至体外。恶心和呕吐是临床常见的症状。恶心严重者常伴迷走神经兴奋的表现,包括皮肤苍白、出汗、流涎、血压降低及心动过缓等。频繁和剧烈的呕吐可引起失水、电解质紊乱、食管贲门黏膜撕裂和营养缺乏等。

一、病因

(一)反射性呕吐

1.消化系统疾病　①口咽部炎症、物理或化学刺激;②胃肠疾病,如急性胃肠炎、急性胃扩张、慢性胃炎、消化性溃疡活动期、胃癌、消化道梗阻、急性阑尾炎等;③肝、胆、胰疾病,如急性肝炎、肝硬化、急性胆囊炎、胆石症、胆道蛔虫症、急性胰腺炎等;④腹膜与肠系膜疾病,如急性腹膜炎、急性肠系膜淋巴结炎等;⑤药物局部刺激,如口服磺胺、水杨酸盐类、氨茶碱、奎宁等。

2.循环系统疾病　如急性心肌梗死、心力衰竭、休克等。

3.泌尿与生殖系统疾病　如泌尿系统结石、急性肾盂肾炎、急性盆腔炎、异位妊娠破裂等。

4.其他　如青光眼、屈光不正等眼部疾病;急性传染病;刺激嗅觉、视觉及味觉所引起的呕吐。

(二)中枢性呕吐

1.中枢神经系统疾病　①中枢神经系统感染,如各种病原体引起的脑膜炎、脑炎;②颅内血管疾病,如脑出血、脑栓塞、脑血栓形成、高血压脑病等;③颅脑损伤,如脑挫裂伤、颅内血肿、脑震荡等。

2.药物或化学毒物的作用　如洋地黄类、某些抗菌药物、抗癌药物以及有机磷杀虫药中毒等,药物或毒物经血液循环作用于延髓呕吐中枢引起呕吐。

3.内分泌与代谢障碍　如尿毒症、糖尿病酮症酸中毒、甲状腺危象等。

4.妊娠反应。

(三)前庭功能障碍性呕吐

凡呕吐伴有听力障碍、眩晕等症状者,需考虑前庭障碍性呕吐,如迷路炎、梅尼埃病、晕动病等。

(四)精神性呕吐

精神性呕吐,如神经性厌食、癔症等。

二、发生机制

呕吐是一个复杂的反射动作,其过程可分为 3 个阶段,即恶心、干呕与呕吐。恶心时胃张力和蠕动减弱，十二指肠张力增强，可伴有或不伴有十二指肠液反流；干呕时胃上部放松而胃窦部短暂收缩；呕吐时胃窦部持续收缩，贲门开放，腹肌收缩，腹压增加，迫使胃内容物急速而猛烈地从胃反流，经食管、口腔而排出体外。

呕吐中枢位于延髓，它有两个功能不同的机构：一是神经反射中枢，即呕吐中枢，位于延髓外侧网状结构的背部，接受来自消化道、大脑皮质、内耳前庭、冠状动脉以及化学感受器触发带的传入冲动，直接支配呕吐的动作；二是化学感受器触发带，位于延髓第四脑室的底面，接受各种外来的化学物质或药物（如吗啡、洋地黄、吐根碱等）及内生代谢产物（如感染、酮中毒、尿毒症等）的刺激，并由此引发出神经冲动，传至呕吐中枢再引起呕吐。

三、临床表现

1.呕吐的时间　晚上或夜间呕吐见于幽门梗阻；尿毒症、慢性酒精中毒或功能性消化不良、早期妊娠反应者常在晨起时呕吐；鼻窦炎者因起床后脓液经鼻后孔刺激咽部，也可致晨起恶心、干呕。

2.呕吐与进食的关系　餐后数小时呕吐，特别是集体发病者，多由食物中毒所致；餐后即刻呕吐，可能为精神性呕吐；餐后 6 h 以上或数餐后呕吐，见于幽门梗阻。

3.呕吐的特点　颅内高压性呕吐以喷射状呕吐为其特点，一般恶心很轻或缺如。

4.呕吐物的性质　呕吐物带发酵、腐败气味提示胃潴留和幽门梗阻；带粪臭味提示低位小肠梗阻；不含胆汁说明梗阻平面多在十二指肠乳头以上，含多量胆汁则提示在此平面以下；含有大量酸性液体者多有胃泌素瘤或十二指肠溃疡，而无酸味者可能为贲门狭窄或贲门失弛缓症所致。

四、护理评估要点

1.呕吐情况　询问呕吐的急缓、时间、次数、呕吐方式、频率、严重程度、加重与缓解因素，呕吐物的量、颜色、气味、混合物，是否伴恶心，与饮食的关系等。

2.病因诱因　有无体位、进食、药物、精神因素、咽部刺激等发作诱因。有无酗酒史、晕车晕船史以及既往相同发作史、过去腹部手术史、女性的月经史等。

3.伴随症状

（1）呕吐伴腹泻：多见于细菌性食物中毒和各种原因的急性中毒等。

（2）呕吐伴右上腹痛与发热、寒战、黄疸：应考虑胆囊炎或胆石症等。

（3）喷射性呕吐伴头痛：常见于颅内压增高或青光眼。

（4）呕吐伴眩晕、眼球震颤：见于前庭器官疾病。

（5）育龄女性呕吐伴停经，且呕吐多在早晨：多系妊娠反应。

4.身心反应　评估食欲情况及体重变化，以确定有无营养障碍。严重频繁的呕吐会给患者带来很大的痛苦，使其并生紧张、烦躁不安与焦虑，也可因害怕呕吐而不敢进食。化疗患者甚至因害怕呕吐而拒绝治疗。

5.处理情况　了解患者已做过的检查、治疗、护理措施及效果等。

五、相关护理诊断

1.舒适的改变：恶心、呕吐　与急性胃炎有关；与小肠炎症有关；与药物不良反应有关等。

2.体液不足/有体液不足的危险　与呕吐引起的体液丢失有关;与呕吐引起的摄入量减少有关。

3.营养失调:低于机体需要量　与呕吐及进食量减少有关。

4.潜在并发症:窒息,肺部感染。

5.焦虑/恐惧　与严重频繁的呕吐有关。

第十节　呕血与便血

呕血(hematemesis)是指屈氏韧带以上的消化道,包括食管、胃、十二指肠、肝、胆、胰疾病或全身性疾病所致的上消化道出血,血液经口腔呕出。呕血常伴有便血,严重时可有急性周围循环衰竭的表现。便血(hematoehezia)是指消化道出血,血液由肛门排出。少量出血不造成粪便颜色改变,须经隐血试验才能确定者,称为隐血。

一、病因

(一)上消化道疾病

1.食管疾病　反流性食管炎、食管憩室炎、食管癌、食管异物、食管贲门黏膜撕裂食管损伤等。大量呕血常由门脉高压所致的食管静脉曲张破裂所致。

2.胃及十二指肠疾病　最常见为消化性溃疡,其次有急性糜烂出血性胃炎、胃癌、胃泌素瘤、胃血管异常等也可引起呕血。其他少见疾病有平滑肌瘤、平滑肌肉瘤、淋巴瘤、息肉、胃黏膜脱垂、急性胃扩张、胃扭转、憩室炎、结核、克罗恩病等。

3.肝、胆、胰疾病　肝硬化门静脉高压引起食管和胃底静脉曲张破裂、肝癌、肝脓肿、肝动脉破裂、重症肝炎、胆石症、胆囊癌、急性胰腺炎、胰腺癌等。

(二)下消化道疾病

下消化道出血往往只有便血而无呕血。

1.小肠疾病　肠结核、肠伤寒、急性出血性坏死性肠炎、钩虫病、Crohn 病、小肠肿瘤、小肠血管瘤、空肠憩室炎或溃疡、Meckel 憩室炎或溃疡、肠套叠等。

2.结肠疾病　急性细菌性痢疾、阿米巴痢疾、血吸虫病、溃疡性结肠炎、结肠憩室炎、结肠癌、结肠息肉、缺血性结肠炎等。

3.直肠肛管疾病　直肠肛管损伤、非特异性直肠炎、放射性直肠炎、直肠息肉、直肠癌、痔、肛裂、肛瘘等。

(三)全身性疾病

1.血液疾病　血小板减少性紫癜、过敏性紫癜、白血病、血友病、霍奇金病、遗传性毛细血管扩张症、弥散性血管内凝血及应用抗凝药过量等。

2.感染性疾病　流行性出血热、钩端螺旋体病、登革热、暴发型肝炎、败血症等。

3.结缔组织病　系统性红斑狼疮、皮肌炎、结节性多动脉炎累及消化道。

4.其他　尿毒症、肺源性心脏病、呼吸功能衰竭、维生素 C 及维生素 K 缺乏症等。

二、临床表现

1.呕血与黑便　两者均为消化道出血的特征性表现。呕血常伴有黑便，而黑便不一定有呕血。幽门以上的食管、胃出血，常以呕血为主，兼有黑便；幽门以下出血则以黑便为主，但出血多时也可引起呕血。患者在呕血前常先有上腹部不适和恶心，而后呕出血性胃内容物。呕血的颜色视出血量的多少和出血的部位及血液在胃内停留时间的长短而异，可呈鲜红色、暗红色或混有凝血块、棕褐色（咖啡渣样）。

2.失血性周围循环衰竭　出血量占循环血容量10%以下时，患者一般无明显临床表现；出血量占循环血容量10%~20%时，可有头晕、无力等症状，多无血压、脉搏等变化；出血量达循环血容量的20%以上时，则有冷汗、四肢厥冷、心慌、脉搏增快等急性失血症状；若出血量在循环血容量的30%以上，则有神志不清、面色苍白、心率加快、脉搏细弱、血压下降、呼吸急促等急性周围循环衰竭的表现。

3.血液学改变　出血早期可无明显血液学改变，出血3~4 h以后由于组织液的渗出及输液等情况，血液被稀释，血红蛋白及血细胞比容逐渐降低，出现贫血。反复或持续少量出血，可有头晕、耳鸣、乏力、食欲不振、面色苍白等贫血表现。

4.其他　大出血的患者还可出现：①发热：多数患者在上消化道出血后24 h出现低热，但一般不超过38.5 ℃，持续3~5天降至正常。②氮质血症：血中尿素氮浓度可暂时增高，24~48 h达高峰，如无继续出血，3~4天即可降至正常。

三、护理评估要点

1.确定是否呕血或便血　应注意排除鼻咽部出血和咯血。某些中草药、铋剂、铁剂、活性炭服用后大便可呈黑色，但多干而无光泽，大便隐血试验阴性。

2.病因和诱因　有否饮食不节、大量饮酒、毒物或特殊药物摄入史。过去是否有消化道疾病史，是否有某些可以导致出血的全身性疾病等，既往有无类似出血史。

3.呕血与便血情况　询问呕血与便血的时间、次数、量、颜色、性状、混合物等。

4.评估出血量　消化道出血大于5 mL，隐血试验呈阳性；出血量大于50 mL，出现黑便；胃内储血量250~300 mL，引起呕血；一次出血量小于400 mL，一般不引起全身症状；出血量400~500 mL或以上，可出现头昏、心悸、乏力、口渴等全身症状；短期内出血量大于1 000 mL，可出现周围循环衰竭。

5.评估出血是否停止　有下列情况考虑继续出血或再出血：①反复呕血或黑便次数增多，粪质稀薄，甚至呕血转为鲜红色，黑便变为暗红色，伴肠鸣音亢进。②经积极补充血容量，休克无明显好转或好转后又恶化，血压低或中心静脉压波动不稳。③查血红蛋白、红细胞计数继续下降，网织红细胞持续升高。④在补液与尿量足够时，血尿素氮持续或再次升高。

6.伴随症状　伴慢性、周期性、节律性上腹痛，多为消化性溃疡；疼痛无明显规律性并伴有厌食、消瘦，应警惕胃癌。伴肝脾肿大，皮肤有蜘蛛痣、肝掌，腹壁静脉曲张或有腹水，提示肝硬化门脉高压；肝区疼痛、肝脏进行性增大、表面凹凸不平，多为肝癌。伴黄疸考虑肝、胆、胰腺的疾病。伴发热见于某些感染性疾病，如败血症、钩端螺旋体病等。伴全身出血倾向，常与血液疾病及凝血功能障碍性疾病有关。黏液脓血便，见于细菌性痢疾、阿米巴痢疾或溃疡性结肠炎;伴里急后重,提示为肛门、直肠疾病,见于痢疾、直肠炎及直肠癌。伴腹部肿块者,应考虑肠道恶性淋巴瘤、结肠癌、肠结核、肠套叠及 Crohn 病等。

7.身心反应　询问除了呕血、便血外,是否有发热、乏力、头昏、口渴等症状,有无周围循环功能衰竭的表现,有无因出血引起的紧张、焦虑、恐惧等心理反应。

8.处理情况　了解患者已做过的检查、治疗、护理措施及效果等。

四、相关护理诊断

1.组织灌注量的改变　与出血所致的血容量减少有关。

2.活动无耐力　与出血所致的贫血有关。

3.知识缺乏　缺乏有关出血病因及防治的知识。

4.恐惧　与大量出血有关。

5.潜在并发症:失血性休克。

第十一节　腹　泻

腹泻(diarrhea)指排便次数增多,粪质稀薄,或带有黏液、脓血或未消化的食物。如解液状便,每日 3 次以上,或每天粪便总量大于 200 g,其中,粪便含水量大于 80%,则可认为是腹泻。腹泻可分为急性与慢性两种,超过 2 个月者属慢性腹泻。

一、病因

(一)急性腹泻

1.肠道疾病　常见的是由病毒、细菌、真菌、原虫、蠕虫等感染所引起的肠炎及急性出血性坏死性肠炎,此外,还有 Crohn 病或溃疡性结肠炎急性发作、急性缺血性肠病等。也可因抗生素使用而发生的抗生素相关性小肠、结肠炎。

2.急性中毒　食用毒蕈、桐油、河豚、鱼胆及化学药物,如砷、磷、铅、汞等引起的腹泻。

3.全身性感染　如败血症、伤寒或副伤寒、钩端螺旋体病等。

4.其他　如变态反应性肠炎、过敏性紫癜;服用某些药物如氟尿嘧啶、利血平及新斯的明等;某些内分泌疾病,如肾上腺皮质功能减退危象、甲亢危象。

(二)慢性腹泻

1.消化系统疾病

(1)胃部疾病:如慢性萎缩性胃炎、胃大部切除后胃酸缺乏等。

(2)肠道感染:如肠结核、慢性细菌性痢疾、慢性阿米巴痢疾、血吸虫病、肠鞭毛原虫病、钩虫病、绦虫病等。

(3)肠道非感染性病变:如 Crohn 病、溃疡性结肠炎、结肠多发性息肉、吸收不良综合征等。

(4)肠道肿瘤:如结肠绒毛状腺瘤、肠道恶性肿瘤。

(5)胰腺疾病:如慢性胰腺炎、胰腺癌、胰腺切除术后等。

(6)肝胆疾病:如肝硬化、胆汁淤积性黄疸、慢性胆囊炎与胆石症。

2.全身性疾病

(1)内分泌及代谢障碍疾病:如甲状腺功能亢进、肾上腺皮质功能减退、胃泌素瘤、血管活性肠肽瘤、类癌综合征及糖尿病性肠病。

(2)其他系统疾病:如系统性红斑狼疮、硬皮病、尿毒症、放射性肠炎等。

(3)药物副作用:如利血平、甲状腺素、洋地黄类药物、消胆胺等。某些抗肿瘤药物和抗生素使用也可导致腹泻。

(4)神经功能紊乱:如肠易激综合征。

二、发生机制

腹泻的发病机制较复杂,有些因素又互为因果,从病理生理角度归纳为以下几个方面。

1.分泌性腹泻　系肠道分泌大量液体超过肠黏膜吸收能力所致。霍乱弧菌外毒素引起的大量水样腹泻即属于典型的分泌性腹泻。肠道非感染或感染性炎症,如阿米巴肠炎、细菌性痢疾、溃疡性结肠炎、Crohn 病、肠结核以及放射性肠炎、肿瘤溃烂等均可使炎症性渗出物增多而致腹泻。某些胃肠道内分泌肿瘤如胃泌素瘤、血管活性肠肽瘤所致的腹泻也属于分泌性腹泻。

2.渗出性腹泻　肠黏膜的炎症、溃疡、浸润性病变致血浆、黏液、脓血渗出。常见于各种类型肠炎。

3.渗透性腹泻　由肠内容物渗透压增高,阻碍肠内水分与电解质的吸收而引起,如乳糖酶缺乏,乳糖不能水解即形成肠内高渗,服用盐类泻剂或甘露醇等引起的腹泻也属此型。

4.动力性腹泻　由肠蠕动亢进致肠内食糜停留时间缩短,未被充分吸收所致的腹泻,如肠炎、甲状腺功能亢进、糖尿病、胃肠功能紊乱等。

5.消化吸收不良性腹泻　由消化液分泌减少或肠黏膜的吸收面积减少或吸收障碍所引起,如慢性胰腺炎、慢性萎缩性胃炎、胃大部切除术后、小肠大部分切除、吸收不良综合征、小儿乳糜泻、成人热带及非热带脂肪泻等。

三、临床表现

1.年龄与性别　肠易激综合征、甲状腺功能亢进症多见于女性;肠结核多见于中青年,而结肠癌多见于中老年人;血吸虫病多见于流行区农民和渔民。

2.起病及病程　急性腹泻起病骤然,病程较短,多为感染或食物中毒所致。慢性腹泻起病缓慢,病程较长,多见于慢性感染、非特异性炎症、吸收不良、消化功能障碍、肠道肿瘤或神经功能紊乱等。

3.腹泻次数及粪便性质　急性细菌感染性腹泻,常有黏液血便或脓血便,每天排便可多达 10 次以上;阿米巴痢疾的粪便呈暗红色或果酱样;慢性腹泻,每天排便数次,可为稀便,亦可带黏液、脓血,见于慢性痢疾、炎症性肠病及结肠、直肠癌等;粪便中带黏液而无病理成分者常见于肠易激综合征。

4.腹泻与腹痛的关系　小肠疾病的腹泻,疼痛常在脐周,便后腹痛多不缓解;结肠疾病则疼痛多在下腹,且便后疼痛常可缓解或减轻。急性感染性腹泻常有腹痛;分泌性腹泻往往无明显腹痛。

四、护理评估要点

1.腹泻情况　询问起病的急缓、病程的长短、有无诱因，每日排便的次数、量、颜色、性状、气味及影响因素。

2.病因诱因　询问是否有不洁饮食、旅行、聚餐等情况，同食者有无群体发病史，是否与摄入脂肪餐有关，或与紧张、焦虑有关，或与使用药物有关等。

3.相关病史　有无消化系统疾病史，有无分泌、代谢疾病史，有无胃肠手术史等。

4.伴随症状

(1)伴发热：可见于急性细菌性痢疾、伤寒或副伤寒、肠结核、肠道恶性淋巴瘤、Crohn病、溃疡性结肠炎急性发作期、败血症等。

(2)伴里急后重：提示病变以结肠直肠为主，如痢疾、直肠炎、直肠肿瘤等。

(3)伴明显消瘦：多提示病变位于小肠，如胃肠道恶性肿瘤、肠结核及吸收不良综合征。

(4)伴皮疹或皮下出血：见于败血症、伤寒或副伤寒、麻疹、过敏性紫癜、糙皮病等。

(5)伴腹部包块：见于胃肠恶性肿瘤、肠结核、Crohn 病及血吸虫性肉芽肿。

(6)伴重度失水：常见于分泌性腹泻，如霍乱、细菌性食物中毒或尿毒症等。

(7)伴关节痛或关节肿胀：见于 Crohn 病、溃疡性结肠炎、系统性红斑狼疮、肠结核等。

5.身心反应　评估有无脱水、电解质紊乱、消瘦、肛周皮肤破损等，有无因排便频繁影响休息和睡眠，有无因长期腹泻影响学习和工作，有无因腹泻引起紧张、焦虑等。

6.处理情况　了解患者已做过的检查、治疗、护理措施及效果等。

五、相关护理诊断

1.腹泻　与肠道感染有关；与饮食不洁有关；与吸收不良有关等。

2.体液不足/有体液不足的危险　与腹泻导致的体液丢失过多有关。

3.营养失调：低于机体需要量　与长期慢性腹泻有关。

4.有皮肤完整性受损的危险　与频繁排便及粪便刺激肛周皮肤有关。

5.焦虑　与慢性腹泻迁延不愈有关。

第十二节　便　秘

便秘(constipation)是指大便次数减少，一般每周少于 3 次，伴排便困难、粪便干结。便秘是临床上常见的症状，多长期持续存在，症状扰人，影响生活质量。

一、病因

(一)功能性便秘

1.饮食不足　进食量少或食物缺乏纤维素或水分不足，对结肠运动的刺激减少。

2.排便习惯被打乱　因工作紧张、生活节奏过快、工作性质和时间变化、精神因素等打乱了正常的排便习惯。

3.结肠运动功能紊乱　常见于肠易激综合征，系由结肠及乙状结肠痉挛引起，部分患者可表现为便秘与腹泻交替。

4.排便推动力不足　腹肌及盆腔肌张力不足,排便推动力不足,难于将粪便排出体外。

5.其他　滥用泻药,形成药物依赖,造成便秘;老年体弱,活动过少,肠痉挛致排便困难;结肠冗长。

(二)器质性便秘

1.直肠与肛门病变　如痔疮、肛裂、肛周脓肿和溃疡、直肠炎等,引起肛门括约肌痉挛、排便疼痛,惧怕排便。

2.局部病变　如大量腹水、膈肌麻痹、系统性硬化症、肌营养不良等导致排便无力。

3.结肠梗阻　结肠良性或恶性肿瘤、Crohn 病、先天性巨结肠症、肠粘连、肠扭转、肠套叠等。

4.腹腔或盆腔内肿瘤的压迫　如子宫肌瘤。

5.全身性疾病　如尿毒症、糖尿病、甲状腺功能低下、脑血管意外、截瘫、多发性硬化、皮肌炎等使肠肌松弛、排便无力。此外,血卟啉病及铅中毒引起肠肌痉挛,也可导致便秘。

6.药物影响　应用吗啡类药、抗胆碱能药、钙通道阻滞剂、神经阻滞药、镇静剂、抗抑郁药以及含钙、铝的制酸剂等使肠肌松弛引起便秘。

二、发生机制

食物在消化道经消化吸收后,剩余的食糜残渣从小肠输送至结肠,在结肠内再将大部分的水分和电解质吸收形成粪团,最后输送至乙状结肠及直肠,通过一系列的排便活动将粪便排出体外。从形成粪团到产生便意和排便动作的各个环节,均可因神经系统活动异常、肠平滑肌病变及肛门括约肌功能异常或病变而发生便秘。

便秘发生机制中,常见的因素有:①摄入食物过少,特别是纤维素和水分摄入不足,致肠内的食糜和粪团的量不足以刺激肠道的正常蠕动;②各种原因引起的肠道内肌肉张力减低和蠕动减弱;③肠蠕动受阻,致肠内容物滞留而不能下排,如肠梗阻;④排便过程的神经及肌肉活动障碍,如排便反射减弱或消失、肛门括约肌痉挛、腹肌及膈肌收缩力减弱等。

三、临床表现

急性便秘患者多有腹痛、腹胀,甚至恶心、呕吐,多见于各种原因的肠梗阻。慢性便秘患者排出粪便坚硬如羊粪,排便时可有左腹部或下腹痉挛性疼痛与下坠感,常可在左下腹触及痉挛的乙状结肠。部分患者诉口苦、食欲减退、腹胀、下腹不适或有头晕、头痛、疲乏等神经功能症状,但一般不重。排便困难严重者可因痔加重及肛裂而有大便带血或便血,患者也可因此而紧张、焦虑。

四、护理评估要点

1.便秘情况　询问患者大便的性状、频度、排便量、排便是否费力,以确定是否便秘。询问便秘的起病与病程,持续或间歇发作,是否因精神紧张、工作压力诱发。并了解年龄、职业、生活习惯、食物是否含足量纤维素、有无偏食等。

2.病因诱因与相关病史　询问是否长期服用泻药,药物种类及疗程,是否有腹部、盆腔手术史。询问有无服用引起便秘的药物史,如吗啡、鸦片制剂、可待因、肠道吸收剂等。询问其他疾病情况,如代谢病、内分泌病、慢性铅中毒等。

3.伴随症状　伴呕吐、腹胀、肠绞痛等，可能为各种原因引起的肠梗阻。伴腹部包块者应注意结肠肿瘤、肠结核及 Crohn 病。便秘与腹泻交替者应注意肠结核、溃疡性结肠炎、肠易激综合征。伴生活环境改变、精神紧张出现便秘，多为功能性便秘。

4.身心反应　有无口苦、食欲减退、腹胀、下腹不适，有无头晕、头痛、疲乏，有无肛周疼痛、肛裂、痔等。有无因便秘引起的紧张、焦虑等。

5.处理情况　了解患者已做过的检查、治疗、护理措施及效果等。

五、相关护理诊断

1.便秘　与排便环境改变有关；与长期卧床有关；与肠梗阻有关等。

2.疼痛　与粪便过于干硬、排便困难有关。

3.组织完整性受损　与粪便过于干硬引起肛裂有关。

4.知识缺乏：缺乏保持定时排便与预防便秘的有关知识。

第十三节　黄　疸

黄疸(jaundice)是由于血清中胆红素升高，致使皮肤、黏膜和巩膜发黄的症状和体征。正常血清总胆红素为 1.7~17.1 μmol/L。胆红素在 17.1~34.2 μmol/L，临床不易察觉，称为隐性黄疸；超过 34.2 μmol/L 时，出现临床可见黄疸。

一、病因与发生机制

(一)溶血性黄疸

1.病因　凡能引起溶血的疾病都可产生溶血性黄疸。①先天性溶血性贫血，如海洋性贫血、遗传性球形红细胞增多症；②后天性获得性溶血性贫血，如自身免疫性溶血性贫血、新生儿溶血、不同血型输血后的溶血以及蚕豆病、伯氨喹、蛇毒、毒蕈、阵发性睡眠性血红蛋白尿等引起的溶血。

2.发生机制　一方面，由于大量红细胞的破坏，形成大量的非结合胆红素，超过肝细胞的摄取、结合与排泌能力。另一方面，由于溶血造成的贫血、缺氧和红细胞破坏产物的毒性作用，削弱了肝细胞对胆红素的代谢功能，使非结合胆红素在血中潴留，超过正常水平而出现黄疸(图 2.1.7)。

(二)肝细胞性黄疸

1.病因　各种使肝细胞严重损害的疾病均可导致黄疸发生，如病毒性肝炎、中毒性肝炎、药物性肝炎、肝硬化、肝癌、脂肪肝、钩端螺旋体病、败血症等。

2.发生机制　由于肝细胞的损伤致肝细胞对胆红素的摄取、结合功能降低，因而血中的非结合胆红素增加。而未受损的肝细胞仍能将部分非结合胆红素转变为结合胆红素。结合胆红素部分经毛细胆管从胆道排泄，另一部分则反流入血循环中，致血中结合胆红素亦增加而出现黄疸(图 2.1.8)。

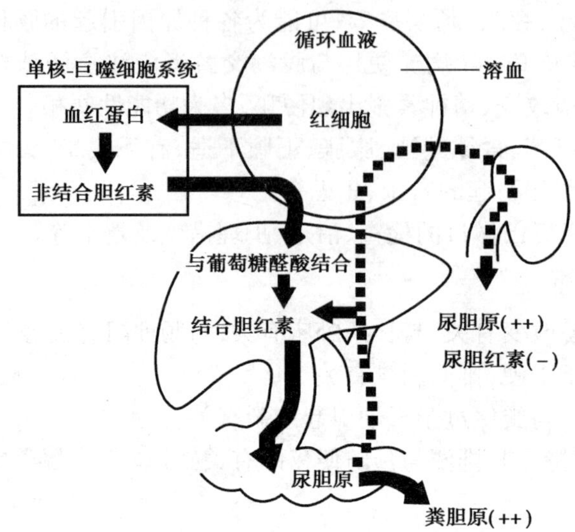

图 2.1.7 溶血性黄疸发生机制

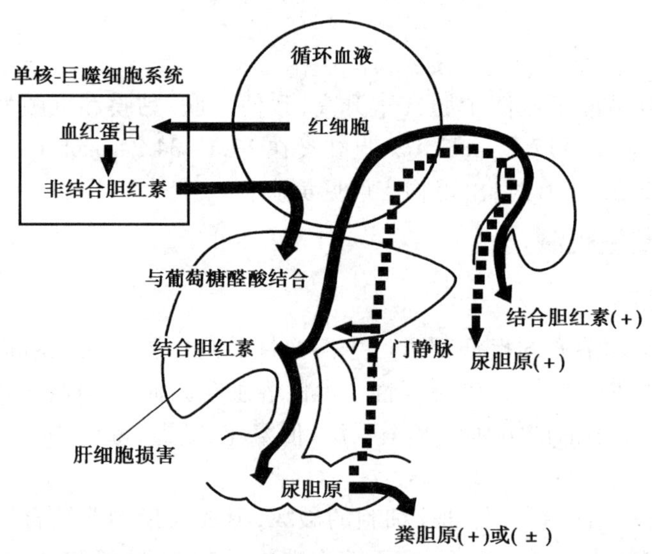

图 2.1.8 肝细胞性黄疸发生机制

(三)胆汁淤积性黄疸

1.病因　胆汁淤积可分为肝内性胆汁淤积和肝外性胆汁淤积。

(1)肝内性胆汁淤积:可分为肝内阻塞性胆汁淤积和肝内胆汁淤积。肝内阻塞性胆汁淤积见于肝内泥沙样结石、癌栓、寄生虫病等。肝内胆汁淤积见于毛细胆管型病毒性肝炎、药物性胆汁淤积、妊娠期黄疸等。

(2)肝外性胆汁淤积:见于胆总管狭窄、结石、炎症、蛔虫及肿瘤等。

2.发生机制　由于胆道阻塞,阻塞上方的压力升高,胆管扩张,最后导致小胆管与毛细胆管破裂,胆汁中的胆红素反流入血(图 2.1.9)。此外肝内胆汁淤积有些并非由机械因素引起，而是由于胆汁分泌功能障碍、毛细胆管的通透性增加，胆汁浓缩而流量减少，导致胆道内胆盐沉淀与胆栓形成。

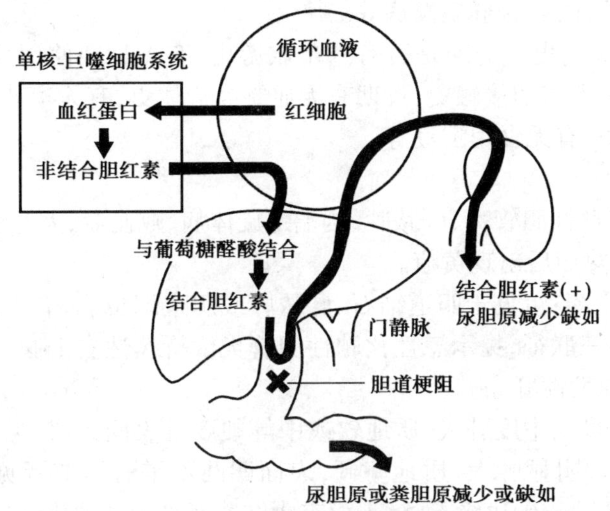

图 2.1.9　胆汁淤积性黄疸发生机制

此外，由于上述 3 种黄疸胆红素代谢障碍不同，因此实验室检查的结果各有不同（表 2.1.4），有助于 3 种黄疸的鉴别。

表 2.1.4　3 种黄疸的实验室检查结果

鉴别点 / 类型	血清胆红素			尿二胆	
	总胆红素	结合胆红素	非结合胆红素	尿胆红素	尿胆原
溶血性黄疸	增加	正常	明显增加	阴性	强阳性
肝细胞性黄疸	增加	中度增加	中度增加	阳性	阳性
胆汁淤积性黄疸	增加	明显增加	正常	强阳性	阴性

二、临床表现

1.溶血性黄疸　一般黄疸为轻度，呈浅柠檬色，不伴皮肤瘙痒，其他症状主要为原发病的表现。急性溶血时可有发热、寒战、头痛、呕吐、腰痛，并有不同程度的贫血和血红蛋白尿，严重者可有急性肾功能衰竭；慢性溶血多为先天性，除伴贫血外尚有脾肿大。

2.肝细胞性黄疸　黄疸呈浅黄至深金黄色，疲乏、食欲减退，严重者可有出血倾向。如由急性肝炎引起者，有发热、乏力、食欲减退、肝区痛、肝肿大、肝压痛等。慢性肝炎或肝硬化患者面色褐中微黄呈“肝病面容”，肝脏质地有不同程度的改变。

3.胆汁淤积性黄疸　黄疸呈暗黄、黄绿或绿褐色，这与胆红素氧化为胆绿素乃至胆氧氰绿有关。黄疸的轻重常与病变的轻重相一致。患者可出现皮肤瘙痒及心动过缓，尿色深，粪便颜色变浅或呈白陶土色。有原发疾病的其他表现。

三、护理评估要点

1.确定是否黄疸　注意与进食过多胡萝卜、橘子、南瓜所致的高胡萝卜素血症及长期服用呋喃类药物引起的皮肤发黄相区别。

2.黄疸特点 询问黄疸的起病急缓，黄疸的时间与波动情况，评估皮肤色泽深浅、尿粪颜色，是否伴有皮肤瘙痒，有否群集发病等。

3.病因诱因及相关病史 询问是否有外出旅游史，有无长期使用药物或接触某些化学毒物史，有无与肝炎患者密切接触史，近期有无血制品输注史，有无家族遗传史，有无长期酗酒史，有无肝胆疾病史，有无食用蚕豆等。

4.伴随症状

(1)伴发热：见于急性胆管炎、肝脓肿、钩端螺旋体病、败血症、大叶性肺炎。病毒性肝炎或急性溶血可先有发热而后出现黄疸。

(2)伴上腹剧烈疼痛：可见于胆道结石、肝脓肿或胆道蛔虫病；右上腹剧痛、寒战高热和黄疸为夏科(Charcot)三联征，提示急性化脓性胆管炎。持续性右上腹钝痛或胀痛可见于病毒性肝炎、肝脓肿或原发性肝癌。

(3)伴肝大：若轻度至中度肿大，质地软或中等硬度且表面光滑，见于病毒性肝炎、急性胆道感染或胆道阻塞。明显肿大，质地坚硬，表面凹凸不平有结节者见于原发或继发性肝癌。肝大不明显，而质地较硬边缘不整，表面有小结节者见于肝硬化。

(4)伴胆囊肿大：常见于胰头癌、壶腹癌、胆总管癌、胆总管结石等。

(5)伴脾肿大：见于病毒性肝炎、钩端螺旋体病、败血症、疟疾、肝硬化、各种原因引起的溶血性贫血及淋巴瘤等。

(6)伴腹水：见于重症肝炎、肝硬化失代偿期、肝癌等。

5.身心反应 有无因皮肤瘙痒所致的睡眠与休息形态的改变；有无因皮肤、巩膜发黄所致的自我概念形态的改变；有无因面对各种检查所致的压力及压力应对形态的改变。

6.处理情况 了解患者已做过的检查、治疗、护理措施及效果等。

四、相关护理诊断

1.舒适的改变：皮肤瘙痒 与胆红素排泄障碍、血中胆盐增高刺激皮肤有关。

2.有皮肤完整性受损的危险 与皮肤瘙痒有关。

3.自我形象的紊乱 与黄疸所致的形象改变有关。

4.焦虑 与病因不明有关；与创伤性检查有关。

5.潜在并发症：肝性昏迷，急性肾功能衰竭。

第十四节 抽搐与惊厥

抽搐(tic)与惊厥(convulsion)均属于不随意运动。抽搐是指全身或局部成群骨骼肌非自主的抽动或强烈收缩，常可引起关节运动和强直。当肌群收缩表现为强直性和阵挛性时，称为惊厥。惊厥表现的抽搐一般为全身性、对称性、伴有或不伴有意识丧失。惊厥的概念与癫痫有相同点也有不相同点。癫痫大发作与惊厥的概念相同，而癫痫小发作则不应称为惊厥。

一、病因

(一)脑部疾病

1.感染　如脑炎、脑膜炎、脑脓肿、脑结核瘤、脑灰质炎等。

2.外伤　如产伤、颅脑外伤等。

3.肿瘤　包括原发性肿瘤、脑转移瘤。

4.血管疾病　如脑出血、蛛网膜下腔出血、高血压脑病、脑栓塞、脑血栓形成、脑缺氧等。

5.寄生虫病　如脑型疟疾、脑血吸虫病、脑包虫病、脑囊虫病等。

6.其他　先天性脑发育障碍;原因未明的大脑变性,如结节性硬化、播散性硬化、核黄疸等。

(二)全身性疾病

1.感染　如急性胃肠炎、中毒型菌痢、败血症、中耳炎、百日咳、狂犬病、破伤风等。小儿高热惊厥主要由急性感染所致。

2.中毒　内源性中毒,如尿毒症、肝性脑病;外源性中毒,如酒精、苯、铅、砷、汞、氯喹、阿托品、樟脑、白果、有机磷杀虫药等中毒。

3.心血管疾病　如高血压脑病或阿斯综合征等。

4.代谢障碍　如低血糖、低血钙、低镁血症、急性间歇性血卟啉病、子痫、维生素 B_6 缺乏等。其中低血钙可表现为典型的手足搐搦症。

5.风湿病　如系统性红斑狼疮、脑血管炎等。

6.其他　如突然撤停安眠药、抗癫痫药,还可见于热射病、溺水、窒息、触电等。

(三)神经症

神经症如癔症性抽搐和惊厥。

二、发生机制

抽搐与惊厥的发生机制尚未完全明了,认为可能是由于运动神经元的异常放电所致。这种病理性放电主要是神经元膜电位的不稳定引起,并与多种因素相关,可由代谢、营养、脑皮质肿物或瘢痕等激发,与遗传、免疫、内分泌、微量元素、精神因素等有关。

三、临床表现

由于病因不同,抽搐和惊厥的临床表现形式也不一样,通常可分为全身性和局限性两种。

1.全身性抽搐　以全身骨骼肌痉挛为主要表现,典型者为癫痫大发作(惊厥),表现为患者突然意识模糊或丧失,全身强直、呼吸暂停,继而四肢发生阵挛性抽搐,呼吸不规则,尿便失控、发绀,发作约 30 s 自行停止,也可反复发作或呈持续状态。发作时可有瞳孔散大,对光反射消失或迟钝、病理反射阳性等。发作停止后不久意识恢复。如为肌阵挛性,一般只是意识障碍。由破伤风引起者为持续性强直性痉挛,伴肌肉剧烈的疼痛。

2.局限性抽搐　以身体某一局部连续性肌肉收缩为主要表现,大多见于口角、眼睑、手足等。而手足搐搦症则表现间歇性双侧强直性肌痉挛,以上肢手部最典型,呈“助产士手”表现;足痉挛表现为踝关节伸直、足趾下屈,足跖呈弓形,呈“芭蕾舞足”。

四、护理评估要点

1.抽搐与惊厥的特点　询问发生年龄、病程，发作的诱因、频率、持续时间、间隔时间，是否孕妇，部位是全身性还是局限性，性质呈持续强直性还是间歇阵挛性，发作时的意识状态，有无大小便失禁、舌咬伤、肌痛等。

2.病因诱因与相关病史　有无脑部疾病、全身性疾病、癔症、毒物接触、外伤等病史及相关症状；有无精神刺激、高热等诱因；小儿应询问分娩史、生长发育史。

3.伴随症状

(1)伴发热：多见于小儿急性感染，也可见于胃肠功能紊乱、重度脱水等。但须注意，惊厥也可引起发热。

(2)伴血压增高：可见于高血压病、肾炎、子痫、铅中毒等。

(3)伴脑膜刺激征：可见于脑膜炎、脑膜脑炎、假性脑膜炎、蛛网膜下腔出血等。

(4)伴瞳孔扩大与舌咬伤：可见于癫痫大发作。

(5)惊厥发作前有剧烈头痛：可见于高血压、急性感染、蛛网膜下腔出血、颅脑外伤、颅内占位性病变等。

(6)伴意识丧失：见于癫痫大发作、重症颅脑疾病等。

4.身心反应　注意有无跌伤、舌咬伤、窒息等意外发生，有无大小便失禁，发作后有无全身乏力、肌肉酸痛等不适，有无紧张、焦虑等心理反应及程度。

5.处理情况　了解已做过的检查、治疗、护理措施及效果等。

五、相关护理诊断

1.有受伤的危险　与抽搐、惊厥发作时的意识障碍有关。

2.有窒息的危险　与惊厥发作所致的误吸或舌后坠阻塞气道有关。

3.排便失禁　与抽搐、惊厥发作时的意识障碍有关。

4.排尿障碍　与抽搐、惊厥发作时的意识障碍有关。

5.照顾者角色紧张　与无能力处理突发的抽搐、惊厥有关。

6.恐惧　与担心疾病预后有关。

第十五节　意识障碍

意识是指人对周围环境及对自身状态的识别和觉察能力。意识的内容包括定向力、感知力、注意力、思维、情感等。正常人意识清晰，反应灵敏，思维和情感活动正常，语言流畅准确，词能达意。意识障碍(disturhance of consciousness)是指人对周围环境及自身状态的识别和觉察能力出现障碍。多由于高级神经中枢功能活动(意识、感觉和运动)受损所引起，可表现为嗜睡、意识模糊、昏睡和昏迷。

一、病因

1.重症急性感染　如败血症、肺炎、中毒型菌痢、伤寒、斑疹伤寒、恙虫病和颅脑感染(脑炎、脑膜脑炎、脑型疟疾)等。

2.颅脑非感染性疾病　①脑血管疾病:如脑缺血、脑出血、蛛网膜下腔出血、脑栓塞、脑血栓形成、高血压脑病等;②脑占位性疾病:如脑肿瘤、脑脓肿;③颅脑损伤:如脑震荡、脑挫裂伤、外伤性颅内血肿、颅骨骨折等;④癫痫。

3.内分泌与代谢障碍　如尿毒症、肝性脑病、肺性脑病、甲状腺危象、甲状腺功能减退、糖尿病性昏迷、低血糖、妊娠中毒症等。

4.水、电解质平衡紊乱　如低钠血症、低氯性碱中毒、高氯性酸中毒等。

5.外源性中毒　如安眠药、有机磷杀虫药、氰化物、一氧化碳、酒精和吗啡等中毒。

6.物理性及缺氧性损害　如高温中暑、日射病、触电、高山病等。

二、发生机制

由于脑缺血、缺氧、葡萄糖供给不足、酶代谢异常等因素可引起脑细胞代谢紊乱,从而导致网状结构功能损害和脑活动功能减退,均可产生意识障碍。意识有两个组成部分,即意识内容及其“开关”系统。意识内容即大脑皮质功能活动,包括记忆、思维、定向力和情感,还有通过视、听、语言和复杂运动等与外界保持紧密联系的能力。意识状态的正常取决于大脑半球功能的完整性,急性广泛性大脑半球损害或半球向下移位压迫丘脑或中脑时,则可引起不同程度的意识障碍。意识“开关”系统包括经典的感觉传导径路(特异性上行投射系统)及脑干网状结构(非特异性上行投射系统)。意识“开关”系统可激活大脑皮质并使之维持一定水平的兴奋性,使机体处于觉醒状态,从而在此基础上产生意识内容。“开关”系统不同部位与不同程度的损害,可发生不同程度的意识障碍。

三、临床表现

根据意识障碍的程度不同,其临床表现也不相同。

1.嗜睡　是最轻的意识障碍,是一种病理性倦睡,患者陷入持续的睡眠状态,可被唤醒,并能正确回答和作出各种反应,但当刺激去除后很快又再入睡。

2.意识模糊　是意识水平轻度下降,较嗜睡为深的一种意识障碍。患者能保持简单的精神活动,但对时间、地点、人物的定向能力发生障碍。

3.昏睡　是接近于人事不省的意识状态。患者处于熟睡状态,不易唤醒。虽在强烈刺激下(如压迫眶上神经,摇动患者身体等)可被唤醒,但很快又再入睡。醒时答话含糊或答非所问。

4.昏迷　是严重的意识障碍,表现为意识持续的中断或完全丧失。按其程度可分为3个阶段。

(1)轻度昏迷:意识大部分丧失,无自主运动,对声、光刺激无反应,对疼痛刺激尚可出现痛苦的表情或肢体退缩等防御反应。角膜反射、瞳孔对光反射、眼球运动、吞咽反射等可存在。生命征无明显改变。

(2)中度昏迷:对周围事物及各种刺激均无反应,对于剧烈刺激可出现防御反射。角膜反射减弱,瞳孔对光反射迟钝,眼球无转动。生命征轻度异常。

(3)深度昏迷:全身肌肉松弛,对各种刺激全无反应。深、浅反射均消失。生命体征明显异常。

5.谵妄　是一种以兴奋性增高为主的高级神经中枢急性活动失调状态。临床上表现为意识模糊、定向力丧失、感觉错乱(幻觉、错觉)、躁动不安、言语杂乱。谵妄可发生于急性感染的发热期间,也可见于某些中毒(如颠茄类药物中毒、急性酒精中毒)、代谢障碍(如肝性脑病)、循环障碍或中枢神经疾患等。由于病因不同,有些患者可以康复,有些患者可发展为昏迷状态。

四、护理评估要点

1.病因诱因与相关病史　询问有无急性感染、高血压、糖尿病、肝肾疾病、心脑血管疾病、癫痫、颅脑外伤、肿瘤等病史,有无服毒、服药及毒物接触史,有无过量饮酒等。

2.确定意识障碍的程度

(1)临床评定:主要给予言语和各种刺激,如呼唤患者姓名、摇晃其肩臂、压迫眶上神经、针刺皮肤、与之对话和嘱其执行有目的的动作等,根据患者的语言反应、对答是否切题、肢体活动、对疼痛刺激的反应、瞳孔大小、生理反射是否存在等,可判断有无意识障碍及程度。

(2)Glasgow 昏迷量表评定:应用 Glasgow 昏迷量表对意识障碍的程度进行评估。格拉斯哥昏迷评分表包括睁眼反应、语言反应和运动反应三方面的结果分值相加,分值越低说明意识障碍越重,见表 2.1.5。

表 2.1.5　格拉斯哥昏迷评分表

评分项目	动作程度	得分
睁眼反应	自发地睁眼	4
	呼唤后睁眼	3
	刺痛后睁眼	2
	无反应	1
语言反应	回答正确	5
	回答错乱	4
	词语不清	3
	只能发音	2
	无反应	1
运动反应	按吩咐动作	6
	刺痛时定位	5
	刺痛时躲避	4
	刺痛时肢体屈曲	3
	刺痛时肢体过伸	2
	无反应	1

Glasgow 昏迷评分法:总分为 15 分,最低分为 3 分,分值越低说明意识障碍越重。8~13 分为意识障碍,总分≤7 分为昏迷,3 分为深昏迷。

3.伴随症状　先发热后有意识障碍,可见于重症感染性疾病;先有意识障碍然后有发热,见于脑出血、蛛网膜下腔出血、巴比妥类药物中毒等。伴呼吸缓慢是呼吸中枢受抑制的表现,可见于吗啡、巴比妥类、有机磷杀虫药等中毒、银环蛇咬伤等。伴瞳孔散大可见于颠茄类、酒精、氰化物等中毒以及癫痫、低血糖状态等。伴瞳孔缩小可见于吗啡类、巴比妥类、有机磷杀虫药等中毒。伴心动过缓见于颅内高压症、房室传导阻滞以及吗啡类、毒蕈等中毒。伴高血压可见于高血压脑病、脑血管意外、肾炎尿毒症等。伴低血压可见于各种原因的休克。伴皮肤黏膜出血点、淤斑和紫癜等可见于严重感染和出血性疾病;口唇呈樱红色提示一氧化碳中毒。伴脑膜刺激征见于脑膜炎、蛛网膜下腔出血等。

4.身心反应　观察生命征与瞳孔有无变化,评估营养状态,有无排便、排尿障碍,有无水电解质紊乱,有无口腔炎、结膜炎、角膜炎、压疮,有无肌肉萎缩、关节僵硬、肢体畸形及活动障碍,亲属是否有能力照顾患者等。

5.处理情况　了解患者已做过的检查、治疗、护理措施及效果等。

五、相关护理诊断

1.意识障碍　与脑出血有关;与全身严重感染有关;与药物中毒有关。

2.清理呼吸道无效　与意识障碍所致咳嗽反射减弱或消失有关。

3.营养失调:低于机体需要量　与意识障碍不能正常进食有关。

4.尿失禁　与意识障碍所致的排尿失控有关。

5.口腔黏膜改变　与自理能力丧失及唾液分泌减少有关。

6.有误吸的危险　与意识障碍所致咳嗽、吞咽反射减弱或消失有关。

7.有外伤的危险　与意识障碍所致躁动不安有关。

8.有感染的危险　与意识障碍所致咳嗽、吞咽反射减弱或消失有关;与留置尿管有关。

9.有废用综合征的危险　与意识障碍所致的自主运动丧失有关。

10.有皮肤完整性受损的危险　与意识障碍、长期卧床、排泄物刺激有关。

复习思考题

一、选择题

1.引起发热最常见的病因是(　　)。

A.感染　　B.皮肤散热减少　　C.体温调节中枢功能失常

D.心脏、肺、脾等内脏梗死　　E.组织坏死与细胞破坏

2.下列哪项是错误的?(　　)

A.稽留热是指体温维持在 39~40 ℃或以上水平,达数天或数周,24 h 内体温波动不超过 1 ℃

B.稽留热是指体温常在 39 ℃以上,波动幅度大,24 h 内波动超过 2 ℃,且都在正常水平以上

C.间歇热是指体温升高达高峰后持续数小时,又迅速降至正常水平,无热期(间歇期)可持续 1 天至数天,如此高热期与无热期反复交替出现

D.波状热是指体温逐渐上升达 39 ℃或以上,数天后又逐渐下降至正常水平,持续数天后又逐渐升高,如此反复多次

E.不规则热是指发热体温曲线无一定规律性

3.下列哪项是内源性致热源?( )

A.细菌或细菌毒素　B.坏死组织　C.多糖体

D.白细胞介素-1　E.抗原抗体复合物

4.临床上弛张热的常见病因不包括( )。

A.败血症　B.风湿热　C.伤寒

D.干酪性肺炎　E.重症肺结核

5.波状热常见于( )。

A.支气管肺炎　B.伤寒　C.霍奇金病

D.水痘　E.布氏杆菌病

6.正常人的体温调节中枢位于( )。

A.大脑皮质　B.小脑　C.间脑

D.下丘脑　E.脑干

7.中度发热的口腔温度是( )。

A.36~37.2 ℃　B.37.3~38 ℃　C.38.1~39 ℃

D.39.1~41 ℃　E.41 ℃以上

8.关于体温的叙述不正确的是( )。

A.体温正常值有个体差异　B.口腔温度比肛温高　C.剧烈运动体温稍高

D.女性排卵期体温稍高　E.腋温正常范围为 36~37 ℃

9.下列哪项是颅脑病变引起的头痛?( )

A.颅底凹入症　B.颅骨肿瘤　C.颈椎病

D.三叉神经痛　E.脑肿瘤

10.下列哪项是全身性疾病引起的头痛?( )

A.三叉神经痛　B.偏头痛　C.贫血

D.脑供血不足　E.脑外伤后遗症

11.下列哪项是颅外病变引起的头痛?( )

A.脑震荡　B.蛛网膜下腔出血　C.脑栓塞

D.颅骨肿瘤　E.脑膜炎

12.下列哪项是胸壁疾病引起的胸痛?( )

A.肺癌　B.肋间神经炎　C.自发性气胸

D.胸膜肿瘤　E.胸膜炎

13.下列哪项不属于疼痛的性质?( )

A.刺痛　B.刀割样痛　C.烧灼痛

D.绞痛　E.牵涉痛

14.下列哪项不是胸壁病变引起的胸痛?( )

A.胸膜肿瘤　B.肋间神经炎　C.肋骨骨折

D.非化脓性软骨炎　　E.带状疱疹

15.阑尾炎的疼痛特点是(　　)。

A.上腹痛　　B.下腹痛　　C.左下腹痛

D.右下腹痛　　E.转移性右下腹痛

16.消化性溃疡的疼痛特点是(　　)。

A.上腹痛　　B.剑下痛　　C.脐周痛

D.上腹部节律性、周期性痛　　E.下腹痛

17.腹痛伴里急后重可见于(　　)。

A.肠结核　　B.急性细菌性痢疾　　C.伤寒

D.副伤寒　　E.结肠癌

18.右上腹痛并肝脏进行性增大可见于(　　)。

A.肝硬化　　B.肝囊肿　　C.肝淤血

D.肝癌　　E.血吸虫肝

19.左中上腹进行性疼痛伴黄疸可见于(　　)。

A.胃溃疡　　B.慢性胃炎　　C.胆囊炎

D.胰腺炎　　E.十二指肠溃疡

20.若患者咳大量粉红色泡沫痰,常提示(　　)。

A.轻症急性支气管炎　　B.肺炎球菌肺炎　　C.阿米巴肺脓肿

D.急性肺水肿　　E.支气管扩张

21.咳嗽、咳痰最常见的病因是(　　)。

A.呼吸道疾病　　B.胸膜疾病　　C.心血管疾病

D.中枢神经因素　　E.全身性疾病

22.下列哪种疾病咳脓臭痰?(　　)

A.急性肺水肿　　B.支气管扩张　　C.阿米巴肺脓肿

D.急性支气管炎　　E.肺炎球菌肺炎

23.痰液呈恶臭味提示感染细菌为(　　)。

A.厌氧菌　　B.大肠杆菌　　C.链球菌

D.肺炎球菌　　E.葡萄球菌

24.咳嗽与咳痰中,下列哪项是错误的?(　　)

A.咳嗽是一种保护性反射动作　　B.咳嗽亦属一种病理现象

C.咳嗽反射中枢在延髓　　D.咳痰是一种病态现象

E.胸膜疾病或心血管疾病不会出现咳嗽

25.我国最常见的咯血病因是(　　)。

A.流行性出血热　　B.肺结核　　C.肺炎

D.支气管结核　　E.支气管扩张

26.下列哪项是正确的?(　　)

A.每日咯血<150 mL 为小量咯血

B.咯血前患者常有恶心、呕吐

C.一次咯血量>300 mL 为大咯血
D.咯出的血液常呈酸性
E.咯血患者宜健侧卧位,以利血液排除
27.急性左心衰肺水肿患者咯血的特点是(　　)。
A.铁锈色痰　　B.暗红色痰　　C.鲜红色痰
D.粉红色泡沫样痰　　E.砖红色胶冻状痰
28.大咯血致死的重要原因是(　　)。
A.休克　　B.窒息　　C.感染
D.高热　　E.昏迷
29.出现三凹征的呼吸困难类型是(　　)。
A.吸气性呼吸困难　　B.呼气性呼吸困难　　C.血源性呼吸困难
D.心源性呼吸困难　　E.中毒性呼吸困难
30.心源性呼吸困难最常见的病因是(　　)。
A.肺心病　　B.肺动脉高压　　C.左心衰竭
D.右心衰竭　　E.全心衰竭
31.呼气性呼吸困难常见于(　　)。
A.慢性支气管炎　　B.喉头水肿　　C.支气管哮喘
D.气管异物　　E.左心衰
32.吸气性呼吸困难的典型症状是(　　)。
A.呼吸幅度加大　　B.三凹征　　C.呼吸节律不齐
D.呼吸频率加快　　E.呼吸变浅
33.引起呼气性呼吸困难的是(　　)。
A.喉部水肿　　B.气管肿瘤　　C.白喉
D.气管异物　　E.阻塞性肺气肿
34.对发绀的描述,下列哪项是错误的?(　　)
A.重度贫血,有时难发现发绀
B.发绀是由于血液中脱氧血红蛋白绝对含量增多所致
C.发绀是由于血液中存在异常血红蛋白衍生物所致
D.某些药物或化学物质中毒可引起发绀
E.某些药物或化学物质中毒时可引起发绀,经氧疗青紫可改善
35.对于发绀的描述,下列哪项是错误的?(　　)
A.发绀是指血中脱氧血红蛋白增多
B.广义的发绀还包括高铁血红蛋白血症和硫化血红蛋白血症
C.中心性发绀可分为肺性发绀和心性发绀
D.周围性发绀可分为淤血性和缺血性周围性发绀
E.真性红细胞增多症所致发绀不属于周围性发绀
36.皮肤黏膜出现发绀时,毛细血管内脱氧血红蛋白绝对含量通常超过(　　)g/L。
A.100　　B.75　　C.50

D.45　　E.30

37.中心性发绀见于(　　)。

A.右心衰竭　　B.法乐四联症　　C.休克

D.缩窄性心包炎　　E.大量胸腔积液

38.严重缺氧而不出现发绀的是(　　)。

A.肺结核　　B.自发性气胸　　C.重症肺炎

D.严重贫血　　E.大量胸腔积液

39.周围性发绀见于(　　)。

A.阻塞性肺气肿　　B.气胸　　C.肺水肿

D.肺炎　　E.严重休克

40.关于心悸下列正确的是(　　)。

A.心脏病患者一定有心悸　　B.有心悸一定有心脏病

C.心悸可以是低血糖的突出表现　D.心悸伴有头痛、出汗考虑感染性疾病

E.甲状腺机能低下比甲状腺机能亢进更常出现心悸

41.心悸伴晕厥或抽搐最常见于(　　)。

A.一度房室传导阻滞　　B.心室颤动或病态窦房结综合征

C.甲状腺功能亢进　　D.心脏神经症　　E.阵发性室上性心动过速

42.肾源性水肿常先出现于(　　)。

A.下肢　　B.全身　　C.眼睑

D.胸腔　　E.腹腔

43.心源性水肿常先出现于(　　)。

A.人体的最低部位　　B.眼睑　　C.全身

D.胸腔　　E.腹腔

44.水肿的发生机制不包括(　　)。

A.钠水潴留　　B.毛细血管滤过压升高　　C.毛细血管通透性增高

D.血浆胶体渗透压增高　　E.淋巴液或静脉回流受阻

45.全身水肿下列哪项疾病不予考虑?(　　)

A.肺心病心衰　　B.晚期肝硬化　　C.尿毒症

D.肾病综合征　　E.丝虫病

46.一患者重度水肿伴有颈静脉怒张,二尖瓣区 3/6 级收缩期杂音,肝区触痛明显,双下肢肿胀发亮。化验:肝功能异常,血清蛋白下降,尿蛋白阳性。该患者下列哪项诊断不予考虑?(　　)

A.肾源性水肿　　B.肝源性水肿　　C.心源性水肿

D.下腔静脉阻塞　　E.营养不良性水肿

47.呕吐大量隔夜宿食可见于(　　)。

A.急性胃炎　　B.慢性胃炎　　C.消化性溃疡

D.急性肝炎　　E.幽门梗阻

48.呕吐物含多量胆汁提示梗阻平面在(　　)。

A.幽门以上　B.十二指肠乳头以上　C.十二指肠乳头以下
D.贲门以上　E.幽门以下

49.呕吐伴眩晕、眼球震颤可见于(　　)。
A.脑震荡　B.脑溢血　C.脑梗塞
D.前庭器官疾病　E.眼病

50.呕吐伴上腹节律性、周期性疼痛可见于(　　)。
A.急性胃炎　B.慢性胃炎　C.消化性溃疡
D.胃癌　E.胃泌素瘤

51.呕吐物多且有粪臭味者多见于(　　)。
A.幽门梗阻　B.十二指肠淤积症　C.小肠梗阻
D.胃潴留　E.胃癌

52.关于呕血,下列哪项不正确?(　　)
A.病因最多见于消化性溃疡　B.出血方式为呕出　C.酸碱反应为碱性
D.血中混有食物残渣、胃液　E.出血前有上腹部不适、恶心、呕吐

53.呕血最常见的疾病是(　　)。
A.消化性溃疡　B.食管静脉曲张破裂出血　C.胃癌
D.急性胃黏膜病变　E.急性出血性胃炎

54.呕血是指(　　)。
A.屈氏韧带以上的消化器官出血
B.幽门以上的器官出血
C.十二指肠以上的消化器官出血
D.小肠以上的消化器官出血
E.结肠以上的消化器官出血

55.下面对呕血颜色的描述中,正确的是(　　)。
A.出血量大时咖啡色　B.出血速度快时咖啡色
C.出血量大、出血速度快时鲜红　D.出血量小时鲜红
E.出血速度慢时鲜红

56.下列哪些不是引起便血的小肠疾病?(　　)
A.小肠血管畸形　B.肠套叠　C.空肠溃疡
D.回肠溃疡　E.阿米巴痢疾

57.黏液脓血便伴里急后重可见于(　　)。
A.消化性溃疡　B.急性细菌性痢疾　C.肠结核
D.小肠血管畸形　E.结肠癌

58.黑便并蜘蛛痣和肝掌可见于(　　)。
A.直肠癌　B.胃癌　C.溃疡性结肠炎
D.肝硬化门脉高压　E.胆管癌

59.慢性腹泻的病程为(　　)。
A.2 周以上　B.1 月以上　C.2 月以上

D.3 月以上　　E.6 月以上

60.腹泻伴里急后重见于(　　)。

A.肠结核　　B.霍乱　　C.细菌性痢疾

D.急性胃肠炎　　E.急性阑尾炎

61.有关腹泻的叙述,不正确的是(　　)。

A.变态反应可引起腹泻

B.腹泻的某些发病因素互为因果

C.病程超过 2 个月者属于慢性腹泻

E.渗出性腹泻黏膜组织学正常

D.分泌性腹泻是由于胃肠黏膜分泌过多的液体所致

62.黏液脓血便伴里急后重可见于下述哪项?(　　)

A.肠结核　　B.直肠息肉　　C.急性细菌性痢疾

D.阿米巴痢疾　　E.伤寒

63.下列哪种疾病所致腹泻可伴重度脱水?(　　)

A.霍乱　　B.溃疡性结肠炎　　C.肠结核

D.慢性细菌性痢疾　　E.吸收不良综合征

64.腹泻伴皮疹或皮下出血可见于(　　)。

A.Crohn 病　　B.败血症　　C.霍乱

D.溃疡性结肠炎　　E.细菌性痢疾

65.下列哪项提示阿米巴痢疾?(　　)

A.柏油样便　　B.暗红色果酱样粪便　　C.黏液脓血便

D.洗肉水样粪便　　E.黏液便,无病理成分

66.哪种疾病所致的腹泻不属于渗出性腹泻?(　　)

A.肠结核　　B.Crohn 病　　C.胃泌素瘤

D.细菌性痢疾　　E.溃疡性结肠炎

67.便秘是指一周内排便次数少于(　　)次。

A.1　　B.2　　C.3

D.4　　E.5

68.便秘与腹泻交替最常见于(　　)。

A.肠结核　　B.血吸虫病　　C.慢性细菌性痢疾

D.溃疡性结肠炎　　E.肠易激综合征

69.下列哪项是功能性便秘的原因?(　　)

A.肠粘连　　B.Crohn 病　　C.肠易激综合征

D.肠梗阻　　E.铅中毒

70.下列哪项是器质性便秘的原因?(　　)

A.进食量少和食物缺乏纤维素　　B.肠易激综合征　　C.结肠冗长

D.腹肌及盆腔肌张力不足　　E.应用吗啡引起便秘

71.旁路胆红素不包括(　　)。

A.过氧化物酶 B.细胞色素氧化酶 C.幼稚红细胞
D.肌红蛋白 E.衰老红细胞

72.引起黄疸的疾病中,下列哪项不是后天获得性溶血性黄疸?( )
A.自身免疫性溶血性贫血 B.海洋性贫血 C.伯氨喹啉引起的溶血
D.新生儿溶血 E.蛇毒引起的贫血

73.下列哪项不属于胆汁淤积性黄疸?( )
A.肝内胆管结石 B.肝硬化 C.毛细胆管型病毒性肝炎
D.长期服用甲基睾丸酮所致黄疸 E.妊娠复发性黄疸

74.下列哪种疾病可引起肝细胞性黄疸?( )
A.蚕豆病 B.胆总管结石 C.原发性胆汁性肝硬化
D.毛细胆管型肝炎 E.中毒性肝炎

75.全身黄疸,粪便呈白陶土色,可见于( )。
A.胰头癌 B.溶血性贫血 C.钩端螺旋体病
D.肝硬化 E.重症肝炎

76.血总胆红素与非结合胆红素增高,结合胆红素不高,粪便颜色加深,提示( )。
A.溶血性黄疸 B.肝细胞性黄疸 C.胆汁淤积性黄疸
D.Roter 综合征 E.核黄疸

77.下述哪种药物易出现溶血性黄疸?( )
A.氯丙嗪 B.卡铂 C.伯氨喹啉
D.甲基睾丸酮 E.甲基硫氧嘧啶

78.下列哪项有助于鉴别肝细胞性黄疸和胆汁淤积性黄疸?( )
A.尿胆原测定 B.有无血红蛋白尿 C.血中结合胆红素增高
D.皮肤黏膜颜色 E.尿胆红素阳性

79.Charcot 三联征常常提示( )。
A.肝脓肿 B.胆道蛔虫病 C.急性化脓性胆管炎
D.原发性肝癌 E.钩端螺旋体病

80.惊厥伴脑膜刺激征可见于下列疾病,排除( )。
A.脑膜炎 B.脑膜脑炎 C.假性脑膜炎
D.肝性脑病 E.蛛网膜下腔出血

81.关于抽搐的概念,下列叙述错误的是( )。
A.抽搐是指四肢、躯干及颜面骨骼肌非自主强直与阵挛性抽搐,并引起关节运动
B.抽搐表现为全身性、对称性、伴有或不伴有意识丧失
C.癫痫大发作与惊厥的概念相同
D.癫痫小发作也称惊厥
E.惊厥的发生机制,可能是大脑运动神经元的异常放电所致

82.下列引起意识障碍的疾病,哪项属于颅内感染?( )
A.高血压脑病 B.脑梗塞 C.脑血栓形成
D.脑型疟疾 E.癫痫

83.意识障碍伴瞳孔散大可见于(　　)。
A.颠茄类中毒　B.吗啡类中毒　C.巴比妥类中毒
D.有机磷杀虫药中毒　E.毒蕈类中毒

84.意识障碍伴瞳孔缩小可见于(　　)。
A.颠茄类中毒　B.有机磷杀虫药中毒　C.酒精中毒
D.氰化物中毒　E.癫痫

85.浅昏迷与深昏迷最有价值的鉴别是(　　)。
A.各种刺激无反应　B.不能唤醒　C.无自主运动
D.深浅反射均消失　E.大小便失禁

二、简答题

1.发热的病因有哪些？如何进行发热的临床分度？
2.简述咯血与呕血的鉴别要点。
3.简述肺源性呼吸困难的分类及特点。
4.简述左心衰竭呼吸困难的发生机制及临床特点。
5.中心性发绀与周围性发绀有何区别？
6.如何鉴别心源性水肿与肾源性水肿？
7.简述黄疸的病因分类及护理评估要点。
8.何谓意识障碍？意识障碍分哪几种？

（岳新荣）

第二章　交　谈

学习目标

- 了解交谈的重要性。
- 掌握健康史的内容。
- 熟悉交谈的方式与交谈前的准备。
- 掌握交谈的原则与技巧。

知识点

- 交谈的重要性；健康史的内容；交谈的方式；交谈前的准备；交谈的原则与技巧；交谈的注意事项。

案例导入

患者，女，46岁，间断咳嗽、咳痰20天。

请思考：如何与患者交谈？请收集患者的健康史。

交谈（interview）是健康史采集的主要方法，是发生在评估者和被评估者之间的、复杂的、目标明确的、正式的和有序的谈话过程，是获取主观资料最重要的途径。成功的交谈是确保健康史完整、准确的关键，是每位护士必须掌握的基本功。通过交谈，能够获得可靠、全面的健康史；有助于沟通感情，建立良好的护患关系；能及时向被评估者反馈有关病情、检查、治疗、康复等方面的信息；也能为被评估者提供心理支持。

第一节　健康史的内容

健康史是被评估者提供的主观资料。完整健康史的内容包括一般资料、主诉、现病史、既往健康史、个人史、月经史、婚育史、家族史和系统回顾等。

一、一般资料

一般资料包括姓名、性别、年龄、民族、籍贯、婚姻状况、文化程度、职业以及医疗费支付形式等。许多健康问题的发生与性别、年龄、婚姻状况及职业等有关。不同的民族往往有不同的饮食、生活习惯和宗教信仰。文化程度及职业等可帮助我们理解和预测被评估者对其健康状况变化的反应,选择适宜的健康教育方式等。不同的医疗费支付形式意味着被评估者医疗费用负担不同,在选择治疗及护理措施时应考虑其经济承受能力。

除上述内容以外,一般资料还应包括入院时间、入院方式、病史记录时间、健康史叙述人及可靠程度、入院诊断、主管医生及责任护士等,还有被评估者的通讯地址、电话、联系人及其联系方式等,以便与其家人联系及今后的随访。

二、主诉

主诉为被评估者感觉最主要、最明显的症状或体征及其性质和持续时间,或被评估者此次就诊的主要原因。主诉应简明扼要并高度概括,如"低热、咳嗽 3 周"。主诉在 1 个以上时,应按发生的先后顺序排列,如"反复发作性左上腹痛 3 年,柏油样便 1 天"。主诉应尽可能使用被评估者自己的语言,而不是诊断用语,如"患糖尿病 1 年",应记录为"多食、多饮、多尿 1 年"。若当前无症状或体征,诊断资料和入院目的十分明确时,也可用以下方式直接记录主诉:"体检发现高血压 2 周","慢性肾小球肾炎复发 5 天,要求住院治疗"。

三、现病史

现病史是记录被评估者目前所出现的健康问题的发生、发展和诊疗、护理的全过程,是健康史的主体部分。其主要内容如下:

1.起病情况与患病时间　包括起病时的环境、病因诱因、起病时间、发病急缓、起病至就诊或入院的时间等。不同疾病的起病和发作特点不同,如肺炎球菌肺炎起病急骤、肺结核缓慢起病。脑血栓形成多发生在夜间睡眠中,而脑出血多在活动、劳累、情绪激动的状态下发生。患病时间长短可分别按年、月、日、时、分记录,如先后出现多个症状则应按症状发生的时间先后顺序记录,如"低热、咳嗽 20 天,咯血 1 天","心慌气短 1 年,下肢水肿 5 天,发热 1 天"。

2.主要症状及其特点　包括主要症状出现的部位、性质、持续时间和发作频率、严重程度及有无使其加重或减轻的因素等。主要症状的特点常常为寻找病因提供重要依据,也是确定护理诊断和制订护理措施的重要依据。以疼痛为例,应询问疼痛的部位,是否放射,性质是钝痛、胀痛、刺痛或绞痛,疼痛的程度是否可以忍受,是持续性还是阵发性痛,发作与间歇的时间等。例如胆石症的疼痛常为右上腹发作性绞痛,右上肩可有牵扯痛,常于进食油腻食物后诱发。又如心绞痛,多为胸骨后窒息感或紧缩感或闷痛,向左肩及左臂放射,常在体力劳动或情绪激动时发作,休息后可以缓解。

3.伴随症状　指与主要症状同时或随后出现的其他症状。应详细询问各种伴随症状出现的时间、特征及其演变情况,并了解伴随症状与主要症状之间的关系。伴随症状可为确定病因提供重要线索,如咯血伴发热考虑肺结核、支气管肺癌等,咯血伴黄疸须注意肺梗塞、钩端螺旋体病等。根据伴随症状能提出相应的护理诊断。

4.健康问题的发展演变过程　包括病程中的主要症状的变化或新症状的出现。如肺气肿患者突然出现剧烈胸痛和呼吸困难应考虑自发性气胸的可能性较大。如冠心病心绞痛患者,近来发作疼痛加重、持续时间较长，含服硝酸甘油后缓解不明显时应考虑有心肌梗死可能。

5.所采取的处理措施及其效果　包括此次发病后曾在何处接受过哪些检查，结果如何？在何时、何处诊治过？曾用过什么药，其剂量、疗效如何？有无接受饮食、心理等治疗和护理，效果如何？例如心力衰竭的患者应仔细询问有无服用洋地黄类药物，服用的剂量、时间及疗效如何，重点扼要地加以记录。

6.健康问题对被评估者的影响　包括被评估者对自己目前健康状况的认识及其对生理、心理、社会各方面的影响。可通过询问被评估者如下问题获取这方面的资料："您所说的不适是否影响了您目前的工作？哪些事您过去能做而现在不能做了？您的家庭生活怎样？您的社会活动情况如何？作为家长、丈夫或妻子，您的角色有何改变？"等。

四、既往健康史

既往健康史是有关被评估者过去健康及患病的经历。收集既往健康史的目的是了解被评估者过去主要的健康问题、求治经验及对自身健康的态度。既往健康史包括以下内容：①被评估者对自己既往健康状况的综合评价；②与现病史有关的儿童或成人期所患疾病的情况，包括患病时间、诊断、治疗、护理及转归等；③预防接种史，包括预防接种类型及接种时间；④手术、外伤史，包括手术时间、名称、原因，外伤时间、原因、部位、程度、转归等；⑤过敏史，包括食物、药物、环境因素中已知过敏物质等过敏史；⑥居住和生活地区的主要传染病、地方病、流行病情况；⑦既往住院病史，包括住院原因、住院时间、治疗、护理与转归等。

五、个人史

1.社会经历　包括了解被评估者出生、喂养、生长发育等情况；出生地、居住地区和居留时间（尤其是疫源地和地方病流行区）、受教育程度、经济生活和业余爱好等。注意出生地及居住地区与某种传染病或地方病的关系。

2.职业及工作条件　包括劳动环境，工种，与工业毒物、化学药品、放射性物质的接触情况及时间。

3.习惯与嗜好　起居与卫生习惯、饮食的规律与质量。烟酒嗜好时间与摄入量，以及其他异嗜物和麻醉药品、毒品等。

4.有无冶游史　有无不洁性交史，是否患过淋病性尿道炎、尖锐湿疣、下疳等。

六、月经史

对青春期后的女性要询问月经史，包括初潮年龄、月经周期和月经期、经量、颜色、有无痛经、白带情况、末次月经时间或绝经年龄。记录格式如下：

$$\text{初潮年龄}\quad \frac{\text{行经期(天)}}{\text{月经周期(天)}}\quad \text{末次月经时间或绝经年龄}$$

例如：

$$13\quad \frac{4\sim6}{28\sim30}\quad 2012.5.19\text{(或 52 岁)}$$

七、婚育史

1.婚姻史　询问未婚或已婚，已婚者的结婚年龄、配偶健康状况、夫妻感情、性生活情况等。

2.生育史　包括妊娠及生育年龄、人工流产或自然流产次数，有无早产、死产、手术产、围产期感染及计划生育措施和避孕药的使用情况等。对男性也应询问是否患过影响生育的疾病。

八、家族史

主要了解被评估者家族成员的健康状况，包括祖父母、父母、兄弟姐妹、子女的健康状况，特别应注意询问家族中有无与被评估者患有同样疾病的成员、家族中有无遗传性疾病或具有遗传倾向的疾病，如血友病、肿瘤、精神病、糖尿病、高血压、心脏病等。对已死亡的直系亲属要问明死因与年龄。某些遗传性疾病还涉及父母双方亲属，也应了解。

九、系统回顾

系统回顾是通过询问被评估者各系统或各功能健康型态有关症状的有无及其特点，全面系统地评估被评估者以往已发生的健康问题及其与本次健康问题的关系。评估者可根据需要，按身体各系统或按 Marjory Gordon 的 11 种功能性健康型态系统进行询问，以确定各系统或功能性健康型态有否发生改变或存在改变的危险，这些改变与本次疾病之间的关系等，从而对被评估者的健康问题作出判断。

（一）按身体各系统进行回顾

1.一般健康状态　有无不适、疲乏无力、盗汗或发热，体重有无增加或减轻，睡眠情况如何等。

2.皮肤　有无皮肤颜色、温度或湿度的改变；有无皮疹、皮肤破溃、感染、水肿，指甲与毛发的分布、色泽情况等。

3.眼睛　有无眼结膜充血、发红；有无眼睛畏光、流泪、分泌物增多、疼痛或痒；有无白内障、青光眼，是否配戴眼镜等。

4.耳　有无眩晕、耳痛、耳内流脓、耳鸣、听力减退或耳聋，是否使用助听器。

5.鼻　有无嗅觉改变，有无鼻塞、流涕、出血或鼻过敏。

6.口腔　有无口腔黏膜干燥、溃疡，齿龈肿胀、溢脓或出血，有无龋齿、义齿，有无味觉改变等。

7.乳房　乳房及乳头外形，有无疼痛、异常分泌物、肿块及被评估者自我检查的情况。

8.呼吸系统　有无咳嗽、咳痰、咯血、喘息、胸痛或呼吸困难。注意咳嗽发生的时间、频率、性质、程度及其与气候变化或体位的关系；痰液的颜色、性状、量和气味；咯血的颜色和量；胸痛的部位、性质及与呼吸、咳嗽和体位的关系；呼吸困难发生的时间、性质和程度；有无可能引起喘鸣的因素，包括食物、药物等过敏原。既往有无呼吸系统疾病等。

9.循环系统　有无心悸、心前区疼痛、呼吸困难、昏厥及水肿。注意心悸发生的时间与诱因；心前区疼痛的部位、性质、程度、放射部位、持续时间、发作的诱因和缓解方式；呼吸困难的程度、有无夜间阵发性呼吸困难、与体力活动、体位的关系；是否伴有咳嗽、咯血或咯粉红色泡沫痰；水肿的部位，与尿量的关系；有无腹胀、肝痛，利尿剂使用的情况；昏厥发生前是否伴有心悸。既往有无高血压、风湿热等心血管疾病病史。

10.消化系统　有无恶心、呕吐、吞咽困难、腹痛、腹胀、腹泻、便秘、黄疸，注意上述症状发生的缓急及其演变，与食物种类、性质的关系，有无精神因素的影响。注意呕吐的方式、次数、发生的时间，呕吐物量、性状、颜色和气味；呕血，便血，黑粪的次数、量、颜色、性状；腹痛的部位、性质、程度，有无转移痛、放射痛或节律性疼痛；腹泻的次数、量、粪便性状，有无里急后重，是否伴有失水等。

11.泌尿系统　有无尿频、尿急、尿痛、排尿困难、尿潴留、尿失禁、腹痛或水肿。注意尿量、昼夜尿量之比、尿的颜色;腹痛的部位,有无放射痛。既往有无糖尿病、高血压等病史;有无长期使用对肾脏有损害的药物等。

12.血液系统　有无头晕,耳鸣,乏力,记忆力下降,淤点,淤斑,黄疸及肝、脾、淋巴结肿大;有无输血或输液反应史。

13.内分泌及代谢系统　有无畏寒、怕热、多汗、乏力、食欲异常、口渴多饮、多尿、肥胖或消瘦;有无性格改变以及智力、体格、性器官发育的异常;有无甲状腺肿大等。既往有无精神创伤、过度紧张、产后大出血史;有无肿瘤及自身免疫疾病史。

14.神经系统　有无头痛、晕厥、记忆力减退、抽搐、瘫痪;有无视力、睡眠、意识、感觉及运动障碍。

15.骨骼、肌肉系统　有无肌肉疼痛、痉挛、萎缩、瘫痪;有无关节肿痛、畸形、运动障碍;有无骨折、外伤、关节脱位等。

16.精神状态　有无焦虑、紧张、抑郁等精神状态的改变。

(二)按功能性健康型态进行回顾

1.健康感知-健康管理型态　自觉一般健康状况如何,为保持健康所作的最重要的事情有哪些及其对健康的影响,有无烟、酒嗜好及每日摄入量,有无药物成瘾或药物依赖、剂量及持续时间,是否经常作乳房的自我检查,有无外伤史,平时能否服从医护人员的指导,是否知道所患疾病的原因,出现症状时采取的措施及其结果。

2.营养-代谢型态　食欲及日常食物和水分摄入的种类、性质、量,有无饮食限制,有无咀嚼或吞咽困难及其程度、原因和进展情况,近期体重变化及其原因,有无皮肤损害。

3.排泄型态　排便与排尿的次数、量、颜色、性状,有无异常改变及其类型、性质、程度、诱发或影响因素,是否应用药物。

4.活动-运动型态　进食、洗漱、淋浴、穿衣、如厕等自理能力及其功能水平,日常活动方式、活动量、活动能力及活动耐力,有无医疗或疾病限制,是否借助轮椅或义肢等辅助用具。

5.睡眠-休息型态　日常睡眠状况,睡眠后精力是否充沛,有无睡眠异常,如入睡困难、多梦、早醒、失眠,是否借助药物或其他方式辅助入睡。

6.认知-感知型态　有无听觉、视觉、味觉、嗅觉、触觉、记忆力、思维过程改变,有无感觉异常,视、听觉是否借助辅助工具,有无疼痛及其部位、程度、性质及持续时间。

7.自我感知-自我概念型态　如何看待自己,大多数时间里自我感觉良好或自我感觉不良,有无导致愤怒、悲伤、恐惧或焦虑等情绪的因素,是否失去自控力,是否感到失望。

8.角色-关系型态　就业情况,社交情况,有无角色问题。

9.性-生殖型态　性生活满意程度,有无改变或障碍,女性月经初潮、经量、经期、末次月经时间,有无月经紊乱,是否怀孕。

10.应对-压力-耐受型态　近期来生活中有无重大改变和危机,是否存在压力及其性质和程度,对压力的反应及适应程度。

11.价值-信念型态　有无宗教信仰或信仰困惑。

第二节　交谈的原则与技巧

交谈的方法与技巧不仅与收集资料的数量和质量密切相关,而且还关系到能否成功建立治疗性护患关系。因此,护士必须认真学习和掌握交谈的方法与技巧,并在实践过程中不断积累经验。本章主要介绍交谈的基本原则和技巧,但在临床实际工作中,会遇到各种不同的情况,还需结合具体情况灵活处理。

一、交谈前的准备

(一)交谈的方式

交谈的方式可分为正式交谈和非正式交谈两种方式,根据需要及对象来选用。正式交谈是根据一定的访谈提纲,与评估对象进行的有计划、有目的、有层次的面谈。此种方式适用于新入院患者的首次健康评估。非正式交谈是指护士在工作过程中与评估对象随意而自然的交谈,访谈内容不受限制。此方式适用于实施护理程序全过程中对护理对象的评估。

交谈的效果受很多因素的影响,主要有:评估者对交谈重要性的认识程度;交谈的基本知识和交谈技巧的掌握程度;交谈时双方的融洽程度、文化语言的差异;交谈的环境;评估对象的年龄和健康状况等。要使交谈能够有效进行,以达到预期目的,获得真实可靠的资料,必须注意对这些影响因素的处理。

(二)交谈前的准备

在正式交谈开始前,应作好以下准备:

1.交谈环境　首先应保证交谈环境安静、舒适。此外,还要注意保护评估对象隐私,必要时应选择单独的交谈室。

2.交谈内容　事先考虑好交谈中要了解的主要资料及其顺序等。必要时,可先在纸上写出交谈提纲,以免遗漏。

3.预测可能出现的问题　事先查阅评估对象的门诊、急诊病历等资料,了解被评估对象的基本情况,预测交谈中可能发生的问题及需要采取的相应措施。

4.交谈时机　应根据评估对象具体情况选择适当的时机进行交谈,必要时与评估对象共同商量决定。

二、交谈的原则与技巧

(一)交谈开始

1.有礼貌地称呼对方　可根据评估对象的年龄、性别、职业、文化背景等不同面有所选择。应避免用床号称呼对方。

2.自我介绍　护士应先作自我介绍,包括姓名、职称及在护理该患者中的角色等。

3.有关说明　说明交谈的目的和所需的大概时间,并向评估对象作出对健康资料保密的承诺。这对顺利进行交谈是十分重要的。

4.进行一般性交谈　先进行一般性交谈,如询问评估对象的姓名、年龄、职业等,缓解评估对象的紧张情绪，使交谈在轻松和谐的气氛中进行。

（二）交谈展开

1.循序渐进 一般从主诉开始，由简单问题开始逐步深入，有顺序、有层次、有目的的询问。如“您哪不舒服?”“您病了多长时间?”，待评估对象适应后，再围绕主诉逐步深入，询问健康史的全部内容。

2.提问的技巧

（1）开放式提问：提问没有可供选择的答案，可使评估对象对有关问题进行更详细的描述。如“出现高热后您是怎样处理的?”。其缺点是评估对象可能会抓不住重点，甚至离题而占用大量时间。

（2）闭合式提问：可以用简单的一两个词或“是”与“否”就能回答的问题。如“您吸烟吗?”“您多大年纪?”等。其缺点是不利于评估对象充分表达自己的感受和提供额外的信息，有时会使获得的资料不够准确和全面。

（3）语言通俗易懂：交谈时不要使用医学术语，如心悸、纳差、腹泻、里急后重等，而要用通俗易懂的词语代替难懂的医学术语，以免评估对象因不理解而受窘或答错。当评估对象使用医学术语时，护士要问清其具体意思，以便评估其使用是否正确。

（4）避免暗示性提问：暗示性提问是一种提供带倾向性特定答案的提问方式，易使评估对象默认或随声附和，影响健康资料的真实性。如“您是不是总在下午发热?”“胸痛放射到左臂吗?”等。恰当的提问是“你发热有什么规律吗?”“你除胸痛外还有别的地方痛吗?”。

3.回应的技巧 在交谈过程中，耐心倾听评估对象的陈述。倾听往往是最有效的沟通技巧，可以使评估对象感觉自己受重视而愿意继续交谈下去。护士应对评估对象的回答显示出感兴趣和关心的态度，对患者的陈述应表示理解、认可和同情。可恰当地运用一些评价、赞扬和鼓励性的语言，如“您确实不容易”“我能理解”等。当评估对象回答不确切时，要耐心引导启发，如“请再想一想，能不能说得再具体些”等。

4.及时核实信息 为保证收集到的健康资料真实准确，有必要对评估对象含糊不清、或存在矛盾的陈述进行核实。常用的核实方法有：

（1）澄清：要求评估对象对模棱两可或含糊不清的内容作进一步的解释和说明。如“您说感觉心情不好，请具体说一下是怎么的心情。”

（2）复述：换一种表达方式重复评估对象所说的话，如“您是说半月前感觉低烧、全身无力，1 周前发烧加重了，并出现胸闷，是这样吗?”

（3）质疑：当评估对象所陈述的情况与护士的观察不一致，或主诉前后矛盾时，可采用这种方式，如“您说您疼痛消失了，可您的表情很痛苦，能告诉我这是为什么吗?”

（4）反问：以询问的口气重复评估对象所说的话，但不加入自己的观点，并鼓励患者提供更多的信息，如“您是说您最近大小便不正常?”

（5）解析：对评估对象所提供的信息进行分析和推论，并与之交流。如“您做过几次这样的手术了，这次不会紧张害怕了吧?”，评估对象可以对你的解析加以确认、否认或提供另外的解释等，如“是的，不怎么害怕了。”

5.运用非语言沟通技巧 另外，在交谈的过程中，也应注意非语言交流。非语言交流包括：①体态语言：与评估对象保持适当的距离，双目平视，交谈中适时地点头或会意的微笑等。②聆听：仔细倾听评估对象的叙说。③触摸：如握手、抚摸头部或背部，可使人感到护士的关怀与慰藉，是非语言交流中最亲密的一种形式，有助于建立彼此信任的关系。但要根据不同的文化背景和接受程度恰当运用。④沉默：给人以思考和调适的机会。适当的沉默对护理人员与评估对象都是有益的。⑤观察：在交谈中注意观察评估对象的表情、神态、语气、语速、精神状态等的变化。

（三）交谈结束

在交谈即将结束时，评估者应有所暗示或提示，如看看表或简明扼要地对评估对象的叙述内容进行总结和复述，并对评估对象提出的疑虑，如对治疗的顾虑、作息时间安排、亲属探视的规定等作出必要的解释。然后告知今天谈话至此，如有需要下次再联系，以结束交谈。

三、交谈的注意事项

1.收集资料的关键是取得评估对象的信任。护士端庄的仪表、亲切的态度、良好的语言修养是取得信任的首要条件。当评估对象感到平等、受到尊重时，才能坦诚相告。

2.正确应用人际交往与沟通技巧，语言要通俗易懂，问题要具体、简单明了，避免使用医学术语。

3.对外观异常者不显露惊奇，对难以相处的护理对象不厌恶，对评估对象的错误观点不要直接批评。

4.收集健康资料应尽量询问被评估者本人，对于重病不能说话或意识不清者可由家属或知情者代述。

5.对心理、社会方面的评估资料，不抱偏见，客观的予以记录。

6.对重危患者，在作简短扼要的询问和重点的身体评估后，应立即进行抢救，详细的交谈可在病情好转后再作补充，以免延误抢救。

复习思考题

一、选择题

1.收集主观资料最重要的方法是(　　)。

A.查阅记录　B.观察　C.交谈

D.身体评估　E.获得门诊资料

2.属于既往健康史内容的是(　　)。

A.既往健康状况　B.过敏史　C.烟、酒嗜好

D.疫水接触史　E.曾患疾病的时间及诊治情况

3.下列内容中，不属于健康史的是(　　)。

A.主诉　B.日常生活形态　C.既往史

D.心理评估　E.身体评估

4.下列哪项内容不是一般资料？(　　)

A.姓名、性别　B.年龄、籍贯　C.出生地、住址

D.习惯、嗜好　　E.民族、婚姻

5.下列哪项属于现病史的内容？(　　)

A.手术史　　B.习惯与嗜好　　C.本次发病到就诊的时间

D.曾患过的疾病　　E.职业及工作条件

6.下列哪项属于生育史？(　　)

A.受教育程度　　B.计划生育状况　　C.工业毒物接触情况

D.饮食规律　　E.业余爱好

7.下列哪项不属于个人史？(　　)

A.受教育程度　　B.业余爱好　　C.工业毒物接触情况

D.经济情况　　E.计划生育状况

8.交谈时,最先要向评估对象(　　)。

A.进行身体评估　　B.开放性提问　　C.进行保密承诺

D.表示同情和关爱　　E.作自我介绍

9.关于交谈,下列错误的是(　　)。

A.交谈是采集健康史的重要手段

B.交谈一般从主诉开始,有目的、有序地进行

C.交谈要全面,危重患者更应详细询问后再处理

D.交谈中应注意与患者的非语言沟通

E.交谈过程中要注意资料的核实

10.下列提问不妥的是(　　)。

A.您病了多长时间了　　B.您感到哪儿不舒服　　C.您的粪便发黑吗

D.您一般在什么时候发热　　E.您呕吐时是怎样吐的

11.下列提问恰当的是(　　)。

A.您腹痛是在右上腹吗　　B.您腹痛时右肩也痛吗

C.您是什么时候感到腹痛的　　D.您腹痛是一阵一阵加重吗

E.您每次腹痛前都有进食油腻食物的情况吗

12.下列提问正确的是(　　)。

A.您头痛发作时伴有意识障碍吗　　B.您是不是经常痰中带血

C.您胸痛时还有别的不舒服吗　　D.您是不是每天下午发热

E.您有里急后重吗

13.患者,女,45岁,卵巢囊肿,新入院。护士收集资料时,询问“您是否绝经了?”这一提问属于(　　)。

A.客观问题　　B.主观问题　　C.开放式提问

D.闭合性提问　　E.暗示性提问

二、简答题

1.什么是交谈？交谈中可运用的非语言沟通技巧有哪些？

2.健康史的内容有哪些？

3.什么是现病史？现病史包括哪些内容？

（岳新荣）

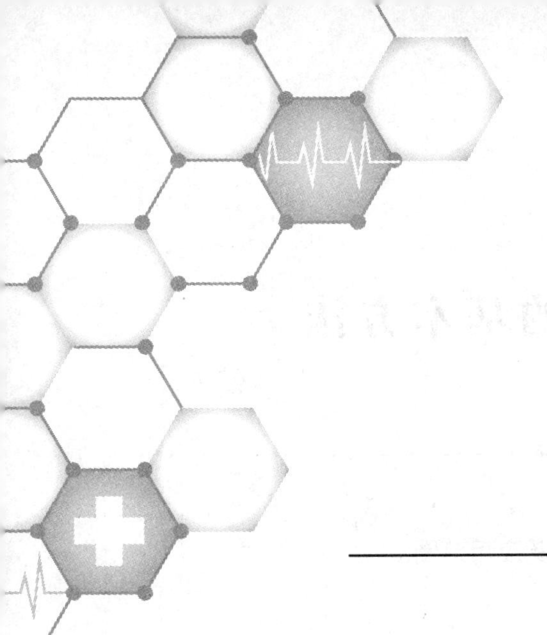

第三篇

身体评估

• 身体评估(physical assessment)是评估者运用自己的感官或借助听诊器、叩诊锤、血压计、体温计等简单工具对被评估者进行细致的观察和系统的检查,以了解其身体状况的一组最基本的检查法。身体评估的顺序为:一般状态、头颈部、胸部、腹部、脊柱、四肢、肛门、直肠与生殖器、神经系统评估。

• 身体评估的注意事项:①仪态端庄、稳重,接触被评估者时要先与其简短交谈,并说明检查目的,取得合作。②环境安静,温度适宜,光线充足。充分暴露被评估部位,未被评估部位适当遮盖。③接触被评估者的手应保持温暖、清洁、干爽。身体评估前后要洗手,避免交叉感染。④身体评估时应依检查部位的不同而采取适宜的体位。⑤按一定的顺序进行,全面系统而有重点,操作规范、准确,动作轻柔、细致,手脑并用。⑥遇病情严重,不允许系统评估时,应根据主诉和主要临床表现,边实施抢救边作重点检查,待病情稳定后再作详细的身体评估。⑦根据病情变化,随时复查,以便及时发现体征的变化与新出现的体征,补充或修正护理诊断,并及时采取相应的护理措施。

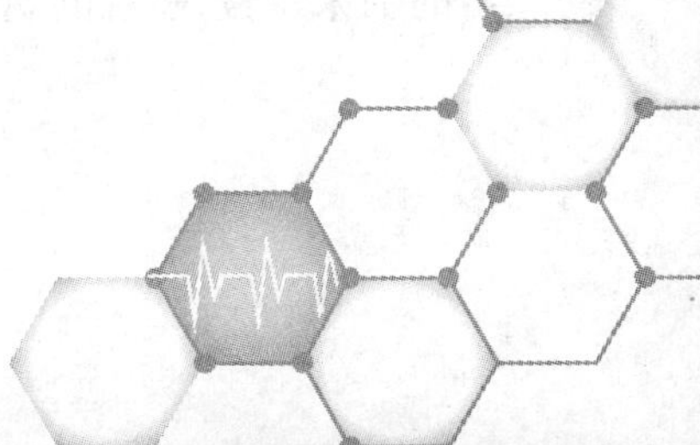

第一章　身体评估的基本方法

学习目标

- 掌握视诊、触诊、叩诊、听诊的概念、评估方法及应用范围。
- 熟悉视诊、触诊、叩诊、听诊、嗅诊的注意事项。
- 了解叩诊音的种类和临床意义。

知识点

- 视诊、触诊、叩诊、听诊、嗅诊。

案例导入

患者，男，25 岁，突发右上腹部疼痛 1 h 急诊入院。

请思考：应重点采取什么方法对患者进行身体评估？该患者目前主要的护理问题是什么？

身体评估的基本方法包括视诊、触诊、叩诊、听诊和嗅诊 5 种。要使身体评估的结果准确可靠，必须在具有医学基础知识和护理专业知识的基础上反复练习和实践才能达到。

第一节　视　诊

视诊(inspection)是评估者通过视觉观察被评估者全身或局部表现的一种评估方法。视诊的适用范围很广，可用于全身状态的视诊，也可用于局部的视诊，特殊部位的视诊可借助耳镜、眼底镜、喉镜、内镜等进行。

视诊最好在自然光线下进行，并充分暴露检查部位，必要时应从切线角度观察。视诊方法简单，是身体评估的第一步，为深入检查提供线索和参考。只有具备扎实的医学知识、丰富的临床经验、敏锐的观察力和判断力，才能望而知之。

第二节　触　诊

触诊(palpation)是评估者通过手的感觉判断被评估者某一内脏器官及躯体部分的物理特征(如压痛、位置、大小、轮廓等)的一种评估方法。触诊的应用范围很广,可遍及全身各部,尤以腹部为主。手的感觉以指腹和掌指关节部掌面的皮肤最敏感,因此触诊时多用这两个部位。

一、触诊方法

按触诊部位及评估目的不同,触诊可分浅部触诊法和深部触诊法。

(一)浅部触诊法

评估者将一只手放在被评估的部位,用掌指关节和腕关节的协同动作以旋转或滑动方式轻压触摸(图 3.1.1)。浅部触诊法可触及的深度为 1~2 cm。适用于体表浅在病变(如皮肤、关节、软组织、浅部动脉、静脉、神经、阴囊、精索等)的评估。触诊时注意被评估的部位有无压痛、抵抗感、搏动、包块等。

(二)深部触诊法

评估者可用单手或双手,由浅入深,逐渐加压达深部进行触诊。深部触诊法可触及的深度多在 2 cm 以上,可达 4~5 cm。主要适用于腹部脏器和腹腔病变的评估。根据评估目的和手法不同又有以下 4 种方法:

1.深部滑行触诊法　被评估者腹肌尽量松弛,评估者用右手并拢平放在腹壁上,手指末端触向腹腔的脏器或包块,在被触及的包块上作上下左右滑动触摸,如为肠管或条索状包块,则作与包块长轴相垂直方向的滑动触摸。常用于腹腔深部包块和胃肠病变的评估。

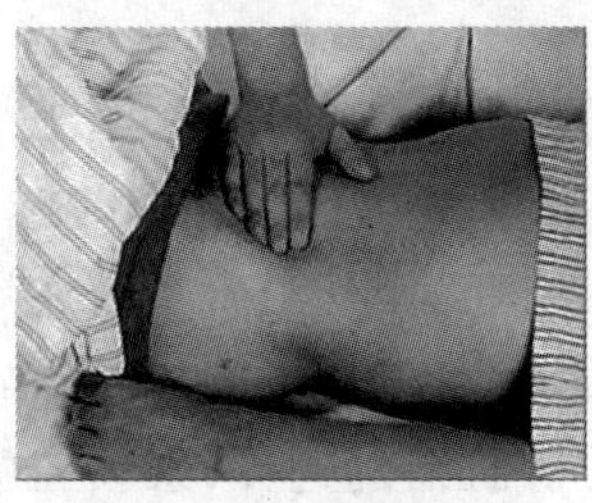

图 3.1.1　浅部触诊法

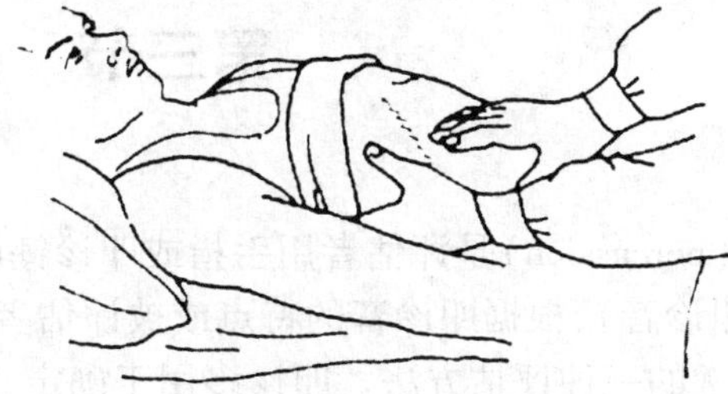

图 3.1.2　双手触诊法

2.双手触诊法　评估者将左手掌置于被检查脏器或包块的后部,托向右手方向,用右手触诊检查(图 3.1.2)。主要用于肝、脾、肾和腹腔肿物的评估。

3.深压触诊法　右手一个或两个手指并拢逐渐垂直深压腹壁被评估部位,用于探测腹腔深在病变的部位或确定腹部压痛点,如阑尾压痛点。评估反跳痛时,在手指深压的基础上迅速将手抬起,询问或察看有否疼痛加重(图 3.1.3)。

4.冲击触诊法　又称为浮沉触诊法。右手并拢的食、中、无名 3 个手指指端与腹壁成

70°~90°放于腹壁相应部位，作数次急速有力的冲击动作，在冲击腹壁时指端会有腹腔脏器或包块浮沉的感觉（图 3.1.4）。这种方法一般只用于大量腹水时肝、脾及腹腔包块难以触及者。冲击触诊会使被评估者感到不适，操作时应避免用力过猛。

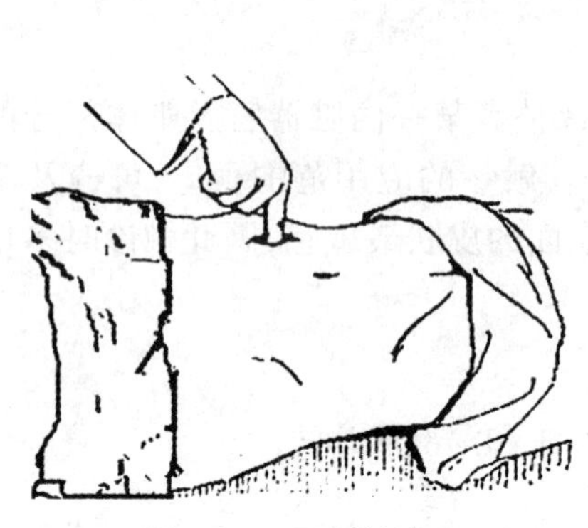

图 3.1.3 深压触诊法

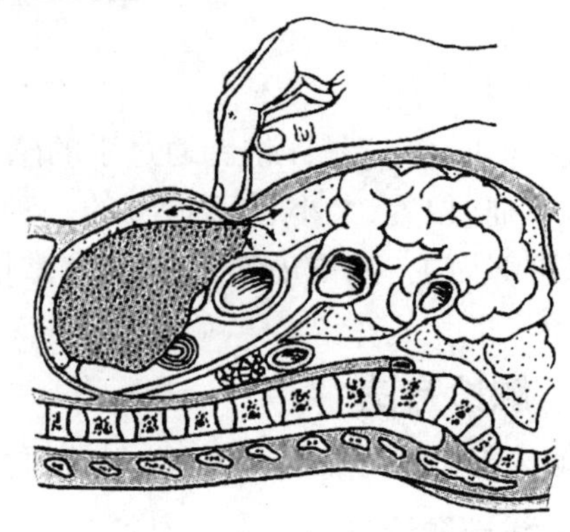

图 3.1.4 冲击触诊法

二、触诊注意事项

（1）评估者手要温暖，动作要轻柔。

（2）先健侧后患侧，由浅入深，由轻而重，尽量避免和减少被评估者的痛苦。

（3）评估时评估者和被评估者都应采取适宜的位置。如评估腹部时，被评估者一般取两屈膝仰卧位，尽量放松腹肌，如评估脾、肾也可嘱被评估者取侧卧位，评估者站在患者的右侧，面向患者，以便随时观察被评估者的表情。作下腹部评估时，应嘱被评估者排尿排便，以免误将充盈的膀胱和粪团当作腹腔肿块。

（4）触诊时评估者要结合解剖和病理学知识，手脑并用，边评估边思考，以明确病变部位与性质。

第三节 叩 诊

叩诊（percussion）是评估者用手指或叩诊锤叩击身体表面某一部位，使之震动而产生音响（称为叩诊音），根据叩诊音的特点或被评估者是否出现疼痛来判断被评估部位的脏器状态有无异常的一种评估方法。叩诊多用于确定心、肺、肝、脾等脏器的边界，浆膜腔中液体或气体的多少、肺部病变大小与性质以及子宫和膀胱有无胀大等情况。

一、叩诊方法

因叩诊部位不同，被评估者采取的体位也不同。如叩诊胸部时多取坐位或仰卧位，叩诊腹部时常取仰卧位，评估少量腹水可取肘膝位。根据叩诊的手法与目的的不同，通常又将叩诊方法分为直接与间接叩诊法两种。

（一）直接叩诊法

评估者右手中间三手指并拢，用掌面直接拍击或叩击被评估部位，借声响或指下震动感判断病变情况的叩诊方法。适用于胸、腹部范围较广泛的病变，如胸膜粘连或增厚、大量胸水或腹水及气胸等。

（二）间接叩诊法

间接叩诊法是常用的叩诊方法。评估者将左手中指第二指节紧贴于叩诊部位，其他手指稍微抬起，不与体表接触，右手手指自然弯曲，以中指指端叩击左手中指末端指关节处或第二节指骨的远端，叩击方向与叩诊部位的体表垂直（图 3.1.5）。叩诊时以腕关节与掌指关节的活动为主，避免肘关节和肩关节参与运动。叩击动作要灵活、短促、富有弹性。叩击后右手中指应立即抬起，以免影响对叩诊音的判断。在同一部位叩诊可连续叩击 2~3 下，避免不间断地连续快速叩击。叩击力量要均匀稳定，这样才能正确判断叩诊音的变化。对待不同的评估部位，叩击力量应视具体情况而定，当被检部位范围比较小、位置表浅时，则需使用轻叩诊法，如确定心脏或肝脏的相对浊音界；当被检脏器或病灶位置距体表很深时，则需使用重叩诊法。

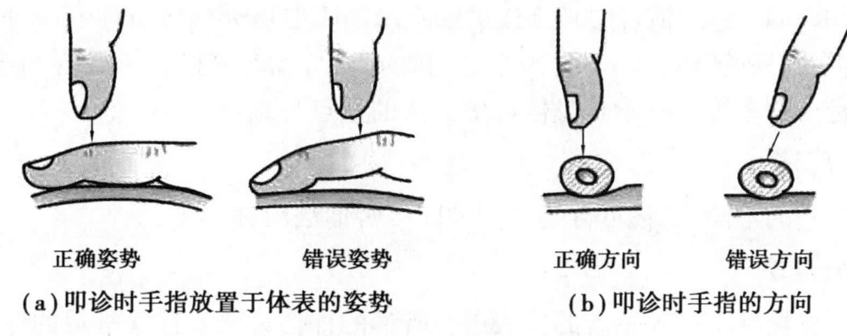

（a）叩诊时手指放置于体表的姿势　（b）叩诊时手指的方向

图 3.1.5　间接叩诊法示意图

二、叩诊音

叩诊时，因被叩击部位的组织或器官的密度、弹性、含气量以及与体表的间距等的不同，可产生不同的叩诊音。根据声音的强弱、长短、高低，临床上区分为清音、鼓音、过清音、浊音、实音 5 种。

1.清音　是一种音调较低、音响较强、振动持续时间较长的声音。这是正常肺部的叩诊音，因肺组织弹性较大、含气量多之故。

2.鼓音　是一种和谐的低音。与清音相比音响较强，振动持续时间也较长，在叩击含有大量气体的空腔器官时出现。正常见于左下胸的胃泡区及腹部；在病理情况下，可见于肺空洞、气胸、气腹等。

3.过清音　是一种音调与音响介于清音与鼓音之间的声音。当肺组织含气量增多及弹性减弱时，叩诊即为过清音，见于肺气肿。

4.浊音　是一种音调较高、音响较弱、振动持续时间较短的声音。当叩击被少量含气组织覆盖的实质器官时产生，如叩击心或肝被肺的边缘所覆盖的部分；在病理情况下，当肺组织含气量减少时出现，如肺炎。

5.实音　是一种音调较浊音更高，音响更弱，振动持续时间更短的声音。实音也称重浊音或绝对浊音。当叩击肌肉、实质器官（如心、肝等）即为实音；病理情况见于大量胸腔积液或肺实变等。

三、叩诊注意事项

(1)环境要求安静和温暖。评估者应修剪指甲。

(2)叩击动作要灵活、短促、富有弹性。在同一部位可连续叩击 2~3 下,避免不间断地连续快速叩击。叩击力量要均等。

(3)叩诊要按一定顺序进行,从上到下,从前到后,并作两侧对比,注意对称部位叩诊音的异同。

(4)根据叩诊音的强度、频率、持续时间判断评估结果。

第四节 听 诊

听诊(auscultation)是评估者用耳朵或借助听诊器听取被评估者身体各部分发出的声音来判断正常与否的一种评估方法。常用于心、肺的听诊,如心脏的正常心音与各类杂音、肺部的正常呼吸音与啰音等。听诊是身体评估方法的重点与难点。

一、听诊方法

根据评估方法的不同,听诊可分为直接和间接听诊法两种。

(一)直接听诊法

评估者将耳直接贴于被评估者的体表进行听诊的评估方法。这样听得的体内声音很微弱,而且不方便,除某些特殊或紧急情况外临床上已很少采用。广义的直接听诊还包括听被评估者的说话、咳嗽、呻吟、呃逆、嗳气、啼哭、喊叫及其他声音。

(二)间接听诊法

用听诊器进行听诊的一种评估方法。此法方便,而且听诊器能放大声音,故应用范围广,除用于心、肺、腹的听诊外,还可用于血管音、皮下气肿音、骨折面摩擦音等的听诊。

听诊器由耳件、体件及连接胶管所组成(图 3.1.6)。体件,又称为胸件,有两种类型:一种为钟形,一种为膜形,前者适于听诊小部位(如小儿肺部)及低调的声音,如二尖瓣狭窄的隆隆样舒张期杂音,后者适于听高调的声音,如主动脉瓣关闭不全的杂音。

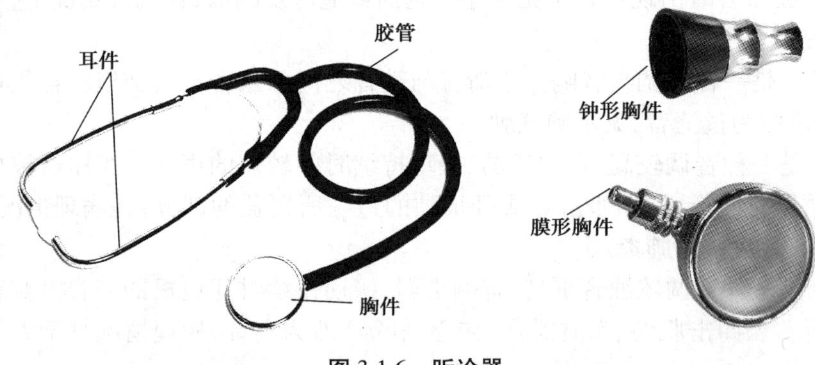

图 3.1.6 听诊器

二、听诊注意事项

(1)环境要安静、温暖、避风。评估部位应充分显露,切忌隔着衣服听诊。

(2)根据病情采取适当的体位。

(3)听诊之前应调整好听诊器的各个部分。耳件应弯曲向前、向下、向内,与耳道方向相合;连接胶管应通畅,勿接触任何物体;膜形胸件放置应紧贴皮肤无缝隙,钟形胸件则轻放于被检部位皮肤。

(4)听诊时应全神贯注,边听诊边思考,并注意对称部位的对比。

第五节　嗅　诊

嗅诊(olfactory examination)是评估者通过嗅觉来判断发自被评估者的异常气味与疾病之间关系的一种评估方法。气味主要来自皮肤、黏膜、呼吸道、胃肠道、呕吐物、排泄物和脓液等。

一、嗅诊方法

嗅诊时评估者可用手将气味扇向自己的鼻部,然后仔细判断气味的特点与性质,常常能迅速发现有重要意义的线索。

二、临床意义

1.呼吸气味　浓烈酒味见于饮酒后或酒精中毒;刺激性蒜味见于有机磷农药中毒;烂苹果味见于糖尿病酮症酸中毒;氨味见于尿毒症;腥臭味见于肝性昏迷。

2.汗液气味　酸味见于风湿热或长期服用水杨酸、阿司匹林等解热镇痛药患者;特殊的狐臭见于腋臭;脚臭味见于多汗者或脚癣合并感染。

3.痰液气味　血腥味见于大量咯血的患者;恶臭味多见于肺脓肿或支气管扩张者。

4.脓液气味　一般有腥味无臭味,如有恶臭应考虑气性坏疽或厌氧菌感染的可能。

5.呕吐物气味　粪臭味见于肠梗阻;强烈酸味考虑幽门梗阻,由于胃内容物长时间潴留发酵产酸。

6.大便气味　带有腐败性臭味,提示消化不良或胰腺功能不足;腥臭味见于细菌性痢疾或阿米巴痢疾。

7.尿液气味　有大蒜味见于大量吃蒜或有机磷农药中毒者;浓烈的氨味,见于膀胱炎等。

复习思考题

一、选择题

1.关于身体评估的注意事项,正确的是(　　)。

A.必须用屏风遮挡和有第三者在场　　B.评估卧位患者应站立于患者右侧

C.对危重患者应详细地询问和身体评估　　D.一般仅在患者入院时进行
E.视诊黄疸应在灯光下进行

2.关于浅部触诊,叙述不正确的是(　　)。
A.浅部触诊适用于体表浅在病变　　B.浅部触诊有利于检查腹部有无反跳痛
C.浅部触诊一般不引起患者痛苦　　D.浅部触诊不至于引起肌肉紧张
E.利用掌指关节和腕关节的协同动作以旋转或滑动的方式轻压触摸

3.叩诊呈过清音见于(　　)。
A.胸腔积液　　B.气胸　　C.肺气肿
D.正常肺组织　　E.胃泡区

4.不正确的听诊方法是(　　)。
A.环境应安静、温暖　　B.听诊时要充分暴露检查部位
C.有时可不用听诊器直接听诊
D.必要时可在患者活动、深吸气或屏气时听诊
E.听诊器体件紧贴检查部位,避免产生摩擦音

5.呼气有烂苹果味最常见于(　　)。
A.肝昏迷　　B.糖尿病酮症酸中毒　　C.尿毒症
D.酒精中毒　　E.有机磷农药中毒

二、简答题

1.简述5种叩诊音的临床意义。
2.简述常见异常气味的临床意义。

（胡建刚）

第二章　一般状态评估

学习目标

- 掌握生命体征的测量方法与正常值。
- 学会成人发育、体型、营养和意识状态的判断。
- 熟悉常见面容、体位、步态、皮肤异常改变与淋巴结肿大的临床意义。
- 了解全身浅表淋巴结的分布情况和淋巴结评估的方法。

知识点

- 性别、年龄、生命体征、发育与体型、营养状态、意识状态、语调与语态、面容与表情、体位、姿势与步态、皮肤、浅表淋巴结。

案例导入

患者，男，75 岁，有高血压、心脏病史 15 年，中午与家人发生争执后，突发头痛、心慌、气促、言语不清，急送入院。

请思考：给患者做一般状态评估，估计会有哪些异常改变？

一般状态评估为身体评估的第一步，是对患者全身状态的概括性观察，以视诊为主，配合触诊、听诊和嗅诊进行。一般状态评估的内容包括性别、年龄、体温、呼吸、脉搏、血压、发育与体型、营养状态、意识状态、语调与语态、面容与表情、体位、姿势与步态、皮肤和淋巴结等。

第一节　全身状态评估

一、性别

正常人的性征明显，性别不难鉴别。性征的正常发育，男性与雄激素有关，女性则与雌激素和雄激素有关。某些疾病可引起性征改变，如肾上腺皮质肿瘤、肝硬化、支气管肺癌等，有时甚至影响性别判断，如两性畸形，需作专科检查和染色体核型分析确定。

性别与某些疾病的发生率有关，如甲状腺疾病和系统性红斑狼疮多见于女性，胃癌、食管癌、甲型血友病多见于男性。

二、年龄

年龄大小一般通过交谈即可得知。但意识障碍、死亡或隐瞒年龄者需观察判断。粗略判断年龄一般是以皮肤的弹性与光泽、肌肉的状态、毛发的颜色和分布、面与颈部皮肤的皱纹、牙齿的状态等为依据。

年龄与疾病的发生和预后密切相关。如佝偻病、麻疹、百日咳等多发生于儿童，结核病、风湿热等多发生于青少年，原发性高血压、冠心病等多发生于中老年。患病后通常青少年较老年人恢复快。

三、生命体征

生命体征是评估生命活动存在与质量的重要征象，包括体温、脉搏、呼吸、血压，是身体评估的必查项目。具体测量方法、正常值及临床意义参见《护理学基础》教材。

四、发育与体型

（一）发育

发育（development）是否正常，应以年龄、智力、体格成长状态（包括身高、体重和第二性征）之间的关系来综合判断。正常的发育与种族遗传、内分泌、营养代谢、生活条件和体育锻炼等内外因素均有密切关系。

发育正常时，某个年龄应有相应的身高、体重、智力和第二性征。一般判断成人发育正常的指标为：头部长度等于身高的1/8～1/7；胸围等于身高的1/2；两上肢展开的长度约等于身高；坐高等于下肢的长度。体重与身高之间的关系大致符合公式：体重（kg）= 身高（cm）-105，女性按公式所得再减2～3 kg。

临床上的发育异常与内分泌的关系最为密切。如在发育成熟前垂体前叶功能亢进分泌生长激素过多时，体格可异常高大称为巨人症；反之，垂体功能减退分泌生长激素不足时，体格可异常矮小，称为垂体性侏儒症。甲状腺对体格发育具有促进作用，如小儿患甲状腺功能亢进时，则代谢增强、食欲亢进，可使体格发育超过正常；甲状腺功能减低时，则体格矮小，智力低下，称为呆小症。性腺分泌对体格发育也有一定影响，且直接影响第二性征的改变。此外，营养不良对幼儿时期发育也有影响，如维生素D缺乏时可致佝偻病。

（二）体型

体型（habitus）是身体各部发育的外观表现，包括骨骼、肌肉的成长与脂肪分布的状态等。成年人体型可分为以下3种：

1.正力型（均称型） 表现为身体的各部分结构匀称适中，腹上角90°左右。一般正常人多为此型。

2.无力型（瘦长型） 表现为体高肌瘦、颈细长、肩窄下垂、胸廓扁平、腹上角小于90°。

3.超力型（矮胖型） 表现为体格粗壮、颈粗短、面红、肩宽平、胸围大、腹上角常大于90°。

五、营养状态

机体的营养状况与食物的摄入、消化、吸收和代谢等因素有关。营养状态的好坏，一般可作为评估健康或疾病程度的标准之一。营养状态应根据皮肤、毛发、皮下脂肪、肌肉等情况，结合年龄、身高和体重进行综合判断。

（一）营养状态分级

临床上营养状态常用良好、中等、不良3个等级来描述。

1.良好　精神饱满，皮肤色泽红润、弹性好，皮下脂肪丰满，指甲、毛发润泽，肌肉结实，肋间隙及锁骨上窝深浅适中。

2.不良　皮肤黏膜干燥、弹性减低，皮下脂肪菲薄，指甲粗糙无光泽、毛发稀疏易脱落，肌肉松弛无力，肋间隙、锁骨上窝凹陷，肩胛骨和髂骨嶙峋突出。

3.中等　介于二者之间。

（二）常见的营养异常状态

1.营养不良　一般轻微或短期的疾病常不发生营养状态的改变，故营养不良多见于长期或严重的疾病。这些疾病通过导致机体营养素摄入不足或消耗增多引发营养不良。如食管、胃、肠、肝、胆和胰腺疾病导致摄食、消化、吸收功能障碍；长期活动性肺结核、恶性肿瘤、甲状腺功能亢进、糖尿病等均导致消耗增多。当体重减轻到低于正常的10%以上时称为消瘦，极度消瘦者称恶病质。

2.肥胖　体内中性脂肪过多积聚，使体重超过正常的20%以上者称为肥胖。主要由于摄食过多，摄入量超过消耗量，过剩的营养物质转化为脂肪积存于体内所致。此外，内分泌、家族遗传、生活方式、运动与精神因素等也有影响。肥胖一般分为单纯性肥胖和继发性肥胖两类。

（1）单纯性肥胖：全身脂肪分布较均匀，并以腹壁、臀部、胸部较为明显，无异常感觉，常有一定的遗传倾向，一般无病理意义。

（2）继发性肥胖：常为某些内分泌疾病引起。如肾上腺皮质功能亢进（cushing syndrome）表现为向心性肥胖，满月脸，水牛背，腰腹部脂肪显著，而四肢不明显。甲状腺功能低下、胰岛细胞瘤等也可引起。

六、意识状态

意识状态是指人对周围环境和自身状态的认知与觉察能力，是大脑高级神经中枢功能活动的综合表现。意识活动主要包括认知、思维、情感、记忆和定向力5个方面。凡能影响大脑功能活动的疾病均会引起不同程度的意识改变，称为意识障碍。根据意识障碍的程度分为嗜睡、意识模糊、昏睡、昏迷和谵妄等（详见第二篇第一章第十五节）。

七、语调与语态

语调指言语过程中的音调。神经和发音器官的病变可使音调发生改变，如喉炎、结核和肿瘤可引起声音嘶哑，脑血管疾病可引起发音困难，喉返神经麻痹可引起音调降低和语音共鸣消失。语音障碍分为失声、失语和口吃。

语态指言语过程中的节奏。语态异常指节奏紊乱，出现语言不畅、快慢不均、音节不清，见于帕金森病、舞蹈征、手足徐动症。

八、面容与表情

正常人表情（expression）自然，神态安怡。当某些疾病困扰或当疾病发展到一定程度时可出现某些特征性面部表情,称为面容(facial features),对某些疾病的评估有重要价值。

临床常见的几种典型面容如下:

1.急性发热面容　表现为面色潮红,兴奋不安,表情痛苦,鼻翼扇动,口唇疱疹。见于急性发热性疾病,如大叶性肺炎、疟疾、流行性脑脊髓膜炎等。

2.慢性病容　表现为面色灰暗或苍白,面容憔悴,目光暗淡。见于慢性消耗性疾病,如恶性肿瘤、肝硬化、严重结核病等。

3.贫血面容　表现为面色苍白,唇舌色淡,表情疲惫。见于各种贫血。

4.二尖瓣面容　表现为面色晦暗,双颊紫红,口唇发绀。见于风湿性心脏病二尖瓣狭窄(图 3.2.1)。

5.肝病面容　表现为面色晦暗,面颊瘦削,额部、鼻背、双颊有褐色色素沉着。见于慢性肝病。

6.肾病面容　表现为面色苍白,双眼睑、颜面浮肿,舌色淡,舌缘有齿痕。见于慢性肾病。

7.甲状腺功能亢进面容　表现为眼裂增大,眼球凸出,目光闪烁,兴奋不安,表情惊愕。见于甲状腺功能亢进症(图 3.2.2)。

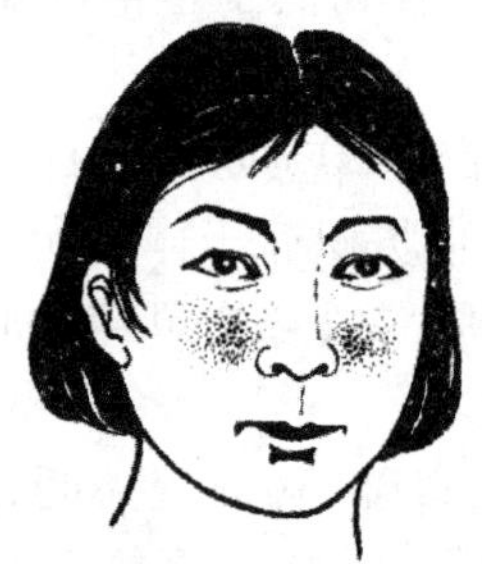

图 3.2.1　二尖瓣面容

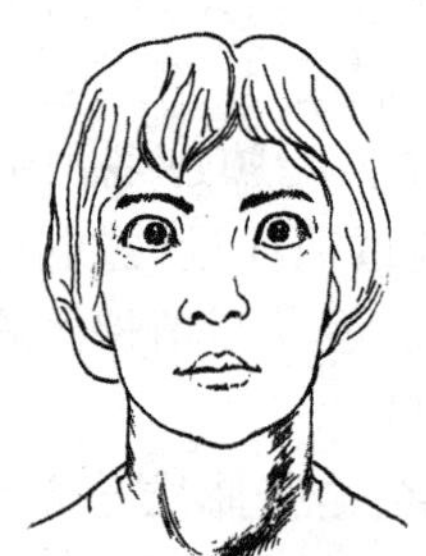

图 3.2.2　甲状腺功能亢进面容

8.黏液水肿面容　表现为颜面虚肿苍白,睑厚面宽,目光呆滞,举止迟钝,表情淡漠,眉毛、头发稀疏。见于甲状腺功能减退症(图 3.2.3)。

9.肢端肥大症面容　表现为头颅增大,面部变长,下颌增大并向前突出,眉弓及两颧隆起,耳鼻增大,唇舌肥厚。见于肢端肥大症(图 3.2.4)。

10.满月面容　表现为面如满月,皮肤发红,常伴痤疮和小须。见于肾上腺皮质功能亢进症及长期应用糖皮质激素的患者(图 3.2.5)。

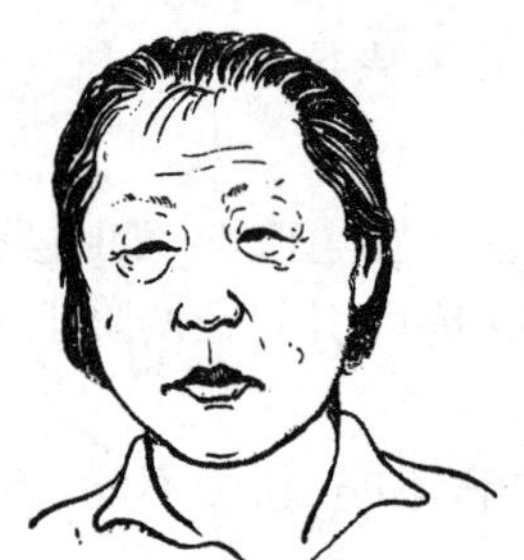

图 3.2.3　黏液水肿面容

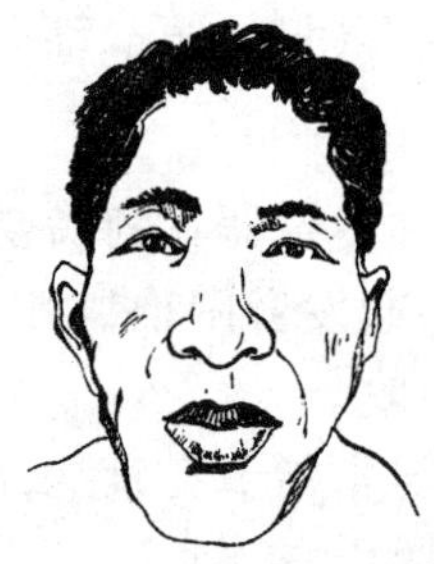

图 3.2.4　肢端肥大症面容

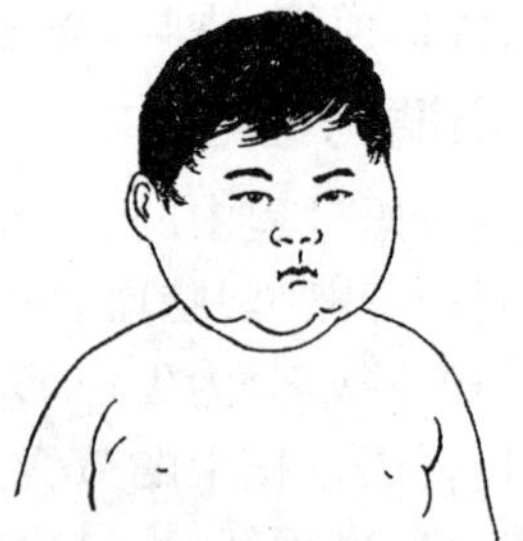

图 3.2.5　满月面容

11.伤寒面容　表现为表情淡漠,反应迟钝,呈无欲状。见于伤寒、脑脊髓膜炎、脑炎等。

12.苦笑面容　表现为牙关紧闭，面肌痉挛，呈苦笑状。见于破伤风。

13.面具面容　表现为面部呆板，无表情，似面具样。见于震颤性麻痹、脑血管疾病等。

14.病危面容　也称 hippocrates 面容。表现为面容瘦削，面色苍白或铅灰，表情淡漠，目光失神，眼眶凹陷，鼻骨峭耸。见于大出血、严重休克、脱水、急性腹膜炎等。

九、体位

体位(position)是指患者身体所处的状态。体位的改变对某些疾病的评估具有一定意义。常见体位如下：

1.自主体位　身体活动自如，不受限制。见于正常人、疾病早期或病情较轻的患者。

2.被动体位　患者不能自己调整或变换肢体和躯干的位置。见于极度衰弱或意识丧失者。

3.强迫体位　为了减轻疾病所致的痛苦，患者被迫采取的某种体位。临床上常见的强迫体位有以下 8 种：

(1)强迫仰卧位：患者仰卧，双腿常屈曲，借以减轻腹部肌肉的紧张度。见于急性腹膜炎。

(2)强迫俯卧位：患者俯卧以减轻脊背肌肉的紧张度。见于脊柱疾病。

(3)强迫侧卧位：患者卧向患侧，限制患侧活动以减轻疼痛，并有利于健侧代偿呼吸。见于一侧胸膜炎或大量胸水。

(4)强迫坐位(端坐呼吸)：患者不能平卧，坐于床沿上，两手置于膝部或扶持床边。这种体位可以加大膈肌活动度，同时便于辅助呼吸肌参与呼吸，以减轻呼吸困难，并减少下肢回心血量，减轻心脏负担。常见于有严重呼吸困难的心肺疾病。

(5)强迫蹲位：患者在步行或其他活动过程中，由于感到呼吸困难和心悸而采取蹲踞体位或膝胸位以缓解症状。见于发绀型先天性心脏病。

(6)强迫停立位：患者在步行时心前区疼痛突然发作，被迫立刻站住，并以右手按抚心前部位，待疼痛缓解后，才继续行走，见于心绞痛。

(7)辗转体位：患者辗转反侧，坐卧不安。见于胆石症、胆道蛔虫症、肠绞痛等。

(8)角弓反张位：患者全身肌肉强直，头部极度后仰，胸腹前凸挺呈弓形。见于破伤风、小儿脑膜炎等。

十、姿势与步态

姿势(posture)是指患者举止的状态。正常姿势主要依靠身体的骨骼结构和各部分肌肉紧张度的协调来保持。健康成人躯干端正，肢体动作灵活适度。精神状态和疾病对姿势有一定的影响，因此，观察姿势可以了解一个人的精神状态，有时对疾病的诊断也有一些帮助。如疲劳和情绪低沉可以出现垂肩、弯背；脊柱疾病患者走路拘谨，有的屈身而行；颈椎疾病患者颈部活动受限等。

步态(gait)是走动时所表现的姿态。健康人的步态与年龄、健康状态和所受训练的影响有关，如小儿喜急行或小跑，青壮年矫健快速，老年人肌肉乏力，常小步慢行。某些疾病时，步态可发生很大改变，并且具有一定特征性。常见典型的异常步态如下：

1.蹒跚步态　走路时身体左右摇摆如鸭行走。见于佝偻病、大骨节病、进行性肌营养不良、先天性双侧髋关节脱位等。

2.醉酒步态　走路时躯干重心不稳、左右摇晃、前扑后跌、不能走直线、步态紊乱如醉酒状,见于小脑病变、酒精中毒或巴比妥类中毒。

3.慌张步态　由于肌张力增高,起步后小步急速趋行、重心前移、身体前倾,有难以止步之势。见于震颤麻痹。

4.跨阈步态　由于小腿胫前肌群瘫痪,患足下垂,行走时必须高抬下肢,以避免足尖与地面碰触而摔倒。见于腓总神经麻痹。

5.共济失调步态　起步时一脚高抬,骤然垂落,且双目向下注视,两脚间距增宽,以防身体倾斜。闭目时则不能保持平衡。见于脊髓病变。

6.偏瘫步态　由于瘫痪侧肢体肌张力增高,行走时患侧上肢屈曲、内收及旋前,下肢伸直、外旋、足跖屈,向下划圆圈。见于中风偏瘫。

7.剪刀式步态　两下肢痉挛性瘫痪患者步行时,两膝前后互相交叉呈剪刀状。见于脑性瘫痪及截瘫。

第二节　皮肤评估

皮肤本身的疾病很多,而且许多内脏疾病有皮肤病变或反应。皮肤的病变和反应有的是局部的,有的是全身的。皮肤评估包括颜色、湿度、弹性、皮疹、皮下出血、水肿、瘢痕、毛发等方面。皮肤病变的评估一般通过视诊观察,有时尚需配合触诊。

一、颜色

皮肤的颜色与种族、遗传有关,并与毛细血管的分布、血液的充盈度、色素量的多少、皮下脂肪的厚薄有关。评估皮肤颜色最好在自然光线下进行。

1.苍白　可由贫血、末梢毛细血管痉挛或充盈不足所致。如寒冷、惊恐、休克、虚脱、主动脉瓣关闭不全等。仅见肢端苍白,可能与肢体动脉痉挛或阻塞有关,如雷诺病、血栓闭塞性脉管炎等。

2.发红　皮肤发红是由于毛细血管扩张充血、血流加速或红细胞数量增多所致。生理情况见于运动、饮酒、日晒、情绪激动等;病理情况下见于肺炎球菌性肺炎、猩红热等发热性疾病以及阿托品、一氧化碳中毒等。皮肤持久性发红可见于 Cushing 综合征、长期服用糖皮质激素及真性红细胞增多症。

3.发绀　皮肤黏膜呈青紫色,常出现在口唇、耳廓、面颊及肢体末端。见于还原血红蛋白增多或异常血红蛋白血症,详见第二篇第一章第六节。

4.黄染　皮肤黏膜发黄称为黄染。常见原因如下:

(1)黄疸:由于血清内胆红素浓度增高而使皮肤黏膜乃至体液及其他组织黄染的现象为黄疸,详见第一篇第一章第十三节。黄疸引起皮肤黏膜黄染的特点是:①黄疸首先出现于巩膜、硬腭后部及软腭黏膜上,随着血中胆红素浓度的继续增高,黏膜黄染更明显时才会出现皮肤黄染;②巩膜黄染是连续的,近角巩膜缘处黄染轻、黄色淡,远角巩膜缘处黄染重、黄色深。

(2)胡萝卜素增高:过多食用胡萝卜、南瓜、橘子、橘子汁等可引起血中胡萝卜素增高,也可使皮肤黄染。其特点是:①黄染首先出现于手掌、足底、前额及鼻部皮肤;②一般不出现巩膜和口腔黏膜黄染;③血中胆红素不高;④停止食用富含胡萝卜素的蔬菜或果汁后,皮肤黄染逐渐消退。

(3)长期服用含有黄色素的药物:如阿的平、呋喃类等药物也可引起皮肤黄染。其特点是:①黄染首先出现于皮肤,严重者也可出现于巩膜;②巩膜黄染的特点是角巩膜缘处黄染重,黄色深;离角巩膜缘越远,黄染越轻,黄色越淡,这一点是与黄疸的重要区别。

5.色素沉着　表皮基底层的黑色素增多引起的部分或全身皮肤颜色加深,称为色素沉着。正常人身体的外露部分、乳头、腋窝、生殖器官、关节、肛门周围等处皮肤色素一般较深。如果这些部位明显加深,或者其他部位出现色素沉着,则有诊断意义。常见于慢性肾上腺皮质功能减退、肝硬化、晚期肝癌、肢端肥大症、黑热病、疟疾以及长期使用某些药物,如砷剂、马利兰(白消安片)等。此外,妊娠妇女面部、额部可出现棕褐色对称性色素斑片,称为妊娠斑。老年人全身或面部也可出现散在的色素斑片,称为老年斑。

6.色素脱失　皮肤丧失原有的色素,形成脱色斑片称为色素脱失。色素脱失是由于酪氨酸酶缺乏的结果,以致体内的酪氨酸不能转化为多巴而形成黑色素。常见的色素脱失有白癜、白斑和白化病。

(1)白癜:为形状不一、大小不等、进展缓慢、逐渐扩大的色素脱失斑片,没有自觉症状也不引起生理功能改变。见于白癜风,有时偶见于甲状腺功能亢进、肾上腺皮质功能减退及恶性贫血等。

(2)白斑:多为圆形或椭圆形色素脱失斑片,面积一般不大,常发生于口腔黏膜及女性外阴部,部分白斑可发生癌变。

(3)白化病:为全身皮肤和毛发色素脱失,属于遗传性疾病,是先天性酪氨酸酶合成障碍所致。

二、湿度

皮肤的湿度与汗腺分泌功能有关,出汗多者皮肤比较湿润,出汗少者比较干燥。正常人在气温高、湿度大的环境里出汗增多是生理的调节功能。在病理情况下,出汗异常对诊断疾病有帮助。如出汗增多伴发热,见于风湿病、结核病、布鲁菌病等;皮肤及手掌经常潮湿,见于甲状腺功能亢进;阵发性出汗,见于自主神经功能紊乱;夜间睡后出汗,称为盗汗,见于结核病;大汗淋漓伴皮肤四肢发凉,称为冷汗,见于休克、虚脱;皮肤异常干燥无汗,见于维生素缺乏、黏液性水肿、脱水、硬皮病等。

三、弹性

皮肤弹性与年龄、营养状态、皮下脂肪及组织间隙所含液体量的多少有关。儿童与青年皮肤紧张富有弹性,老年皮肤组织萎缩,皮下脂肪减少,弹性减退。评估皮肤弹性时,常选择手背或上臂内侧部位,以拇指和食指将皮肤提起,松手后如皮肤皱褶迅速平复为弹性正常,如皱褶平复缓慢为弹性减弱,后者见于长期消耗性疾病或严重脱水者。发热时血液循环加速,周围血管充盈,可使皮肤弹性增加。

四、皮疹

皮疹多为全身性疾病的表现之一,是临床上诊断某些疾病的重要依据。皮疹的种类很多，常见于传染病、皮肤病、药物及其他物质所致的过敏反应等。其出现的规律和形态有一定的特异性，发现皮疹时应仔细观察和记录其出现与消失的时间、发展顺序、分布部位、形态大小、颜色及压之是否褪色、平坦或隆起、有无瘙痒及脱屑等。临床上常见的皮疹有以下5种：

1.斑疹　表现为局部的皮肤发红，一般不凸出皮面。见于斑疹伤寒、丹毒、风湿性多形性红斑等。

2.玫瑰疹　是一种鲜红色圆形斑疹，直径2~3 mm，由于病灶周围的血管扩张所致，手指按压可褪色，松开时又复出现，多出现于胸腹部，是伤寒或副伤寒的特征性皮疹。

3.丘疹　除局部颜色改变外，病灶凸出皮面。见于药物疹、麻疹、猩红热、湿疹等。

4.斑丘疹　表现为在丘疹周围有皮肤发红的底盘。见于猩红热、风疹及药疹等。

5.荨麻疹　又称风团，为稍隆起皮面苍白或红色的局限性水肿，大小不等，形态各异，有剧痒和烧灼感。为速发性皮肤变态反应所致，常见于各种食物或药物过敏。

五、皮下出血

皮下出血的特点是局部皮肤青紫色、压之不褪色，除血肿外一般不凸出皮面。皮下出血直径不超过2 mm者，称为淤点；直径为3~5 mm者，称为紫癜；直径为5 mm以上者，称为淤斑；片状出血伴皮肤显著隆起者称为血肿。皮下出血常见于造血系统疾病、重症感染、某些血管损害性疾病以及毒物或药物中毒等。

六、水肿

水肿是组织间隙中潴留过多液体所致。评估水肿应视诊与触诊相结合。用手指按压被检部位皮肤3~5 s，若发生凹陷则称为凹陷性水肿。黏液性水肿与象皮肿虽然组织肿胀明显，但受压后无凹陷。水肿根据程度和范围可分为轻、中、重3度。

(1)轻度：水肿仅发生于眼睑、眶下软组织、胫骨前、踝部皮下组织，指压后可出现组织轻度凹陷，平复较快。

(2)中度：全身疏松组织均有可见性水肿，指压后可出现明显的或较深的组织凹陷，平复缓慢。

(3)重度：全身组织严重水肿，身体低垂部皮肤紧张发亮，甚至可有液体渗出，有时可伴有胸腔、腹腔、鞘膜积液(水肿的病因与发生机制参考第一篇第一章第八节)。

七、蜘蛛痣与肝掌

皮肤小动脉末端分支血管扩张所形成的血管痣，形似蜘蛛，称为蜘蛛痣(图3.2.6)。蜘蛛痣直径由针帽头大到数厘米不等，多出现在上腔静脉分布的区域内，如面、颈、手背、上臂、前臂、前胸和肩部等处。评估时用棉签或火柴杆压迫蜘蛛痣的中心，其辐射状小血管网即褪色，去除压力后又复出现。一般认为蜘蛛痣的发生与肝对体内雌激素的灭活能力减弱有关，常见于慢性肝炎或肝硬化。蜘蛛痣的数目与疾病的严重程度有一定关联，病情好转可以减少或消失。但某些人身上出现一两个或几个蜘蛛痣不一定具有临床意义，健康妇女在妊娠期间也可出现。慢性肝病患者手掌大、小鱼际肌处常发红，加压后褪色，称为肝掌，发生机制与蜘蛛痣相同。

八、压疮

压疮又称压力性溃疡，为局部组织长期受压，持续性缺血、缺氧、营养不良引起的皮肤损

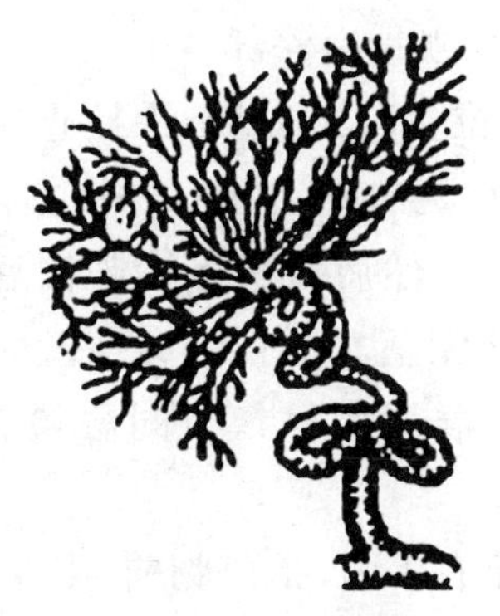
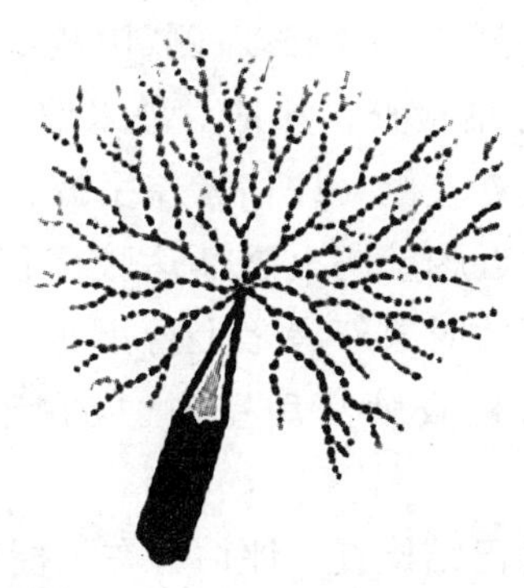

图 3.2.6　蜘蛛痣

害。易发生在身体长期受压部位，如枕部、肩胛部、肘部、髋部、骶尾部、内外踝及足跟等。根据受压皮肤的特点分为淤血红肿期、炎性浸润期、浅表溃疡期和坏死溃疡期。

第三节　浅表淋巴结评估

一、正常浅表淋巴结

淋巴结分布于全身，一般身体评估仅能检查身体各部表浅的淋巴结。在正常情况下，淋巴结较小，直径多为 0.2～0.5 cm，质地柔软，表面光滑，与毗邻组织无粘连，不易触及，也无压痛。

浅表淋巴结呈组群分布，一个组群的淋巴结收集一定区域内的淋巴液。如耳后、乳突区的淋巴结收集头皮范围内的淋巴液；颌下淋巴结群收集口底、颊黏膜、牙龈等处的淋巴液；颏下淋巴结群收集颏下三角区内组织、唇和舌部的淋巴液；颈深淋巴结上群（胸锁乳突肌上部）收集鼻咽部的淋巴液，下群（胸锁乳突肌下部）收集咽喉、气管、甲状腺等处的淋巴液；左侧锁骨上窝淋巴结多收集食管、胃等器官的淋巴液；右侧多收集气管、胸膜、肺等处的淋巴液；腋窝部淋巴结群收集躯干上部、乳腺、胸壁等处的淋巴液；腹股沟淋巴结群收集下肢及会阴部等处的淋巴液。一定区域的炎症或肿瘤往往引起相应组群的淋巴结肿大。

二、评估方法及顺序

（一）评估方法

评估淋巴结的方法是视诊和触诊。视诊时不仅要注意局部征象（包括皮肤是否隆起，颜色有无变化，有无皮疹、瘢痕、瘘管等）也要注意全身状态。触诊是评估淋巴结的主要方法。评估者将食指、中指、无名指并拢，其指腹平放于被评估部位的皮肤上进行滑动触诊。

1.颈部淋巴结检查　评估者可站在评估对象背后，手指紧贴检查部位，由浅入深进行滑动触诊。触诊时让评估对象头稍低，或偏向检查侧，以使皮肤或肌肉松弛，便于触诊。

2.锁骨上窝淋巴结检查　让评估对象取坐位或卧位，头部稍向前屈，用双手进行触诊,左手触诊右侧,右手触诊左侧,由浅部逐渐触摸至锁骨后深部。

3.腋窝淋巴结检查　评估对象采取坐位或仰卧位,评估者以右手检查左侧,左手检查右侧,一般先检查左侧。评估者左手握住评估对象左腕向外上屈肘外展抬高约45°,右手指并拢,掌面贴近胸壁向上逐渐达腋窝顶部滑动触诊,然后依次触诊腋窝后、内、前壁,再翻掌向外,将评估对象外展之上臂下垂,触诊腋窝外侧壁。检查腋窝前壁时,应在胸大肌深面仔细触摸;检查腋窝后壁时,应在腋窝后壁肌群深面触摸。同法检查右侧腋窝淋巴结。

4.滑车上淋巴结检查　评估者右手握住评估对象右手腕,抬至胸前,以左手小指抵在肱骨内上髁,无名指、中指、食指并拢在肱二头肌与肱三头肌沟中纵行、横行滑动触摸。同法检查左侧滑车上淋巴结。

发现淋巴结肿大时,应注意其部位、大小、数目、硬度、压痛、活动度、有无粘连,局部皮肤有无红肿、瘢痕、瘘管等。同时注意寻找引起淋巴结肿大的原发病灶。

(二)评估顺序

为了避免遗漏应特别注意淋巴结的评估顺序。淋巴结的评估顺序是:耳前、耳后、枕部、颌下、颏下、颈前、颈后、锁骨上窝、腋窝、滑车上、腹股沟、腘窝。

三、淋巴结肿大的临床意义

(一)局限性淋巴结肿大

1.非特异性淋巴结炎　由引流区域的急、慢性炎症所引起,如急性化脓性扁桃体炎、齿龈炎可引起颈部淋巴结肿大。急性炎症初始,肿大的淋巴结柔软、有压痛,表面光滑、无粘连,肿大至一定程度即停止。慢性炎症时,淋巴结较硬,最终淋巴结可缩小或消退。

2.淋巴结结核　肿大的淋巴结常发生于颈部血管周围,多发性,质地稍硬,大小不等,可相互粘连,或与周围组织粘连,如发生干酪性坏死,则可触及波动感。晚期破溃后形成瘘管,愈合后可形成瘢痕。

3.恶性肿瘤淋巴结转移　恶性肿瘤转移所致的肿大淋巴结,质地坚硬,或有象皮样感,表面可光滑或突起,与周围组织粘连,不易推动,一般无压痛。胸部肿瘤(如肺癌)可向右侧锁骨上窝或腋窝淋巴结群转移;胃癌多向左侧锁骨上窝淋巴结群转移,因此处系胸导管进颈静脉的入口,这种肿大的淋巴结称为Virchow淋巴结,常为胃癌、食管癌转移的标志。

(二)全身性淋巴结肿大

淋巴结肿大可遍及全身,大小不等,无粘连,光滑,无压痛。

1.感染性疾病　病毒感染见于传染性单核细胞增多症、艾滋病等;细菌感染见于布氏杆菌病、血行弥散型肺结核、麻风等;螺旋体感染见于梅毒、鼠咬热、钩端螺旋体病等;原虫与寄生虫感染见于黑热病、丝虫病等。

2.非感染性疾病　结缔组织疾病,如系统性红斑狼疮、干燥综合征、结节病等;血液系统疾病,如急慢性白血病、淋巴瘤、恶性组织细胞病等。

复习思考题

一、选择题

1.患者不能自己调整或变换肢体的位置称为(　　)。

A.自主体位　B.被动体位　C.强迫仰卧位

D.强迫停立位　E.强迫坐位

2.与判断发育是否正常无关的是(　　)。

A.身高　B.体重　C.第二性征　D.智力　E.营养

3.慌张步态常见于(　　)。

A.脑性瘫痪　B.小脑疾患　C.酒精中毒

D.帕金森病　E.腓总神经麻痹

4.甲亢患者的面容正确的描述是(　　)。

A.面色晦暗、双颊暗红、口唇发绀　B.面色潮红、表情痛苦

C.面容憔悴、面色灰暗、双目无神　D.面容惊愕,眼球凸出

E.面如满月、皮肤发红

5.以下不属于营养状态良好的是(　　)。

A.皮下脂肪丰满　B.皮肤有光泽　C.肌肉结实

D.毛发、指甲润泽　E.体重超标

6.皮肤黏膜呈现樱桃红见于(　　)。

A.大叶性肺炎　B.运动后　C.猩红热

D. Cushing 综合征　E.一氧化碳中毒

7.过多食用富含胡萝卜素的食物可使皮肤黄染,但一般不发生于(　　)。

A.足底　B.前额　C.手掌

D.巩膜和口腔黏膜　E.鼻部和双颊部

8.发绀的常见部位不包括下述哪项?(　　)

A.眼眶　B.面颊　C.肢端

D.舌唇　E.耳廓

9.皮肤颜色与下列哪项因素无关?(　　)

A.皮下脂肪厚薄　B.血液的充盈程度　C.色素量的多少

D.年龄　E.毛细血管的分布

10.关于色素沉着,下列不正确的是(　　)。

A.色素沉着均为病理性　B.身体外露部分色素较多

C.可见于妇女妊娠期　D.老年人可发生散在色素斑

E.原发性肾上腺皮质功能减退特征表现

11.皮下淤斑的特点是(　　)。

A.直径小于 2 mm,压之不褪色　B.直径小于 2 mm,压后褪色
C.直径大于 5 mm,压后不褪色　D.直径为 3~5 mm,加压后不褪色
E.片状出血并伴有皮肤黏膜显著隆起

12.蜘蛛痣的形成是由于(　　)。
A.皮肤毛细血管扩张　B.皮肤小静脉末端扩张　C.皮肤小动脉瘤
D.皮肤小静脉瘤　E.皮肤小动脉末端分支扩张

13.全身组织水肿,伴有胸水、腹水,这种情况属于(　　)。
A.轻度水肿　B.中度水肿　C.重度水肿
D.黏液性水肿　E.压陷性水肿

14.乳腺癌患者可出现哪组淋巴结肿大?(　　)
A.滑车上淋巴结　B.腋窝淋巴结　C.腹股沟淋巴结
D.左锁骨上淋巴结　E.右锁骨上淋巴结

15.恶性肿瘤淋巴结转移的特点一般不包括(　　)。
A.有明显压痛　B.大小不等、多发　C.周围粘连,不易推动
D.表面光滑　E.质地坚硬或有象皮感

16.胃癌易向下列哪处淋巴结转移?(　　)
A.颈部淋巴结　B.左锁骨下淋巴结　C.左锁骨上淋巴结
D.左腋淋巴结　E.左腹股沟淋巴结

二、简答题

1.名词解释

被动体位　玫瑰疹　荨麻疹　紫癜　蜘蛛痣

2.生命体征包括哪些项目?其正常值是多少?

3.皮肤评估的内容有哪些?

4.蜘蛛痣与肝掌有何临床意义?

5.简述淋巴结评估的内容及顺序。

(胡建刚)

第三章　头面部评估

学习目标

- 掌握瞳孔、鼻窦、扁桃体的评估方法及临床意义。
- 熟悉头颅、睑结膜及眼球运动评估的临床意义。
- 了解头面部评估的内容。

知识点

- 头发与头皮、头颅、眼、耳、鼻、口。

案例导入

患儿，女，6 岁，发热 4 天，面部皮疹 1 天。

请思考：如何对患儿进行皮肤评估？该患儿目前有哪些护理问题？

头部及其器官是人体较重要的外形特征之一，是评估者最先和最容易见到的部分，仔细检查常常能提供很多有价值的健康资料，应进行全面的视诊、触诊。

第一节　头部评估

一、头发与头皮

评估头发要注意颜色、疏密度、脱发的类型与特点。头发的颜色、曲直和疏密度可因种族遗传因素和年龄而不同。儿童和老年人头发较稀疏，头发逐渐变白也是老年性改变。脱发可由疾病引起，如伤寒、甲状腺功能低下、斑秃等，也可由物理与化学因素引起，如放射治疗和抗癌药物治疗等，评估时要注意其发生部位、形状与头发改变的特点。

头皮的评估需分开头发观察头皮颜色、头皮屑，有无头癣、疖痈、外伤、血肿及瘢痕等。

二、头颅

(一)大小及形态

头颅的视诊应注意大小、外形变化和有无异常活动。触诊是用双手仔细触摸头颅的每一个部位,了解其外形,有无压痛和异常隆起。头颅的大小以头围来衡量,测量时以软尺自眉间绕到颅后通过枕骨粗隆。新生儿头围约 34 cm,出生后的前半年增加 8 cm,后半年增加 3 cm,第二年增加 2 cm,第三、四年内约增加 1.5 cm,到 18 岁可达 53 cm 或以上,以后几乎不再变化。矢状缝和其他颅缝大多在出生后 6 个月骨化,骨化过早会影响颅脑的发育。此外,前囟隆起是颅内压增高的表象,见于脑膜炎、颅内出血等;前囟凹陷见于脱水和极度消瘦。头颅的形状、大小异常可为某些疾病的特征:

1.小颅　小儿囟门多在 12~18 个月内闭合,如过早闭合可形成小头畸形,这种畸形同时伴有智力发育障碍。

2.尖颅　也称塔颅,头顶部尖突高起,造成与颜面的比例异常,这是由于矢状缝与冠状缝过早闭合所致。见于先天性疾患尖颅并指(趾)畸形,即 Apert 综合征(图 3.3.1)。

3.方颅　前额左右突出,头顶平坦呈方形,见于小儿佝偻病或先天性梅毒(图 3.3.2)。

4.巨颅　额、顶、颞及枕部突出膨大呈圆形,颈部静脉充盈,对比之下颜面很小。由于颅内压增高,压迫眼球,形成双目下视,巩膜外露的特殊表情,称落日现象,见于脑积水(图 3.3.3)。

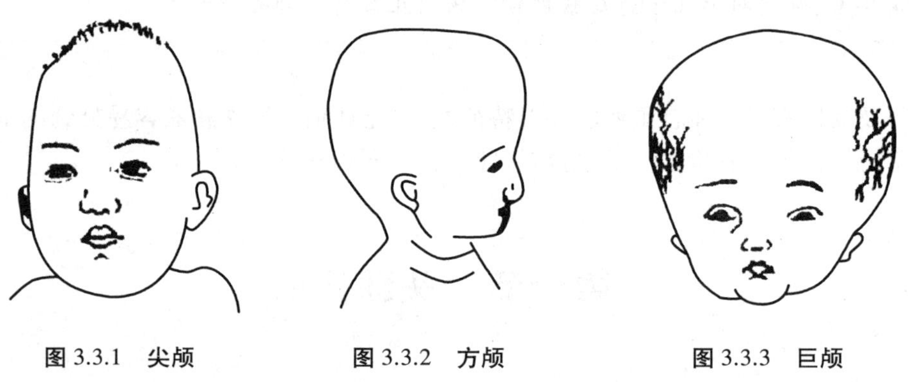

图 3.3.1　尖颅　　图 3.3.2　方颅　　图 3.3.3　巨颅

5.长颅　自颅顶至下颌部的长度明显增大,见于 Manfan 综合征及肢端肥大症。

6.变形颅　发生于中年人,以颅骨增大变形为特征,同时伴有长骨的骨质增厚与弯曲,见于变形性骨炎(paget 病)。

(二)头颅运动

正常人头部活动自如。如头部活动受限,见于颈椎疾患;头部不随意地颤动,见于震颤麻痹(Prkinson 病);与颈动脉搏动一致的点头运动,称 Musset 征,见于严重主动脉瓣关闭不全。

第二节　面部评估

颜面为头部前面不被头发遮盖的部分,面部肌群很多,有丰富的血管和神经分布,是构成表情的基础,各种面容和表情的临床意义已如前述。本节主要介绍面部器官眼、耳、鼻、口的评估。

一、眼

(一)眼眉

正常人眼眉疏密不完全相同,一般内侧与中间部分比较浓密,外侧稍稀疏。外 1/3 眉毛明显稀疏或脱落,见于黏液性水肿、腺垂体功能减退症、麻风病等。

(二)眼睑

1.上睑下垂　双侧上睑下垂见于先天性上睑下垂、重症肌无力;单侧上睑下垂见于蛛网膜下腔出血、白喉、脑脓肿、脑炎、外伤等引起的动眼神经麻痹。

2.眼睑水肿　眼睑皮下组织疏松,轻度或初发水肿常在眼睑表现出来。常见于肾炎、慢性肝病、营养不良、贫血、血管神经性水肿等。

3.眼睑闭合障碍　双侧眼睑闭合障碍可见于甲状腺功能亢进症;单侧闭合障碍见于面神经麻痹。

4.睑内翻　由于瘢痕形成使睑缘向内翻转,见于沙眼。

(三)结膜

结膜分睑结膜、穹隆部结膜与球结膜 3 个部分。检查上睑结膜时需翻转眼睑。评估者用右手检查评估对象左眼;左手检查右眼。翻转要领为:用食指和拇指捏住上睑中外 1/3 交界处的边缘,嘱评估对象向下看,此时轻轻向前下方牵拉,然后食指向下压迫睑板上缘,并与拇指配合将睑缘向上捻转即可将眼睑翻开。翻眼睑时动作要轻巧、柔和,以免引起被评估者痛苦和流泪。

结膜常见的改变有:结膜充血发红见于结膜炎、角膜炎;颗粒与滤泡见于沙眼;结膜苍白见于贫血;结膜发黄见于黄疸;若有多少不等散在的出血点时,可见于感染性心内膜炎,如伴充血、分泌物,见于急性结膜炎;若有大片的结膜下出血,可见于高血压、动脉硬化。

(四)角膜

角膜表面有丰富的感觉神经末梢,因此其感觉十分灵敏。检查时应注意有无云翳、白斑、软化、溃疡、新生血管等。云翳与白斑如发生在角膜的瞳孔部位可引起不同程度的视力障碍;角膜周边的血管增生可能为严重沙眼所致。角膜软化见于婴幼儿营养不良、维生素 A 缺乏等。角膜边缘及周围出现灰白色混浊环,多见于老年人,故称为老年环,是类脂质沉着的结果,无自觉症状,不妨碍视力。角膜边缘若出现黄色或棕褐色的色素环,环的外缘较清晰,内缘较模糊,称为 Kayser-Fleischer 环,是铜代谢障碍的结果,见于肝豆状核变性(Wilson 病)。

(五)巩膜

巩膜为不透明的瓷白色。在发生黄疸时,巩膜比其他黏膜更先出现黄染而容易被发现。巩膜发黄可见于多种原因所致的黄疸,但应与眼裂斑及长期服用阿的平后所致黄染及胡萝卜素血症所致角膜周围黄染相区别。中年以后在内眦部可出现黄色斑块,为脂肪沉着所形成,这种斑块呈不均匀性分布,应与黄疸鉴别。

(六)瞳孔

瞳孔是虹膜中央的孔洞,正常直径为3~4 mm。检查时应注意瞳孔的形状、大小、位置、双侧是否等圆、等大,对光及集合反射等。

1.瞳孔的形状与大小　正常瞳孔为圆形,双侧等大。青光眼或眼内肿瘤时可呈椭圆形;虹膜粘连时形状可不规则。引起瞳孔大小改变的因素很多,生理情况下,婴幼儿和老年人瞳孔较小,在光亮处瞳孔较小,青少年瞳孔较大,兴奋或在暗处瞳孔扩大。病理情况下,瞳孔缩小,见于虹膜炎症、有机磷农药中毒、药物反应(毛果芸香碱、吗啡、氯丙嗪)等。瞳孔扩大见于外伤、颈交感神经刺激、青光眼绝对期、视神经萎缩、药物影响(阿托品、可卡因)等。双侧瞳孔散大并伴有对光反射消失为濒死状态的表现。一侧眼交感神经麻痹,出现瞳孔缩小,眼睑下垂和眼球下陷,同侧结膜充血及面部无汗,称Honer综合征。

2.双侧瞳孔大小不等　常提示有颅内病变,如脑外伤、脑肿瘤、中枢神经梅毒、脑疝等。双侧瞳孔不等,且变化不定,可能是中枢神经和虹膜神经的支配障碍;如双侧瞳孔不等且伴有对光反射减弱或消失以及神志不清,往往是中脑功能损害的表现。

3.对光反射　分直接和间接对光反射。检查时,先使被评估者向远方平视,用电筒直接照射一侧瞳孔,观察瞳孔的变化,此为直接对光反射。正常人瞳孔受光线刺激后立即缩小,移开光源后瞳孔迅速复原。间接对光反射是指光线照射一眼时,另一眼瞳孔立即缩小,移开光线,瞳孔复原。检查间接对光反射时,应以一手挡住两眼之间的光线。正常人对光反射灵敏,昏迷患者瞳孔对光反射迟钝或消失。

4.集合反射　嘱被评估者注视1 m以外的目标(通常是评估者的食指尖),然后将目标逐渐移近眼球(距眼球为5~10 cm),正常人此时可见双眼内聚,瞳孔缩小,称为集合反射。动眼神经功能损害时,集合反射消失。

(七)眼球

1.眼球突出　双侧眼球突出见于甲状腺功能亢进症。患者除突眼外还有以下眼征:①stellwag征:瞬目(即眨眼)减少;②Graefe征:眼球下转时上睑不能相应下垂;③Mobius征:表现为集合运动减弱,即目标由远处逐渐移近眼球时,两侧眼球不能适度内聚;④Joffroy征:上视时无额纹出现。

单侧眼球突出,多由于局部炎症或眶内占位性病变所致,偶见于颅内病变。

2.眼球下陷　双侧下陷见于严重脱水,老年人由于眶内脂肪萎缩也有双眼眼球后退;单侧下陷,见于Horner综合征和眶尖骨折。

3.眼球运动　评估者置目标物(棉签或手指尖)于受检者眼前30~40 cm处,嘱受检者固定头位,眼球随目标方向移动,一般按“左→左上→左下、右→右上→右下”6个方向的顺序进行,观察有无斜视、复视及震颤。斜视见于动眼神经、外展神经受损时,如脑炎、脑膜炎、脑出血、脑肿瘤等。眼球震颤多见于耳源性眩晕、小脑疾病等。

二、耳

(一)耳廓

注意耳廓的外形、大小、位置和对称性,是否有发育畸形、外伤瘢痕、红肿、瘘口、低垂耳等;观察是否有结节,痛风患者可在耳廓上触及痛性小结节,为尿酸钠沉着的结果。耳廓红肿并有局部发热和疼痛,见于感染。牵拉和触诊耳廓引起疼痛,常提示有炎症。

(二)外耳道

注意皮肤是否正常,有无溢液。如有黄色液体流出并有痒痛者为外耳道炎;外耳道内有局部红肿疼痛,并有耳廓牵拉痛则为疖肿。有脓液流出并有全身症状,则应考虑急性中耳炎。有血液或脑脊液流出则应考虑到颅底骨折。对耳鸣患者则应注意是否存在外耳道瘢痕狭窄、耵聍或异物堵塞。

(三)乳突

乳突内腔与中耳道相连。患化脓性中耳炎引流不畅时可蔓延为乳突炎,检查时可发现耳廓后方皮肤有红肿,乳突有明显压痛,有时可见瘘管。严重时,可继发耳源性脑脓肿或脑膜炎。

三、鼻

(一)鼻的外形

视诊时注意鼻部皮肤颜色和鼻外形的改变。如鼻梁皮肤出现黑褐色斑点或斑片为日晒后或其他原因所致的色素沉着,如黑热病、慢性肝脏疾患等。如鼻梁部皮肤出现红色斑块,病损处高起皮面并向两侧面颊部扩展,见于系统性红斑狼疮。如发红的皮肤损害主要在鼻尖和鼻翼,并有毛细血管扩张和组织肥厚,见于酒渣鼻。鼻腔完全堵塞、外界变形、鼻梁宽平如蛙状,称为蛙状鼻,见于肥大的鼻息肉患者。鞍鼻是由于鼻骨破坏、鼻梁塌陷所致,见于鼻骨折、鼻骨发育不良、先天性梅毒和麻风病。若鼻翼扇动,吸气时鼻孔张大,呼气时鼻孔回缩,提示呼吸困难。

(二)鼻腔分泌物

鼻腔黏膜受到各种刺激时会产生过多的分泌物。清稀无色的分泌物为卡他性炎症,黏稠发黄或发绿的分泌物为鼻或鼻窦的化脓性炎症所引起。

(三)鼻出血

鼻出血多为单侧出血,见于外伤、鼻腔感染、局部血管损伤、鼻咽癌、鼻中隔偏曲等。双侧出血则多由全身性疾病引起,如某些发热性传染病(流行性出血热、伤寒等)、血液系统疾病(血小板减少性紫癜、再生障碍性贫血、白血病、血友病)、高血压病、肝脏疾病、维生素 C 或维生素 D 缺乏等。妇女如发生周期性鼻出血则应考虑子宫内膜异位症。

(四)鼻窦

鼻窦为鼻腔周围含气的骨质空腔,共 4 对(图 3.3.4),都有窦口与鼻腔相通,当引流不畅时容易发生炎症。鼻窦炎时出现鼻塞、流涕、头痛和鼻窦压痛。各鼻窦区压痛的检查方法如下:

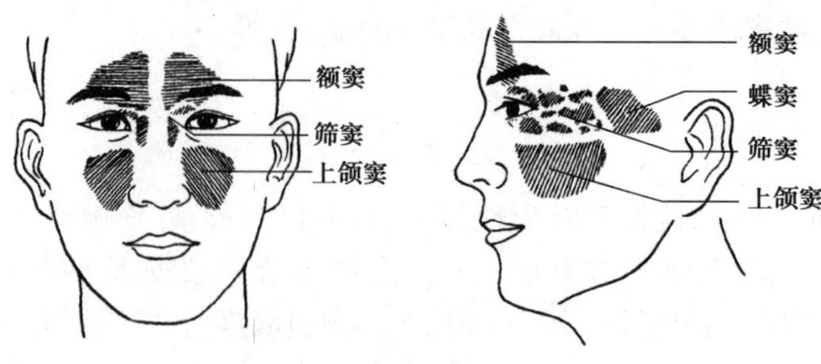

图 3.3.4 鼻窦位置示意图

1.上颌窦 双手固定于受检查的两侧耳后,将拇指分别置于左右颧部向后按压,询问有无压痛,并比较两侧压痛有无区别。

2.额窦 一手扶持受检查枕部,用另一拇指或食指置于眼眶上缘内侧用力向后向上按压。或以两手固定头部,双手拇指置于眼眶上缘内侧向后、向上按压,询问有无压痛,两侧有无差异。

3.筛窦 双手固定受检查两侧耳后,双侧拇指分别置于鼻根部与眼内眦之间向后方按压,询问有无压痛。

4.蝶窦 因解剖位置较深,不能在体表进行检查。

四、口

1.口唇 健康人口唇红润光泽。口唇苍白见于虚脱、主动脉瓣关闭不全和贫血等。发绀见于心力衰竭和呼吸衰竭等。脱水时可出现皲裂,甚至形成痂皮。核黄素缺乏可引起口角糜烂。口唇周围疱疹由单纯疱疹病毒感染引起,伴发于大叶性肺炎、流行性脑脊髓膜炎、疟疾、感冒等。口唇有红色斑片,加压后即褪色为遗传性毛细血管扩张症,除口唇外在其他部位也可发生。口唇肥厚增大见于克汀病、黏液性水肿以及肢端肥大症等。

2.口腔黏膜 正常口腔黏膜光洁呈粉红色。如出现蓝黑色色素沉着斑片多为肾上腺皮质功能减退症(Addison 病)。如见大小不等的黏膜下出血点或淤斑,则可能为各种出血性疾病或维生素 C 缺乏所引起。若在相当于第二磨牙的颊黏膜处出现针帽大小白色斑点,周围有红晕,称为麻疹黏膜斑(Koplik 斑),为麻疹的早期特征。此外,黏膜充血、肿胀并伴有小出血点,称为黏膜疹,多为对称性,见于猩红热、风疹和某些药物中毒。

黏膜溃疡可见于慢性复发性口疮。雪口病(鹅口疮)为白色念珠菌感染,多见于衰弱的病儿或老年患者,也可出现于长期使用广谱抗生素和抗癌药之后。

3.牙齿 应注意有无龋齿、残根、缺牙和义齿等。正常牙齿为瓷白色,如牙齿呈黄褐色称斑釉牙,为长期饮用含氟量过高的水所引起;如发现中切牙切缘呈月牙形凹陷且牙间隙分离过宽,称为 Hutchinson 牙,为先天性梅毒的重要体征之一,单纯牙间隙过宽见于肢端肥大症。

4.牙龈 正常牙龈呈粉红色,不易出血。牙龈红肿容易出血多见于牙龈炎、牙结石、急性白血病等。在齿龈游离缘出现灰蓝色点线是铅中毒特征,称为铅线。出现黑褐色点线,色素沉着,见于慢性铋、汞等重金属中毒,分别称为铋线或汞线。

5.舌 正常舌质淡红,覆薄白苔,大小厚薄适中,活动自如。检查时应注意舌质、舌苔、舌的感觉、运动与形态有无变化。

干燥舌可见于严重脱水、大量吸烟、阿托品作用、放射治疗后等；核黄素缺乏时，舌面上出现黄色上皮细胞堆积而成的隆起部分，状如地图，称地图舌；猩红热患者舌乳头肿胀、发红类似草莓，称草莓舌；烟酸缺乏时舌面绛红如生牛肉状，称牛肉舌；缺铁性贫血、恶性贫血及慢性萎缩性胃炎患者，舌乳头萎缩，舌体较小，舌面光滑，称光滑舌或镜面舌；久病衰弱或长期使用广谱抗生素者，舌面有黑色或黄褐色毛，称黑毛舌；舌肌震颤见于甲状腺功能亢进症；伸舌偏斜见于舌下神经麻痹。

6.咽部及扁桃体　被评估者取坐位，头略后仰，口张大并发“啊”音，此时评估者用压舌板在舌的前 2/3 与后 1/3 交界处迅速下压，此时软腭上抬，在照明的配合下即可见软腭、腭垂、软腭弓、扁桃体、咽后壁等。

检查时若发现咽部黏膜充血、红肿、黏膜腺分泌增多，多见于急性咽炎。若咽部黏膜充血、表面粗糙，并可见淋巴滤泡呈簇状增殖，见于慢性咽炎。急性扁桃体炎时，腺体红肿、增大，在扁桃体隐窝内有黄白色分泌物。扁桃体肿大一般分为三度（图 3.3.5）：不超过咽腭弓者为Ⅰ度；超过咽腭弓者为Ⅱ度；达到或超过咽后壁中线者为Ⅲ度。

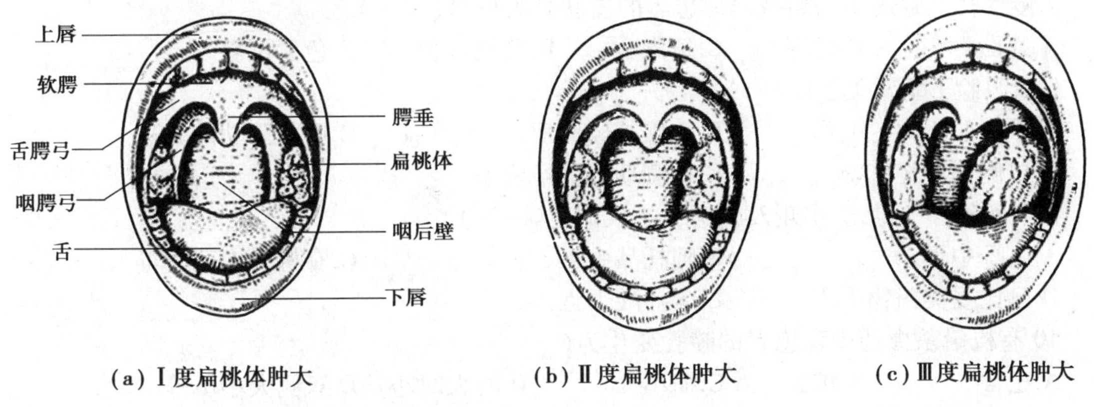

图 3.3.5　扁桃体肿大分度示意图

7.口腔的气味　健康人口腔无特殊气味，饮酒、吸烟的人可有烟酒味，如有特殊难闻的气味称为口臭，如牙龈炎、龋齿、牙周炎可产生臭味；牙槽脓肿为腥臭味；牙龈出血为血腥味。糖尿病酮症酸中毒患者可发生烂苹果味；尿毒症患者可发出尿味；肝坏死患者口腔中有肝臭味；肺脓肿患者呼吸时可发出组织坏死的臭味；有机磷农药中毒的患者口腔中能闻到大蒜味。

复习思考题

一、选择题

1.Apert 综合征可形成下列哪种头颅畸形？（　　）。

A.尖颅　　B.小颅　　C.方颅　　D.巨颅　　E.变形颅

2.老年人角膜边缘及周围出现老年环，导致发生的主要因素是（　　）。

A.铜代谢障碍　　B.铁代谢障碍　　C.类脂质沉着
D.白内障　　E.维生素 A 缺乏

3.口腔黏膜出现蓝黑色色素沉着，指缝、乳晕等处也有色素沉着，见于(　　)。
A.黏液性水肿　　B.克汀病　　C.肾上腺皮质功能减退
D.肢端肥大症　　E.Cushing 综合征

4.关于舌苔与疾病的描述正确的是(　　)。
A.镜面舌见于猩红热　　B.毛舌见于真菌感染　　C.牛肉舌见于发热性疾病
D.地图舌见于烟酸缺乏　　E.草莓舌见于核黄素缺乏

5.方颅主要是下列哪项原因引起的？(　　)
A.囟门过早闭合　　B.矢状缝与冠状缝过早闭合　　C.缺钙
D.脑积水　　E.Apert 综合征

6.瞳孔正常直径为(　　)mm。
A.2~5　　B.1~2　　C.3~4　　D.5~6　　E.3~5

7.慢性肾上腺皮质功能减退症患者的皮肤黏膜可呈(　　)。
A.苍白　　B.发绀　　C.黄染　　D.樱桃红色　　E.色素沉着

8.双眼睑下垂常见于(　　)。
A.重症肌无力　　B.交感神经麻痹　　C.甲状腺功能亢进
D.单侧面神经麻痹　　E.一侧动眼神经麻痹

9.下列各种中毒，会出现双侧瞳孔扩大的是(　　)。
A.吗啡中毒　　B.阿托品中毒　　C.有机磷农药中毒
D.巴比妥类药物中毒　　E.酮症酸中毒

10.有机磷杀虫药中毒患者的瞳孔变化为(　　)。
A.正常　　B.扩大　　C.缩小　　D.时大时小　　E.双侧大小不等

11.口角糜烂主要缺乏的维生素是(　　)。
A.维生素 A　　B.核黄素　　C.维生素 K　　D.维生素 D　　E.烟酸

二、简答题

1.简述瞳孔评估的内容。

2.简述咽、扁桃体评估的临床意义。

（岳新荣）

第四章　颈部评估

学习目标

- 掌握颈部血管、甲状腺的评估方法及临床意义。
- 熟悉颈部运动、气管评估的临床意义。
- 了解颈部外形及气管的评估方法。

知识点

- 颈部外形与运动、颈动脉、颈静脉、甲状腺、气管。

案例导入

患者，女，57岁，心悸、颈部增粗3个月。

请思考：对患者重点做哪些部位的评估？该患者目前可能有哪些护理问题？

颈部评估应在平静、自然的状态下进行，被评估者最好取舒适坐位，充分暴露颈部和肩部。评估者手法应轻柔，当怀疑颈椎有疾患时更应注意。

第一节　颈部外形与运动

正常人坐位时颈部直立，两侧对称，伸屈、转动自如，检查时应注意颈部静态与动态时的改变。如头不能抬起，见于严重消耗性疾病的晚期、重症肌无力、脊髓前角细胞炎、进行性肌萎缩等。头部向一侧偏斜称为斜颈，见于颈肌外伤、瘢痕收缩、先天性颈肌挛缩和斜颈。颈部运动受限并伴有疼痛，可见于软组织炎症、颈肌扭伤、肥大性脊椎炎、颈椎结核或肿瘤等。颈部强直为脑膜受刺激的特征，见于各种脑膜炎、蛛网膜下腔出血等。

第二节 颈部血管

一、颈动脉

1.颈动脉搏动 正常人颈部动脉的搏动，只在剧烈活动后心搏出量增加时可见，且很微弱。如在安静状态下出现颈动脉的明显搏动，则多见于主动脉瓣关闭不全、高血压、甲状腺功能亢进及严重贫血患者。

2.颈动脉杂音 如在颈部大血管区听到血管杂音，应考虑颈动脉或椎动脉狭窄，呈高音调吹风样收缩中期杂音。若在锁骨上窝处听到杂音，则可能为锁骨下动脉狭窄，见于颈肋压迫。

二、颈静脉

1.颈静脉怒张 正常人立位或坐位时颈外静脉常不显露，平卧时可稍见充盈，充盈的水平仅限于锁骨上缘至下颌角距离的下 2/3 以内。如平卧时超过正常水平，坐位或身体呈 45°半坐位时见到颈静脉充盈，称颈静脉怒张，提示颈静脉压升高，见于右心衰竭、缩窄性心包炎、心包积液、上腔静脉阻塞综合征，以及胸腔、腹腔压力增加等情况。

2.颈静脉搏动 正常情况无颈静脉搏动，严重三尖瓣关闭不全时可出现。颈动脉搏动和颈静脉搏动的鉴别：一般静脉搏动柔和，范围弥散，触诊时无搏动感；动脉搏动比较强劲，为膨胀性，搏动感明显。

3.颈静脉杂音 如在右锁骨上窝听到低调、柔和、连续性杂音，可能为颈静脉血流快速流入上腔静脉口径较宽的球部所产生，是生理性的，用手指压迫颈静脉后即可消失。

第三节 甲状腺

甲状腺位于甲状软骨下方和两侧(图 3.4.1)，正常为 15~25 g，表面光滑，柔软不易触及。

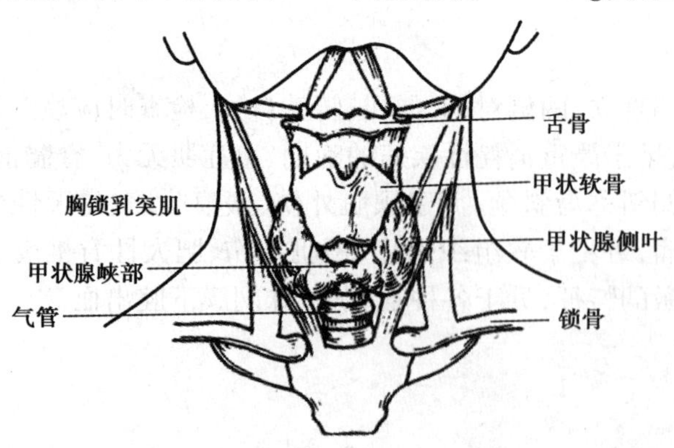

图 3.4.1 甲状腺位置示意图

一、视诊

观察甲状腺的大小和对称性。正常人甲状腺外观不突出，女性在青春发育期可略增大。嘱被评估者做吞咽动作，可见甲状腺随吞咽动作而向上移动，如不易辨认时，再嘱被评估者两手放于枕后，头向后仰，再进行观察即较明显。

二、触诊

触诊比视诊更能明确甲状腺的轮廓及病变的性质。触诊包括甲状腺峡部和甲状腺侧叶的检查。

1.甲状腺峡部　甲状腺峡部位于环状软骨下方第2~4气管环前面。站于被评估者前面用拇指或站于被评估后面用食指从胸骨上切迹向上触摸，可感到气管前软组织，请被评估者吞咽，可感到此软组织在手指下滑动，判断有无增厚和肿块。

2.甲状腺侧叶

(1)前面触诊：一手拇指施压于一侧甲状软骨，将气管推向对侧，另一手食指、中指在对侧胸锁乳突肌后缘向前推挤甲状腺侧叶，拇指在胸锁乳突肌前缘触诊，配合吞咽动作，重复检查，可触及被推挤的甲状腺（图3.4.2）。用同样方法检查另一侧甲状腺。

(2)后面触诊：类似前面触诊。一手食指、中指施压于一侧甲状软骨，将气管推向对侧，另一手拇指在对侧胸锁乳突肌后缘向前推挤甲状腺，食指、中指在其前缘触诊甲状腺。配合吞咽动作，重复检查（图3.4.3）。用同样的方法检查另一侧甲状腺。

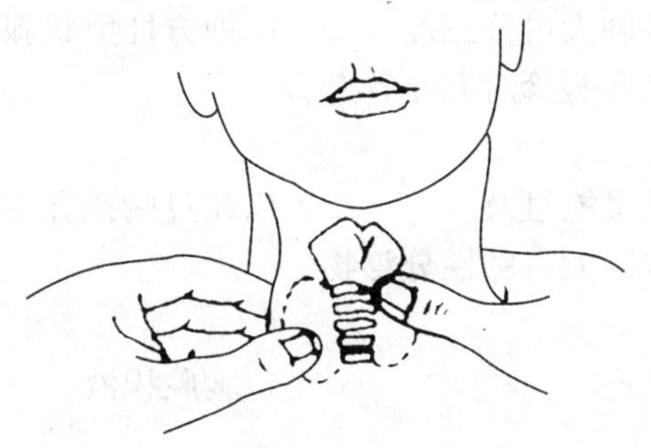

图 3.4.2　前面触诊甲状腺示意图

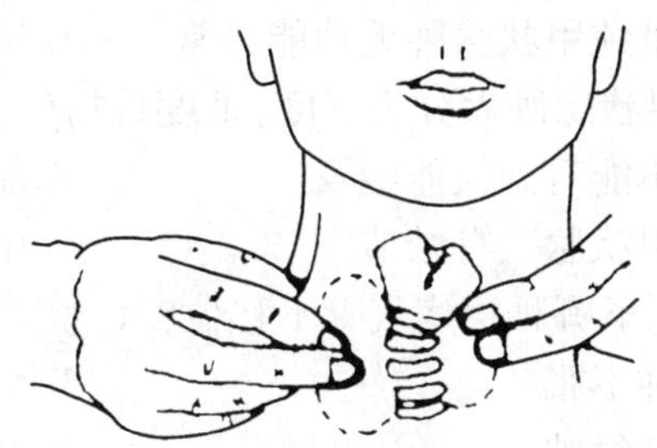

图 3.4.3　后面触诊甲状腺示意图

三、听诊

当触到甲状腺肿大时，用钟形听诊器直接放在肿大的甲状腺上，如听到低调的连续性静脉“嗡鸣”音，对诊断甲状腺功能亢进症很有帮助。另外，在弥漫性甲状腺肿伴功能亢进者还可听到收缩期动脉杂音。

甲状腺肿大可分三度：不能看出肿大但能触及者为Ⅰ度；能看到肿大又能触及，但在胸锁乳突肌以内者为Ⅱ度；超过胸锁乳突肌外缘者为Ⅲ度。

第四节　气　管

正常人气管位于颈前正中部。评估时让评估对象取舒适坐位或仰卧位，使颈部处于自然直立状态，护士将食指与无名指分别置于两侧胸锁关节上，然后将中指置于气管之上，观察中指是否在食指与无名指中间，来判断气管有无偏移。根据气管的偏移方向可以判断病变的性质。如大量胸腔积液、积气、纵隔肿瘤以及单侧甲状腺肿大可将气管推向健侧，而肺不张、肺硬化、胸膜粘连可将气管拉向患侧。

复习思考题

一、选择题

1.气管移向患侧的疾病是(　　)。

A.气胸　　B.肺不张　　C.肺气肿

D.胸腔积液　　E.大叶性肺炎

2.有关甲状腺的叙述，错误的是(　　)。

A.位于甲状软骨的上方　　B.甲状腺肿大可分三度　　C.地方性甲状腺肿缺碘

D.单纯甲状腺肿无功能异常　　E.甲亢患者听诊时有血管杂音

3.甲状腺肿大分为三度，Ⅲ度是指(　　)。

A.不能看到仅能触及　　B.能看到又能触及　　C.超过胸锁乳突肌外缘

D.甲状腺上有结节　　E.甲状腺肿大有脓性分泌物

4.以下哪种疾病气管不移位？(　　)

A.肺不张　　B.胸膜粘连　　C.胸腔积液

D.肺气肿　　E.气胸

5.下列哪种疾病可引起颈静脉怒张？(　　)

A.严重贫血　　B.缩窄性心包炎　　C.二尖瓣关闭不全

D.主动脉瓣关闭不全　　E.三尖瓣关闭不全

6.肝颈静脉回流征阳性可见于(　　)。

A.肝硬化　　B.右心衰竭　　C.高血压心脏病

D.二尖瓣狭窄　　E.二尖瓣关闭不全

7.诊断甲状腺功能亢进的特征性改变是(　　)。

A.甲状腺质地柔软　　B.甲状腺弥漫对称性肿大　　C.甲状腺有结节

D.甲状腺可随吞咽上下移动　　E.可触及震颤或能听到杂音

8.下列哪种疾病可出现颈静脉搏动？(　　)

A.严重贫血　　B.三尖瓣关闭不全　　C.二尖瓣关闭不全
D.甲状腺功能亢进　　E.主动脉瓣关闭不全

二、简答题

1.何谓颈静脉怒张？
2.简述甲状腺肿大的分度。

（岳新荣）

第五章 胸部评估

学习目标

- 掌握肺部正常的叩诊音。
- 掌握正常呼吸类型及临床意义。
- 掌握肺部啰音的听诊特点及临床意义。
- 掌握正常心尖搏动位置、影响心尖搏动的因素及临床意义。
- 掌握心脏听诊部位、顺序及内容。
- 熟悉胸部体表标志、胸廓外形及临床意义、乳房评估的方法及内容。
- 熟悉肺下界的位置及移动范围。
- 熟悉异常呼吸音种类及临床意义。
- 熟悉心脏触诊的内容、方法及临床意义。
- 熟悉心浊音界的大小和叩诊方法。
- 了解啰音的产生机制。
- 了解心脏震颤和杂音的产生机制。
- 了解心脏异常听诊音的临床意义。

知识点

- 胸部的体表标志、胸廓、胸壁与乳房评估、肺部视诊、肺部触诊、肺部叩诊、肺部听诊、心脏视诊、心脏触诊、心脏叩诊、心脏听诊、外周血管评估。

案例导入

患者，男，64 岁，高血压病史 15 年，今天在输液的过程中突然出现心悸、呼吸困难、不能平卧，咳嗽、咯大量的粉红色泡沫痰。身体评估：R23 次/min，Bp200/120 mmHg，P136 次/min，双肺布满湿性啰音和哮鸣音，HR136 次/min，心尖部 2/6 级收缩期杂音，双下肢轻度水肿。

请思考：该患者目前的诊断是什么？主要护理问题有哪些？

胸部是指颈部以下腹部以上的区域。胸部评估的目的是判断胸腔脏器的生理和病理状态。胸部评估应尽量暴露整个胸廓，被评估者一般取坐位，也可取仰卧位，可根据需要变换体位(如左侧卧位、前倾坐位等)。一般评估顺序为从前胸部开始到侧胸部，最后评估背部。评估过程中应尽量减少变动被评估者体位的次数，以减轻其痛苦。

第一节　胸部的体表标志

为标记正常胸部脏器的位置和轮廓或描述胸壁及胸腔内脏器病变的部位和范围，常借助一些体表自然标志(骨骼标志、自然陷窝)和人工画线与分区。

一、骨骼标志

1.胸骨　位于前胸壁正中，扁平状，自上而下分胸骨柄、胸骨体、剑突。

2.胸骨角　又称 Louis 角，是胸骨柄与胸骨体连接处向前的突起，两侧分别与第 2 肋软骨相连接，是前胸壁计数肋骨的主要标志。

3.剑突　胸骨体下端，呈三角形。

4.肋骨　构成胸廓的骨性支架，共 12 对。第 1~10 肋骨在前胸部与肋软骨相连，再与胸骨相连，第 11~12 肋骨与胸骨不相连，为浮肋。大多肋骨可在胸壁触及，但第 1 肋骨因被锁骨遮盖常不能触及。

5.肋间隙　两肋之间的间隙，由胸骨角确定第 2 肋骨，其下的间隙为第 2 肋间隙，以此类推。前胸壁的水平位置多以肋骨或肋间隙标志。

6.脊柱棘突　是后正中线的标志。位于背部颈椎与胸椎交界处的第 7 颈椎棘突最为突出，常作为计数胸椎的标志。

7.肩胛骨　位于后胸壁脊柱两侧第 2~8 肋骨间。肩胛冈及其肩峰端易触及。

8.肩胛下角　为肩胛骨内侧缘向下的终止处。被评估者双手自然下垂时，肩胛下角平第 7 肋水平或第 7 肋间隙，常作为后胸部计数肋骨的标志。

9.腹上角　又称胸骨下角，为左右肋弓在胸骨下端会合所构成的夹角。正常为 70°~110°。腹上角与体型有关，其后为肝脏左叶、胃及胰腺所在区域。

10.肋脊角　为第 12 肋骨与脊柱构成的夹角，为肾和输尿管上端所在的区域。

二、自然陷窝和解剖区域

1.胸骨上窝　是胸骨柄上方的凹陷，其后是气管。

2.锁骨上、下窝　为锁骨上方或下方的凹陷，相当于两肺上叶肺尖的上部或下部。

3.腋窝　为两上肢内上缘与胸壁外上缘构成的凹陷部。

4.肩胛上区　为肩胛冈上方的区域，其外上界为斜方肌上缘。

5.肩胛间区　为两肩胛骨内缘间的区域，以后正中线为界分为左右两部分。

6.肩胛下区　为两肩胛下角连线与第 12 胸椎水平线之间的区域(图 3.5.1、图 3.5.2)。

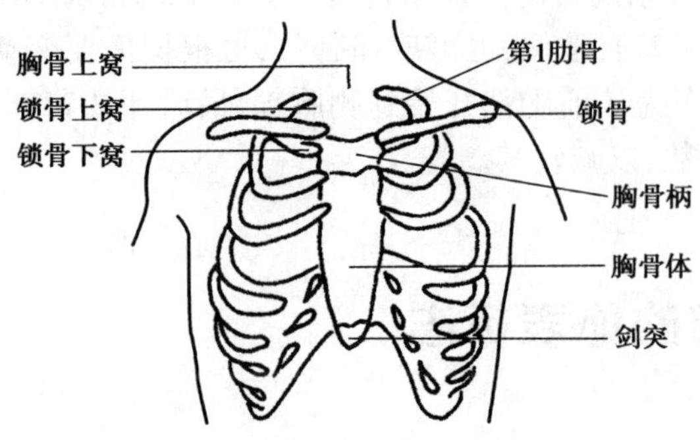

图 3.5.1 前胸部自然标志

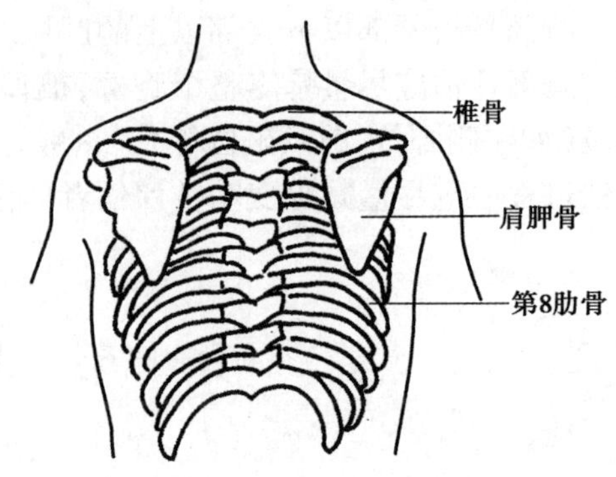

图 3.5.2 后背部自然标志

三、垂直标志

1.前正中线　为通过胸骨正中的一条垂直线。

2.锁骨中线　为分别通过左、右胸锁关节与锁骨肩峰中点的两条垂直线。

3.腋前线　为分别通过左、右腋窝前皱襞的两条垂直线。

4.腋中线　为分别通过左、右腋窝顶部与腋前线和腋后线等距离的两条垂直线。

5.腋后线　为分别通过左、右腋窝后皱襞的两条垂直线。

6.肩胛下角线　为两臂自然下垂时分别通过左、右肩胛下角的两条垂直线。

7.后正中线　为通过脊椎棘突或脊柱正中的一条垂直线(图 3.5.3 至图 3.5.5)。

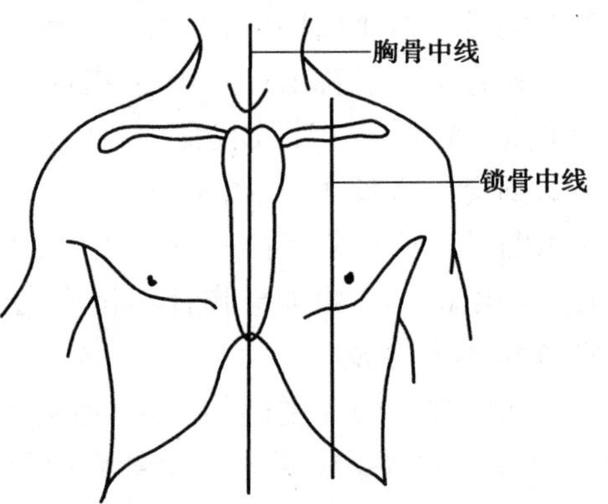

图 3.5.3 前胸壁垂直标志

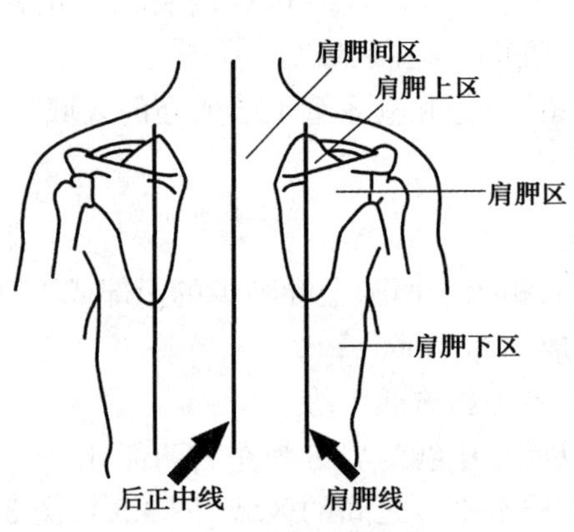

图 3.5.4 后胸壁垂直标志

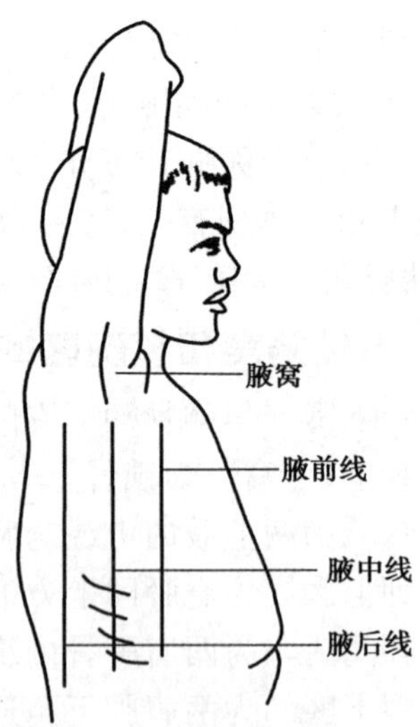

图 3.5.5 侧胸壁垂直标志

第二节　胸廓、胸壁与乳房

一、胸廓

成人胸廓前后径短于左右径(横径),前后径与左右径之比约为 1∶1.5;小儿和老年人前后径略小于或等于左右径。

1.扁平胸　胸廓扁平,前后径短于左右径的一半,见于慢性消耗性疾病,如长期患肺结核的患者,也可见于瘦长体型者。

2.桶状胸　胸部前后径增大,与左右径几乎相等,呈圆桶状,两侧肋骨平行,肋间隙增宽饱满,见于支气管哮喘发作期、严重肺气肿,也可发生于老年或矮胖体型者。

3.佝偻病胸　是佝偻病所致的胸廓病变,多见于儿童。其特点为胸廓前后径略长于左右径,肋骨下缘明显向前突出,胸廓侧壁向内凹陷,状似鸡胸。沿胸骨两侧各肋软骨与肋骨交界处常隆起,形成串珠状,称为佝偻病串珠。若胸骨前下肋骨向外突出,自胸骨剑突沿膈附着的部位向内陷,形成一沟,称肋膈沟,又称哈里逊(Harrison)沟。胸骨下端与剑突处明显内陷,称为漏斗胸。

4.胸廓单侧或局限性变形　胸壁局限性隆起见于心脏扩大、心包积液、主动脉瘤、胸内或胸壁肿瘤等。胸廓一侧膨隆,多见于该侧气胸、大量胸腔积液等。胸廓一侧凹陷,多见于肺不张、肺纤维化、广泛胸膜增厚、粘连等。

5.胸廓畸形　先天性脊柱畸形、脊柱结核或脊柱外伤等可引起脊柱前凸、后凸或侧凸畸形,导致胸廓两侧不对称,肋间隙增宽或变窄。严重的畸形可导致胸廓外形明显改变从而使呼吸、循环功能受到影响(图 3.5.6、图 3.5.7)。

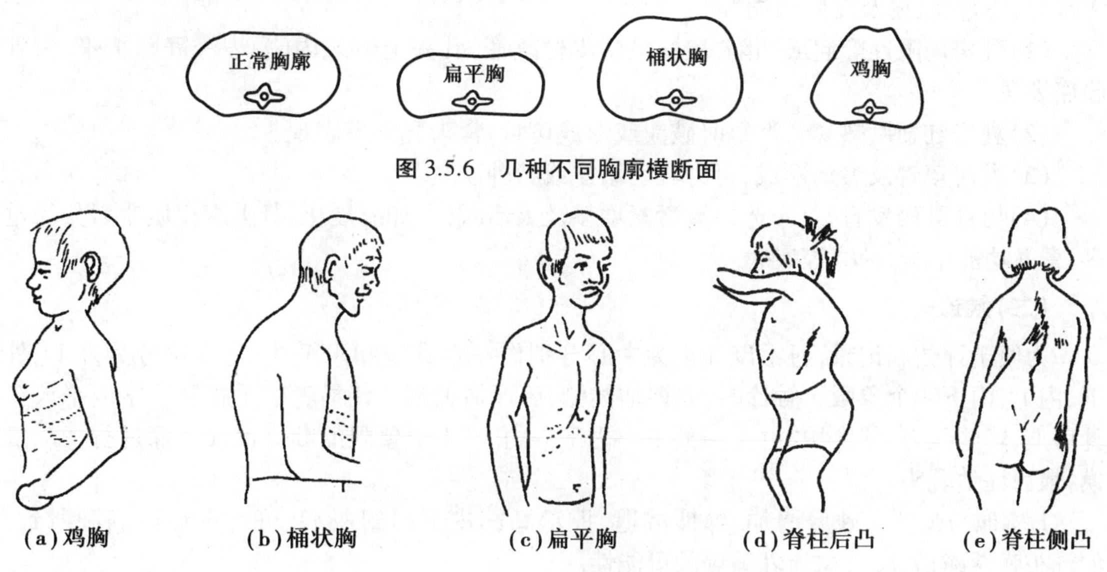

图 3.5.6　几种不同胸廓横断面

图 3.5.7　病态胸廓

二、胸壁

评估胸壁时除应注意营养状态、皮肤颜色、淋巴结及肌肉发育等外，还应注意以下内容：

1.静脉　正常胸壁的静脉不易见到，如有明显的静脉充盈或曲张，则为病态，当血流方向自上而下时，为上腔静脉梗阻，反之为下腔静脉梗阻。

2.皮下气肿　气体存积于皮下时，称为皮下气肿。用手按压时有握雪感或捻发感，用听诊器听诊时，可听到类似捻头发的声音。胸壁皮下气肿是由肺、气管、胸膜损伤或病变后，气体逸出存积于疏松的皮下所致，也可由产气杆菌感染而引起。

3.胸壁压痛　正常胸壁无压痛，在肋间神经炎、肋骨软骨炎、胸壁软组织炎及肋骨骨折时，可有局部压痛。急性白血病时，胸骨下端可出现明显压痛和叩击痛。

4.肋间隙　正常人一般肋间隙无膨隆，体型较瘦的人可见肋间隙稍有凹陷。若吸气时肋间隙明显凹陷，并伴有胸骨上窝、锁骨上窝的凹陷，称为“三凹征”，见于明显的吸气性呼吸困难的患者。若肋间隙膨隆可见于严重肺气肿、大量胸腔积液或张力性气胸的患者。

三、乳房

乳房位于前胸部胸大肌和胸筋膜的表面，乳头在乳房前中央突起，呈圆形柱状，大约位于锁骨中线第4肋间隙。正常儿童和男性的乳房多不明显。女性乳房在青春期后逐渐长大，呈半球形，乳头也较大，乳头和乳晕色泽较深。成年女性乳房位于第2~6肋骨，内侧至胸骨线旁，外侧可达腋中线，乳房的外上部向腋窝呈角状延伸。妊娠和哺乳期乳腺腺体增生，乳房明显增大，乳晕扩大，颜色加深。停止哺乳后，乳腺萎缩，老年妇女乳房萎缩更加明显。

评估乳房时，光线要充足，并注意保护被评估隐私。被评估可取坐位或仰卧位，胸部充分暴露，按照先视诊后触诊的顺序进行。

（一）视诊

应注意双侧乳房的形状、大小、是否对称、有无皮肤色泽异常和乳头内陷、溢液，乳房有无水肿、瘘管、溃疡及皮肤回缩等。

（1）乳房局限性隆起或凹陷，皮肤呈橘皮样改变，乳头上牵或内陷，表浅静脉扩张，为乳腺癌表现。

（2）乳房红、肿、热、痛，严重时破溃或形成瘘管，常为乳腺炎表现。

（3）乳房瘘管及溃疡形成，可为乳房结核或脓肿。

（4）男性乳房发育，见于体内雌激素增多及灭活减低，如肝硬化、肾上腺皮质激素分泌过多、睾丸功能不全、肺癌等疾病。

（二）触诊

为便于评估和记录，通常以乳头为中心分别作一垂直线和水平线，将乳房分为外上、外下、内上、内下4个象限。触诊时，先评估健侧，后评估患侧。评估者的手指和手掌应平放在乳房上，轻施压力，依次按“外上→外下→内下→内上”4个象限的顺序由浅入深进行滑动触摸，最后评估乳头。

1.质地与弹性　硬度增加、弹性减退，提示局部皮下组织浸润，可为炎症或癌肿所致。如乳头弹性减退，应考虑为乳腺癌的可能性。

2.压痛　明显压痛多为炎症，月经前乳房可有压痛，乳腺囊性增生也可有压痛，但乳腺癌很少有压痛。

3.包块　正常乳房腺体可以触及,应与乳腺囊性增生及肿块相鉴别。触及肿块时应注意其部位、外形、大小、数目、质地、活动度以及有无压痛、边缘是否清楚、与周围皮肤及组织是否有粘连等。如肿块边缘光滑、外形整齐、质软、呈囊性、可伴压痛、无粘连,多为良性肿瘤;如肿块不光滑、边界不清、与周围组织粘连、质硬、移动度差、无压痛,多为恶性肿瘤。

4.引流区淋巴结　乳房触诊后还应仔细触诊双侧腋窝、锁骨上窝及颈部的淋巴结有无肿大或其他异常。

第三节　肺和胸膜

肺和胸膜的评估是胸部评估的重点之一,评估环境要温暖,被评估者一般取仰卧位或坐位,充分暴露胸部,按视、触、叩、听的顺序进行。先前胸后侧胸,然后背部,从上往下,注意左右对比。

一、视诊

(一)呼吸运动

1.呼吸运动类型　正常人呼吸时胸廓起伏两侧对称。根据呼吸运动类型,又分为胸式呼吸和腹式呼吸。男性及儿童的呼吸以膈肌运动为主,即以腹式呼吸为主;女性的呼吸则以肋间肌的运动为主,形成胸式呼吸。肺、胸膜或胸壁疾病,如肺炎、胸膜炎、肋骨骨折等,可引起胸式呼吸减弱而腹式呼吸增强;而大量腹水、妊娠晚期、腹腔巨大肿物时,可引起腹式呼吸减弱而胸式呼吸增强。

2.胸腹矛盾呼吸　正常人吸气时胸廓扩张伴有腹壁膨隆。当膈肌麻痹时,吸气相因膈肌收缩无力,被胸腔负压吸引上升,使腹壁下陷,此种呼吸运动称为"胸腹矛盾呼吸"。

3.三凹征　当上呼吸道部分梗阻时,气流进入肺内受阻,呼吸肌收缩,肺内负压极度增高,出现胸骨上窝、锁骨上窝及肋间隙向内凹陷,称为"三凹征"。常见于气管异物、气管肿瘤等。

(二)呼吸频率

正常成人静息状态下呼吸频率为12~20次/min,呼吸与脉搏之比为1:4。呼吸频率低于12次/min,为呼吸过缓,见于麻醉剂或镇静剂过量、颅内压增高等。呼吸频率超过20次/min,称为呼吸过速,见于剧烈运动、强体力劳动、情绪激动时以及发热、贫血、甲状腺功能亢进、心力衰竭和肺部广泛炎症等。

(三)呼吸节律

1.潮式呼吸　又称Cheyne-Stokes呼吸,是一种由浅慢逐渐变为深快,再由深快到浅慢,随之出现一段呼吸暂停后,又开始如上变化的周期性呼吸(图3.5.8)。潮式呼吸周期可长达30 s~2 min,暂停期可持续5~30 s,所以要较长时间仔细观察才能了解周期性节律变化的全过程。

2.间停呼吸　又称Biots呼吸,其表现为有规律地呼吸几次之后突然停止呼吸,间隔一个短时间后又开始呼吸,如此周而复始(图3.5.9)。

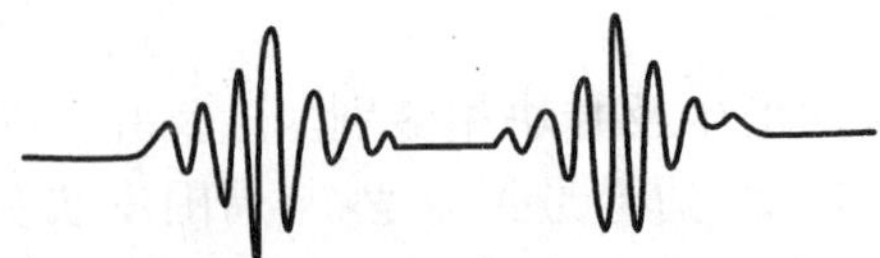

图 3.5.8 潮式呼吸

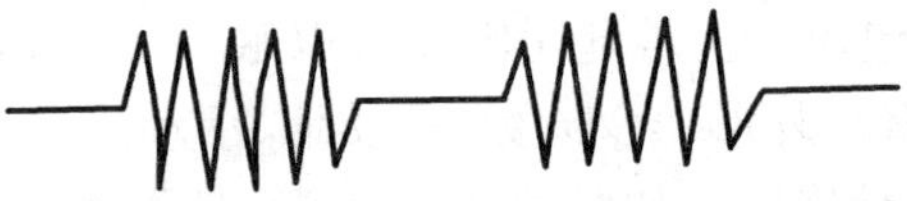

图 3.5.9 间停呼吸

以上两种周期性呼吸节律变化多发生于中枢神经系统疾病，如脑炎、脑膜炎、颅内压增高及某些中毒，如糖尿病酮中毒、巴比妥中毒等。间停呼吸较潮式呼吸更为严重，预后多不良，常在临终前发生。然而，必须注意有些老年人深睡时也可出现潮式呼吸，此为脑动脉硬化，中枢神经供血不足的表现。

3.双吸气呼吸　又称抽泣样呼吸，是连续两次吸气，类似哭后的抽泣，见于颅内高压和脑疝前期。

4.叹息样呼吸　被评估者自觉胸闷，表现在一段正常呼吸节律中插入一次深大呼吸，并常伴有叹息声，也称叹气样呼吸，见于神经衰弱、抑郁症等。

（四）呼吸深度

1.呼吸浅快　见于呼吸中枢抑制或呼吸肌无力，如麻醉剂过量、腹腔积液、胸腔积液、广泛肺炎等。

2.深长呼吸　又称为 Kussmanl 呼吸，表现为呼吸深快，见于严重代谢性酸中毒，如糖尿病酮症酸中毒或尿毒症酸中毒患者。

二、触诊

（一）胸廓扩张度

吸气时胸廓扩张，呼气时胸廓回缩，即呼吸时胸廓有一定的活动度，此活动度称为胸廓的扩张度。检查时，常选呼吸动度最大的胸廓前下部。检查前胸廓的扩张度时，两手对称轻置于被评估者胸廓前下部，左右拇指分别沿肋缘上方指向剑突，手掌和其余四指伸展置于前侧胸壁，嘱被评估者作深呼吸运动，观察和比较两手的动度是否一致。检查背部胸廓扩张度时，将两手平置于被评估者背部约第 10 肋水平，拇指与后正中线平行，并将两侧皮肤向中线轻推，嘱被评估者作深呼吸运动，观察和比较两手的动度是否一致。正常两侧胸廓活动度相等。一侧胸廓扩张度降低见于该侧大量胸水、气胸、胸膜增厚和肺不张等。若双侧扩张度降低见于肺气肿、双侧胸膜炎、胸膜增厚、支气管肺炎等。

（二）语音震颤

被评估者发出声音时所产生的声波振动，沿着气管、支气管及肺泡传到胸壁，可用手掌触知，称为语音震颤，又称触觉语颤。

1.评估方法　评估者将两手掌或手掌尺侧缘平贴在被评估者胸壁的对称部位，嘱被评估者用同样强度的低频音重复发“一”长音，注意对比两侧语音震颤是否相同。

2.语音震颤的特点　语音震颤的强弱与发音强弱、音调高低、胸壁厚薄、支气管是否通畅、邻近脏器及组织等有密切关系，故正常人语音震颤的强弱与性别、年龄、体型、部位有关，其特点是：①男性较女性强；②成人较儿童强；③瘦者较胖者强；④右上胸较左上胸强；⑤前胸上部较下部强；⑥后胸下部较上部强。语音的传导必须有气管及支气管畅通和胸壁的传导。语颤的强弱与发音的强弱(发音强则强)、音调的高低(音调低则强)、胸壁的厚薄(薄则强)等有密切的关系。

3.语音震颤增强　①肺实变,如肺炎链球菌肺炎实变期、肺梗死等,因实变的肺组织声音传导良好,故语颤增强;②肺内大空洞,如肺结核空洞等,空洞贴近胸壁且与支气管相通,声音在空洞内产生共鸣,空洞周围有炎性浸润,声波传导较好,使语颤增强。

4.语音震颤减弱或消失　①肺泡内含气过多,如肺气肿;②支气管阻塞,如阻塞性肺不张;③胸腔积液或气胸,胸膜粘连或肥厚;④胸壁水肿或皮下气肿。

(三)胸膜摩擦感

当胸膜有炎症时,纤维蛋白沉着于胸膜而变得粗糙,呼吸时脏、壁两层胸膜互相摩擦,可在病变部位的胸壁上,触到好似两片皮革相互摩擦的感觉,称为胸膜摩擦感。在腋下第5~7肋间,深呼吸时较易触及。见于纤维素性胸膜炎、渗出性胸膜炎早期或积液吸收后。

三、叩诊

肺部疾病时常引起肺组织的含气量发生改变,影响叩诊音,所以肺部的叩诊对判断肺部病变的存在及性质有重要的意义。

(一)叩诊方法

1.直接叩诊法　评估者用中指掌侧或手指并拢以指腹对胸壁进行拍击,主要用于大面积病变。

2.间接叩诊法　最为常用。叩诊前胸壁及肩胛角以下时,板指平贴在肋间隙并与肋骨平行;叩诊肩胛间区时,板指与脊柱平行。被评估者取坐位或卧位,平静均匀的呼吸。叩诊前胸壁时,胸部稍向前挺;叩诊侧胸壁时,双臂抱头;叩诊背部时,上身略前倾,头稍低,双手抱头或交叉抱肘。

3.注意事项　进行肺部的叩诊时环境要安静温暖,叩击的力量要适度均匀。叩诊时应遵循自上而下,先前胸、再侧胸、后背部的顺序依次进行,并注意左右、上下、内外分别对比叩诊音的变化。

(二)叩诊音

1.正常胸部叩诊音　正常胸部叩诊音有清音(正常肺野)、鼓音(左胸下部胃部鼓音区)、浊音(肝脏或心脏被肺覆盖的部分)、实音(心脏、肝脏绝对浊音区等)4种,如图3.5.10所示。

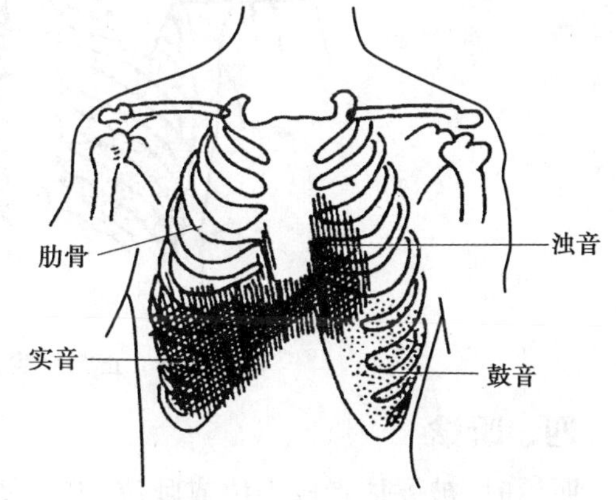

图3.5.10　正常前胸叩诊音

2.异常的肺部叩诊音　肺、胸膜、膈或胸壁出现病理改变时,可在正常肺部的清音区出现过清音、鼓音、浊音、实音,称为异常的叩诊音。其性质和范围取决于病变的性质、大小及距体表的距离。通常病变范围较大且距体表较近时才可出现异常的叩诊音。

(1)过清音:见于肺的含气量增多,张力减弱时,如肺气肿。

(2)鼓音:见于肺内靠近胸部又较大的(直

径大于 3~4 cm)的空腔病变时，如气胸、空洞型肺结核、液化的肺脓肿等。

(3)浊音或实音：见于肺组织的含气量减少，如肺炎、肺梗塞、重度肺水肿、肺硬化、肺不张等；肺内不含气的占位病变，未液化的肺脓肿、肺肿瘤；胸腔积液、胸膜增厚；胸壁水肿、肿瘤等。

(三)肺界叩诊

1.肺上界　即肺尖的宽度。叩诊方法是自斜方肌前缘中央部开始叩出清音，逐渐向外叩，当清音变浊时用笔做一记号，然后转向内侧叩诊，直到清音变为浊音时为止，并再做一记号，测量两者之间的距离，即肺尖宽度(又称 Kronig 峡)，正常为 4~6 cm，右侧较左侧稍窄。若肺尖有结核病变，清音可变浊或清音带变窄；肺气肿时此清音带增宽。

2.肺下界　两侧肺下界大致相同。平静呼吸时，自上而下进行叩诊，当清音变为浊音时，可定为肺下界。正常人于锁骨中线第 6 肋间隙，腋中线第 8 肋间隙，肩胛下角线第 10 肋间隙。肺下界的位置可因体型、发育不同而有差异。矮胖者的肺下界可上升一个肋间隙，瘦长者可下降一个肋间隙，妊娠时肺下界上移。病理情况下，肺不张、肺间质纤维化、膈麻痹、肝脾肿大、腹水、腹腔巨大肿瘤及鼓肠等可使肺下界上升；阻塞性肺气肿、腹腔内脏下垂等可引起肺下界下降。

3.肺下界移动范围　相当于呼吸时膈肌的最大移动范围。叩诊方法是依肺下界的方法先叩出平静呼吸时的肺下界；再让被评估者深吸气后屏住呼吸，向下叩出肺下界，用笔做出标记；继之让被评估者做深呼气屏住呼吸，叩出上升的肺下界，做出标记。测得两个标记间的距离，即为肺下界移动的范围(图 3.5.11)。正常人此范围为 6~8 cm。如小于 4 cm 即为肺下界移动度减小。可见于：①肺组织弹性减弱，如肺气肿；②肺组织萎缩，如纤维性变、肺不张等；③肺组织炎症和水肿；④局部胸膜粘连；⑤胸腔大量积液及胸膜广泛粘连等。

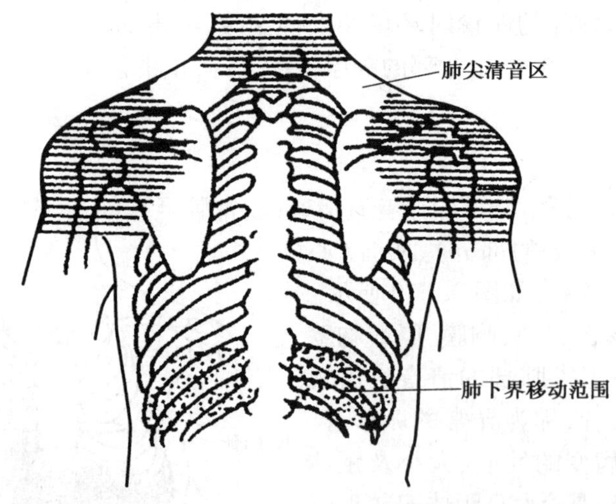

图 3.5.11　正常肺尖清音区与肺下界移动范围

四、听诊

听诊时，被评估者取坐位或卧位，充分暴露胸背部。听诊的顺序一般由肺尖开始，自上而下分别评估前胸部、侧胸部和背部，而且要在上下、左右对称的部位进行对比。被评估者微张口作均匀呼吸，必要时可作较深的呼吸或咳嗽数声后立即听诊，这样更有利于察觉呼吸音及附加音的改变。

(一)正常呼吸音

正常人呼吸时，气流通过呼吸道和肺泡产生湍流引起振动发出声响，通过肺组织及胸壁传至体表的声音即为呼吸音。根据呼吸音的强度、音调高低、性质、时相的长短及听诊部位，将其分为以下3种。

1.支气管呼吸音　为经口鼻吸入或呼出的气流，经过声门、气管、主支气管时形成湍流所产生的声音，似抬舌后经口呼气发出的“哈”的声音。正常人可在喉部、胸骨上窝、背部第6、第7颈椎及第1、第2胸椎附近闻及。该声音表现为呼气相较吸气相长，且呼气音较吸气音强而高调。

2.肺泡呼吸音　吸气时气流进入肺泡，冲击肺泡壁，使其由松弛变为紧张，呼气时又由紧张变为松弛，肺泡的这种弹性变化和气流的振动产生的声音即为肺泡呼吸音。正常人在支气管呼吸音、支气管肺泡呼吸音分布部位以外的其余大部分肺野内均可闻及肺泡呼吸音。这种声音似上齿咬下唇吸气时发出的柔和吹风样的“呋”音。吸气相较呼气相长，且吸气音较呼气音音响强、音调高。肺泡呼吸音的强弱与被评估者的年龄、性别、呼吸的深浅、肺泡组织弹性的大小及胸壁的厚薄等有关。儿童肺泡呼吸音较老年人强；正常男性肺泡呼吸音较女性肺泡呼吸音强；在胸壁较薄、肺泡组织较多的部位，如乳房下部及肩胛下部，肺泡呼吸音最强而在肺尖和肺下缘处肺泡呼吸音较弱；体型瘦长者较体型矮胖者肺泡呼吸音强。

3.支气管肺泡呼吸音　是一种混合性的呼吸音，兼有支气管呼吸音与肺泡呼吸音的特点。正常人可于胸骨角附近、肩胛间区第3、4胸椎水平及肺尖前后部闻及。其声音特点为吸气音与肺泡呼吸音相似，但音调较高且较响亮，呼气音与支气管呼吸音相似，但强度较弱、音调较低，吸气相与呼气相大致相等。

(二)异常呼吸音

1.异常肺泡呼吸音　是由于肺的病理性改变，使肺泡呼吸音性质发生变化。

(1)肺泡呼吸音减弱或消失：见于呼吸中枢功能障碍，如颅内压增高、脑疝及中毒等，全身极度衰竭、呼吸无力，胸廓活动受限如胸痛、肋软骨骨化、肋骨骨折等，呼吸肌疾病如重症肌无力、膈瘫痪或痉挛等，支气管阻塞如支气管哮喘、支气管肺癌等，肺疾病如肺气肿、肺不张等，胸腔疾病如胸腔积液、气胸、胸膜肥厚及粘连，腹部疾病如腹腔积液、腹腔巨大肿瘤等。

(2)肺泡呼吸音增强：见于运动后、发热或新陈代谢亢进时，因机体需氧量增加，呼吸深快，肺泡呼吸音增强。酸中毒时，血中CO_2增加，刺激呼吸中枢使呼吸深长，呼吸音增强。一侧肺部或胸腔病变时，健侧发生代偿性肺泡呼吸音增强。

(3)呼气延长：指呼气时间较吸气长，是由于下呼吸道有部分阻塞或狭窄，如炎症、痉挛、痰栓等，使呼出气流阻力增加或肺组织弹性减弱，失去应有的紧张度，如支气管哮喘、慢性阻塞性肺气肿。

2.异常支气管呼吸音　在正常肺泡呼吸音或支气管肺泡呼吸音的部位听到支气管呼吸音，则为异常支气管呼吸音。见于下列情况：

(1)肺组织实变:如肺炎链球菌肺炎实变期及肺梗死等。

(2)肺内大空腔:当肺内有大空腔与支气管相通,空腔周围组织又有实变时,音响在空腔内产生共鸣而增强且有利于音响传导,见于肺脓肿、肺结核或肺癌形成空洞时。

(3)压迫性肺不张:胸腔积液时,压迫肺发生肺膨胀不全,肺组织较致密,有利于支气管音响的传导,可听到支气管呼吸音,但其特点是声音较弱,听诊时犹如来自远方。

3.异常支气管肺泡呼吸音　是在正常肺泡呼吸音部位听到的混合性呼吸音。可见于:①小部分肺实变与正常肺组织互相掺杂存在,实变区为支气管呼吸音,正常肺组织为肺泡呼吸音,二者掺杂产生异常的支气管肺泡呼吸音;②深部肺实变病灶被正常肺组织遮盖,也可听到此种呼吸音,见于支气管肺炎、肺结核或肺炎链球菌肺炎的初期等。

(三)啰音

啰音是呼吸音以外的附加音。在肺部任何部位听到啰音均为病理性。根据啰音性质不同,分为干啰音和湿啰音两种,各种啰音的发生部位如图 3.5.12 所示。

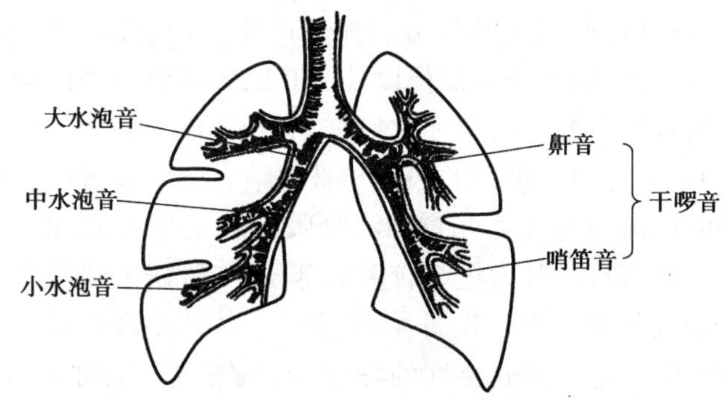

图 3.5.12　各种啰音的发生部位

1.干啰音　发生机制是由于气管或支气管狭窄或部分阻塞,气流通过时发生湍流所产生的音响(图 3.5.13)。

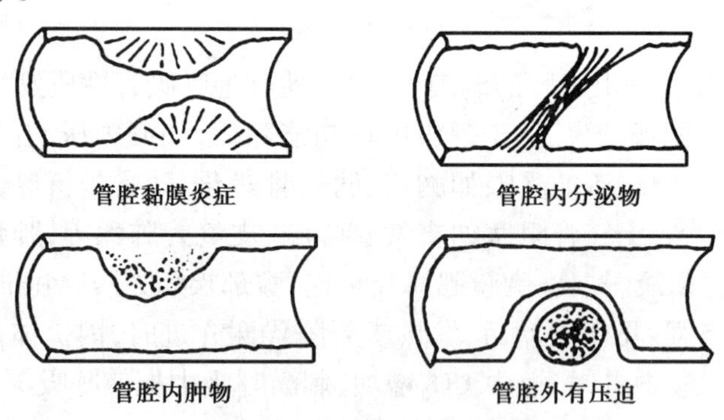

图 3.5.13　干啰音产生机制

(1)干啰音分类:可分两种。①鼾音:是低调而响亮的干啰音,很似人在熟睡时的鼾声,多发生在气管或主支气管;②哨笛音:是一种高调的干啰音,常被描述为哮鸣音、鸟鸣音、飞箭音等,多发生在支气管或细支气管。

(2)听诊特点:①是一种音调高而连续的声音,音响持续时间较长;②呼气时声音最响;

③易变性大，其性质、部位、数量容易发生变化，咳嗽后可增多、减少或消失。

(3) 临床意义：干啰音发生在两侧肺部，见于慢性支气管炎、支气管哮喘、支气管肺炎等，也可见于心源性哮喘。持续存在的局限性干啰音，见于支气管内膜结核或肿瘤。

2.湿啰音　又称水泡音，是由于气管或支气管内有较稀薄的液体，如渗出液、痰液、血液、脓液等，呼吸时气流通过液体，形成水泡破裂所产生的声音。

(1) 湿啰音分类：按音响和性质的不同，湿啰音分为 4 种：①大水泡音(粗湿啰音)，发生在气管、主支气管或空洞内，见于肺结核空洞、肺水肿、昏迷或濒死者；②中水泡音(中等湿啰音)，发生在中等支气管，见于支气管肺炎、肺梗死、肺结核、支气管炎等；③小水泡音(细湿啰音)，发生在小支气管或肺泡内，常见于细支气管炎、早期肺结核、肺瘀血、肺炎球菌肺炎、传染性非典型肺炎等；④捻发音，是一种极细而均匀一致的声音，在吸气末期听到，听诊好像在耳旁用手指捻搓一束头发所产生的声音，故称捻发音。一般认为捻发音是由于未展开的或液体渗出而互相黏合的肺泡，在吸气时被气流冲开而产生的细小声音，可发生在早期肺结核、肺炎早期、肺瘀血、纤维性肺泡炎等。老年人或长期卧床者，可在肺底听到捻发音，在数次深呼吸或咳嗽后消失，一般无临床意义。

(2) 听诊特点：①是一种呼吸音以外，断续而短暂的附加音；②一次常连续多个出现；③可出现于吸气时或呼气早期，以吸气多见，且吸气末较明显；④部位较恒定，性质不易变；⑤几种湿啰音可同时存在；⑥咳嗽后可减轻或消失。

(3) 临床意义：肺部局限性的湿啰音，见于支气管扩张、肺炎或肺结核等。两肺底部湿啰音，见于支气管肺炎及左心功能不全所致的肺淤血等。两肺布满湿啰音，见于急性肺水肿或严重支气管肺炎。

(四) 语音共振

被评估者发长音“一”，声波沿气管、支气管、肺泡传至胸壁，用听诊器可听到柔和而不清楚的弱音，称为语音共振。要注意在胸部两侧对称部位，比较其强弱及性质。其产生机制及临床意义与语音震颤基本相同。在病理情况下，语音共振性质的改变可分为以下 4 种。

1.支气管语音　最灵敏，出现最早。表现为语音共振的声音清晰，强度增加，常伴有触觉语颤增强和病理性支气管呼吸音。见于肺实变范围较大或与支气管相通的肺部大空洞。

2.胸语音　表现为语音共振的强度更强，声音更清，见于大面积的肺实变，是肺实变更广泛的象征。

3.胸耳语音　嘱被评估者用耳语音发“一”的长音，若清楚地听到的是增强的音调较高的耳语音，则为胸耳语音。见于大叶性肺炎、渗出性肺结核、压迫性肺不张、肺脓肿及肺肿瘤等。

4.羊鸣音　嘱被评估者发“一”的长音，若听到的是音响较强的带有鼻音性质的或似羊叫的“啊”音，则为耳语音，见于压迫性肺不张或伴有少量胸腔积液的肺实变。

(五) 胸膜摩擦音

正常胸膜脏、壁两层表面光滑，之间有微量液体润滑，呼吸时不会发生声响。当胸膜发生炎症时,因为纤维素渗出使胸膜表面粗糙,呼吸时两层胸膜相互摩擦发出声音,称之为胸膜摩擦音。胸膜摩擦音常见于胸膜炎症(结核性、化脓性等),也可见于肺炎、肺梗死、胸膜原发或继发性肿瘤、胸膜高度干燥及尿毒症等。

胸膜摩擦音的听诊特点为:①是一种粗糙、响亮、不连续、长短不一、似皮革摩擦的声音;②吸气和呼气时均可闻及,以吸气末或呼气初最为明显,屏气时消失;③深呼吸或用听诊器加压时声音更明显;④可发生于任何部位,但常在前下胸壁腋中线上第 5~7 肋间处最明显;⑤持续时间长短不一,可在短时间内出现、消失或再现,也可持续数天或更久;⑥胸水较多时,摩擦音可消失。

第四节　心脏评估

心脏位于胸腔的中纵膈内,于胸骨和第 2~6 肋软骨后方,第 5~8 胸椎前方,其上方(心底部)与大血管相连,下方为膈,约 2/3 居正中线左侧,1/3 在右侧,心尖位于左前下方。心脏评估对判断有无心脏病,了解其性质、部位、程度有很大帮助。评估时环境要安静,要充分暴露胸部,以规范的评估手法进行操作,按照视、触、叩、听诊的物理评估程序进行,这对于心脏评估尤为重要。

一、视诊

(一)心前区隆起

正常人心前区与右侧的胸部基本对称,无隆起或凹陷。心前区隆起是因在儿童生长发育完成前影响胸廓正常发育而形成。常见胸骨下段及胸骨左缘第 3、4、5 肋骨与肋间的局部隆起,为心脏增大,尤其是右室肥厚挤压胸廓所致,常见于先心病法乐氏四联症、肺动脉瓣狭窄或风湿性二尖瓣狭窄。胸骨右缘第 2 肋间或其附近有局部隆起,多见主动脉弓动脉瘤或升主动脉扩张所致,常伴有收缩期搏动。

(二)心尖搏动

心脏收缩时,心尖向前冲击前胸壁相应部位,使肋间软组织向外搏动称为心尖搏动。正常人心尖搏动一般位于第 5 肋间左锁骨中线内 0.5~1.0 cm 处,搏动范围直径为 2.0~2.5 cm。

1.心尖搏动位置改变　心尖搏动位置的改变可受多种生理性和病理性因素的影响。

(1)生理性因素:正常仰卧时心尖搏动略上移;左侧卧位,心尖搏动向左移 2.0~3.0 cm;右侧卧位可向右移 1.0~2.5 cm。肥胖体型者、小儿及妊娠时,横膈位置较高,使心脏呈横位,心尖搏动向上外移,可在第 4 肋间左锁骨中线外。若体型瘦长(特别是处于站立或坐位)使横膈下移,心脏呈垂位,心尖搏动移向内下,可达第 6 肋间。

(2)病理性因素:有心脏本身因素(如心脏增大)或心脏以外的因素(如纵隔、横膈位置改变),见表 3.5.1。

表 3.5.1　心尖搏动移位的常见病理因素

常见因素		心尖搏动移位	临床常见疾病
心脏因素	左心室增大	向左下移位	主动脉瓣关闭不全
	右心室增大	向左侧移位	二尖瓣狭窄
	左、右心室增大	向左下移位，伴心浊音界两侧扩大	扩张型心肌病等
	右位心	心尖搏动位于右侧胸壁	先天性右位心
心外因素	纵隔移位	心尖搏动向患侧移位	一侧胸膜增厚或肺不张
		心尖搏动向病变对侧	一侧胸腔积液或气胸等
	横隔移位	心尖搏动向左外侧移位	大量腹水等横隔抬高使心脏呈横位
		心尖搏动移向内下，可达第 6 肋间	严重肺气肿等横隔下移使心脏呈垂位

2.心尖搏动强度与范围的改变

(1)生理因素：胸壁肥厚、乳房悬垂或肋间隙狭窄时心尖搏动较弱，搏动范围也缩小。胸壁薄或肋间隙增宽时心尖搏动相应增强，范围也较大。另外，剧烈运动与情绪激动时，心尖搏动也随之增强。

(2)病理因素：心肌收缩力增加也可使心尖搏动增强，如高热、严重贫血、甲状腺功能亢进或左心室肥厚心功能代偿期。然而，心尖搏动减弱除考虑心肌收缩力下降外，尚应考虑其他因素影响。心肌收缩力下降可见于扩张型心肌病和急性心肌梗死等。其他造成心尖搏动减弱的心脏因素有：心包积液、缩窄性心包炎，由于心脏与前胸壁距离增加使心尖搏动减弱；心脏以外的病理性影响因素有：肺气肿、左侧大量胸水或气胸等。

3.负性心尖搏动　心脏收缩时心尖搏动内陷者，称负性心尖搏动。见于粘连性心包炎或心包与周围组织广泛粘连。另外，由于重度右室肥大所致心脏顺时针方向转位，而使左心室向后移位也可引起负性心尖搏动。

(三)心前区搏动

1.胸骨左缘第 3、4 肋间搏动　当心脏收缩时在此部位出现强有力而较持久的搏动，可持续至第二心音开始，多见于右心室搏出的压力负荷增加所致的右心室肥大，如房间隔缺损等。

2.剑突下搏动　可能是右心室收缩期搏动，也可为腹主动脉搏动产生。病理情况下，前者可见于右心室肥大，后者可见于腹主动脉瘤。鉴别搏动来自右心室或腹主动脉的方法有两种：一是深吸气后搏动增强为右心室搏动，减弱则为腹主动脉搏动；二是用手指平放从剑突下向上压入前胸壁后方，右心室搏动冲击手指末端，而腹主动脉搏动冲击手指掌面。

3.心底部异常搏动　胸骨左缘第 2 肋间收缩期搏动多见于肺动脉扩张或肺动脉高压；胸骨右缘第 2 肋间收缩期搏动多见于主动脉弓动脉瘤或升主动脉扩张。

二、触诊

心脏触诊除可进一步确定视诊检查发现的心尖搏动位置和心前区异常搏动的结果外，尚可发现心脏病特有的震颤及心包摩擦感。与视诊同时进行，能起互补作用。触诊方法是评估者先用右手全手掌开始检查，置于心前区，然后逐渐缩小到用手掌尺侧（小鱼际）或食指和中指指腹并拢同时触诊，必要时也可单指指腹触诊。

1.心前区搏动　心尖搏动冲击手指的时间标志着心室收缩期开始，故可利用心尖搏动的触诊来确定心音、震颤及杂音出现的时期。当用手指触诊时，手指可被强有力的心尖搏动抬起，称为抬举样心尖搏动。心尖部抬举性搏动为左心室肥大的可靠体征；而胸骨左下缘收缩期抬举性搏动是右心室肥厚的可靠指征。对视诊所发现的心前区其他异常搏动也可运用触诊进一步确定或鉴别。

2.震颤（猫喘）　震颤是用手在心前区触及到的一种细微颤动的感觉，与在猫的喉部摸到的呼吸震颤相似，故又称为猫喘，是器质性心脏病的特征性体征之一。它的产生机制是血流经过狭窄瓣膜口或异常通道流至较宽广的部位时发生涡流，引起瓣膜、心壁或血管壁的振动传至胸壁所致。一般情况下，震颤的强弱与瓣膜狭窄程度、血流速度和心脏腔室之间的压力差呈正相关。

发现震颤后应确定其部位、时期（收缩期、舒张期或连续性），据此分析其临床意义。心前区震颤的临床意义，见表3.5.2。

表3.5.2　心前区震颤的临床意义

部　位	时　期	常见病变
胸骨右缘第2肋间	收缩期	主动脉瓣狭窄
胸骨左缘第2肋间	收缩期	肺动脉瓣狭窄
胸骨左缘第3、4肋间	收缩期	室间隔缺损
心尖部	舒张期	二尖瓣狭窄
胸骨左缘第2肋间	连续性	动脉导管未闭

3.心包摩擦感　是由于急性心包炎时心包纤维素渗出致表面变得粗糙，心脏收缩时脏层、壁层心包摩擦产生的振动传至胸壁所致。通常在心前区或胸骨左缘第3、4肋间处较易触及。心包摩擦感在心脏的收缩期和舒张期均可触及，但一般在收缩期较明显，坐位时胸前倾或深呼气末常更为清楚。心包腔内有较多渗出液时，则摩擦感消失。

三、叩诊

叩诊可确定心界大小、形状及其在胸腔中的位置。心脏左右缘被肺遮盖的部分叩诊呈相对浊音；而不被肺遮盖的部分则叩诊呈绝对浊音（实音）；叩诊心界是指心脏相对浊音界，反映心脏的实际大小（图3.5.14）。

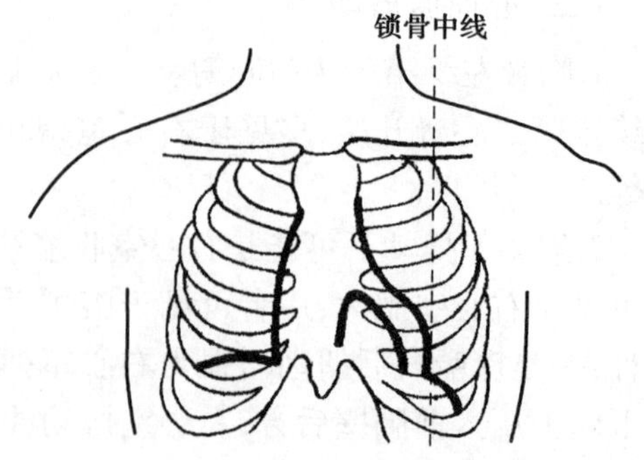

图3.5.14　心脏相对浊音界与绝对浊音界

(一)叩诊方法和顺序

评估者以左手中指作为叩诊板指,平置于心前区拟叩诊的部位。被评估者坐位时板指与肋间垂直,卧位时板指与肋间平行。以右手中指借右腕关节活动叩击扳指,以听到声音由清变为浊音来确定心脏的相对浊音界。先叩心左界,再叩心右界,由下而上,由外向内。左侧在心尖搏动外 2~3 cm 处开始,逐个肋间向上叩,直至第 2 肋间。右侧叩诊时先叩出肝上界,然后于其上一肋间由外向内,逐一肋间向上叩诊,直至第 2 肋间。对各肋间叩得的浊音界逐一作出标记,并测量其与前正中线间的垂直距离。

(二)正常心浊音界

正常成人心脏左、右相对浊音界与前正中线的距离,见表 3.5.3。

表 3.5.3　正常成人心脏相对浊音界

右界/cm	肋　间	左界/cm
2~3	Ⅱ	2~3
2~3	Ⅲ	3.5~4.5
3~4	Ⅳ	5~6
	Ⅴ	7~9

注:正常成人左锁骨中线距前正中线的距离为 8~10 cm。

(三)心浊音界各部的组成

心脏左界第 2 肋间处相当于肺动脉段,第 3 肋间为左心耳,第 4、5 肋间为左心室,其中血管与心脏左心交接处向内凹陷,称心腰。右界第 2 肋间相当于升主动脉和上腔静脉,第 3 肋间以下为右心房,如图 3.5.15 所示。

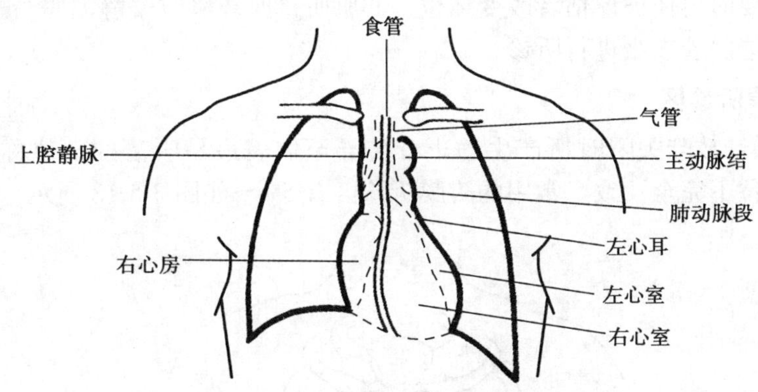

图 3.5.15　心脏各部在胸壁的投影

(四)心浊音界的改变及其临床意义

心浊音界的大小、形态、位置,可受多种因素的影响而发生改变。

1.心脏本身病变　包括房室增大与心包积液等。

(1)左心室增大:心浊音界向左下增大,心腰部由正常的钝角变为近似直角,心界似靴形,常见于主动脉瓣关闭不全或高血压性心脏病(图 3.5.16)。

(2)右心室增大:轻度增大时仅使绝对浊音界扩大,而相对浊音界无明显改变;显著增大时,叩诊心界向左右两侧增大,由于同时有心脏顺时针方向转位,因此向左增大显著,但不向下增大,常见于肺心病或单纯二尖瓣狭窄等。

(3)左心房及肺动脉扩大:使心腰部饱满或膨出,心界似梨形,常见于二尖瓣狭窄,故又称二尖瓣型心脏(图 3.5.17)。

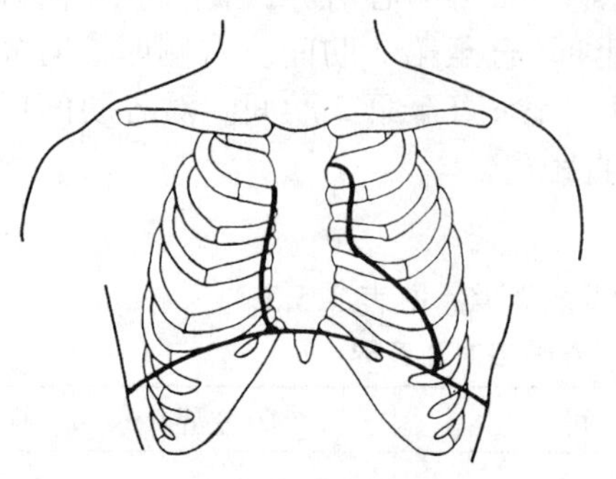

图 3.5.16 主动脉瓣形心脏(靴形心)

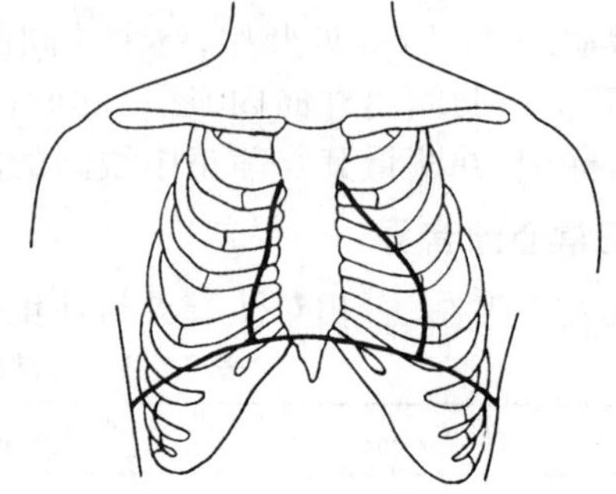

图 3.5.17 二尖瓣形心脏(梨形心)

(4)左、右心室增大:心浊音界向两侧增大,且左界向左下扩大,呈普大型,常见于扩张型心肌病、重症心肌炎、全心衰竭。

(5)心包积液:心界向两侧增大且随体位改变。坐位时心浊音界呈三角烧瓶样,卧位时心底部浊音界增宽,为心包积液的特征性体征。

2.心外因素 如大量胸腔积液或气胸可使心界移向健侧,胸膜肥厚粘连与肺不张则使心界移向患侧;大量腹腔积液或腹腔巨大肿瘤可使横膈抬高,心脏横位,以致心界向左增大等。

四、听诊

心脏听诊是心脏评估中较难掌握而又很重要的内容。心脏听诊时,被评估者可采取坐位或仰卧位,必要时可使被评估者改变体位。心脏听诊时环境应安静温暖,被检者应充分暴露胸部,注意不能隔着衣服进行听诊。

(一)心瓣膜听诊区

心脏各瓣膜开放与关闭时所产生的声音传导至体表最易听清的部位称心脏瓣膜听诊区,与其解剖部位不完全一致。常用的瓣膜听诊区有 5 个,如图 3.5.18 所示。

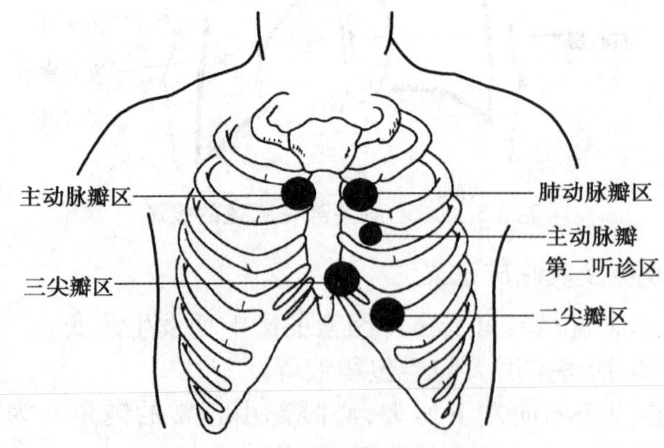

图 3.5.18 心脏瓣膜听诊区

1.二尖瓣区　位于心尖搏动最强点，又称心尖区。

2.肺动脉瓣区　在胸骨左缘第 2 肋间。

3.主动脉瓣区　有两个听诊区，即胸骨右缘第 2 肋间与胸骨左缘第 3、4 肋间，后者称为主动脉瓣第二听诊区。主动脉瓣关闭不全时的杂音在主动脉瓣第二听诊区最响亮。

4.三尖瓣区　在胸骨下端左缘，即胸骨左缘第 4、5 肋间。

对于初学者，设定一个听诊顺序，有助于防止遗漏和全面地了解心脏状况。通常的听诊顺序可以从心尖区开始，逆时针方向依次听诊：先听心尖区再听肺动脉瓣区，然后为主动脉瓣区、主动脉瓣第二听诊区，最后是三尖瓣区。也可按瓣膜病变好发部位的顺序进行，即二尖瓣区、主动脉瓣区、主动脉瓣第二听诊区、肺动脉瓣区和三尖瓣区。

（二）听诊内容

心脏听诊内容包括心率、心律、心音、额外心音、心脏杂音及心包摩擦音。

1.心率　指每分钟心跳的次数。正常成人心率范围为 60～100 次/min，老年人稍慢，儿童稍快，3 岁以下儿童多在 100 次/min 以上。凡成人心率超过 100 次/min，婴幼儿心率超过 150 次/min 称为心动过速。心率低于 60 次/min 称为心动过缓。心动过速与过缓均可由生理性因素、病理性因素或药物引起。

2.心律　指心脏跳动的节律。正常人心律规整，部分青年人或儿童可随呼吸而略有不整，一般吸气时心率增快，呼气时减慢，称窦性心律不齐，一般无临床意义。听诊所能发现的心律失常最常见的有期前收缩和心房颤动。

（1）期前收缩：是指在规则心律基础上，突然提前出现一次心跳，其后有一较长间歇；根据其发生频率的多少可分为频发（≥6 次/min）与偶发（<6 次/min）；如果期前收缩规律出现，可形成联律，例如连续每一次窦性搏动后出现一次期前收缩，称二联律；每两次窦性搏动后出现一次期前收缩则称为三联律，以此类推。

（2）心房颤动：简称房颤，听诊有三大特点：一是心律绝对不规则；二是心音强弱不等；三是脉率少于心率，即脉搏短绌。心房颤动的常见原因有二尖瓣狭窄、高血压病、冠心病和甲状腺功能亢进症等。少数原因不明称特发性。

3.心音　按其在心动周期中出现的先后次序，可依次命名为第一心音（S_1）、第二心音（S_2）、第三心音（S_3）和第四心音（S_4）。通常情况下只能听到 S_1 和 S_2，S_3 可在部分青少年中闻及，S_4 一般听不到，如听到 S_4，属病理性。

（1）正常心音的产生机制与听诊特点：①第一心音：主要由二尖瓣和三尖瓣关闭时的振动而引起，它的出现标志着心室收缩期的开始。音调较低钝，强度较响，历时较长（约0.1 s），与心尖搏动同时出现，在心尖部最响。②第二心音：主要由主动脉瓣和肺动脉瓣关闭时的振动而引起，它的出现标志着心室舒张期的开始，音调较高而脆，强度较 S_1 弱，历时较短（约 0.08 s），不与心尖搏动同步，在心底部最响。③第三心音：出现在心室舒张早期，是由于心室快速充盈的血液自心房冲击室壁，使心室壁、腱索和乳头肌突然紧张、振动所致。音调轻而低，持续时间短（约 0.04 s），局限于心尖部及其内上方，仰卧位、呼气时较清楚。④第四心音：出现在心室舒张末期，一般认为 S_4 的产生与心房收缩使房室瓣及其相关结构（瓣膜、瓣环、腱索和乳头肌）突然紧张、振动有关。心尖部及其内侧较明显，低调、沉浊而弱。属病理性。

（2）心音强度改变：影响心音强度的主要因素为心室收缩力与心排血量、瓣膜位置的高低、瓣膜的结构与活动性等。此外，胸壁厚度、肺含气量的多少等心外因素也影响心音的强度。

1）S_1改变：S_1强度的改变与心肌收缩力的强弱、心室的充盈度、瓣膜的弹性和位置有关：①S_1增强：在二尖瓣狭窄时，左心室充盈减少，在舒张晚期二尖瓣位置较低，又由于左心室血容量减少，收缩期相应缩短，则左心室内压力迅速上升，致低位的二尖瓣突然紧张并关闭，因而产生高调而清脆的S_1，但狭窄的瓣膜发生硬化或钙化后，则S_1可不增强甚至减弱。也可见于高热、甲状腺功能亢进等。②S_1减弱：二尖瓣关闭不全时，因左心室舒张时过度充盈及瓣膜损害而不能完全关闭房室瓣口，使S_1减弱；主动脉瓣关闭不全时，左心室过度充盈，心室收缩前房室瓣的游离缘已接近房室瓣口，则关闭时引起的振动减小，致S_1减弱；也可见于心肌炎、心肌梗死等，因心肌收缩力减弱使S_1低钝。

2）S_2改变：影响S_2强度改变的因素主要有主动脉与肺动脉内压力及半月瓣情况。①主动脉瓣区第二心音（A_2）增强，是由于主动脉内压力增高所致，可见于高血压、主动脉粥样硬化。②A_2减弱，是由于主动脉内压力降低所致，可见于主动脉瓣狭窄或关闭不全。③肺动脉瓣区第二心音（P_2）增强，是由于肺动脉高压所致，可见于二尖瓣狭窄、左心功能不全、左至右分流的先天性心脏病及肺心病。④P_2减弱，是由于肺动脉内压力降低所致，可见于肺动脉瓣狭窄或关闭不全、右心功能不全等。

3）S_1与S_2同时改变：同时增强多见于运动、情绪激动、贫血、甲状腺功能亢进症等使心脏活动增强时。同时减弱多见于心肌严重受损、休克、心包积液、左侧胸腔大量积液、肺气肿、胸壁水肿等。

（3）心音性质的改变：当心肌有严重病变时，S_1失去其原有的特征而与S_2相似，同时心搏加速，且舒张期与收缩期的时限几乎相等时，类似钟摆声，称为钟摆律或胎心律，提示病情严重，如大面积急性心肌梗死和重症心肌炎等。

（4）心音分裂：若组成心音的两个主要成分的时间间隔延长，听诊时听到一个心音分裂为两个心音即称为心音分裂。①S_1分裂。生理情况下，见于健康青少年、儿童；病理情况下，见于电活动或机械活动延迟，如完全性右束支传导阻滞、肺动脉高压。②S_2分裂。临床较常见，可分为生理性分裂、通常分裂（最常见）、固定分裂和反常分裂等。

4.额外心音　是指在原有S_1、S_2之外闻及的病理性附加心音。额外心音可分为舒张期额外心音、收缩期额外心音和医源性额外心音几种，以舒张期额外心音为多见。下面仅介绍几种常见的舒张期额外心音。

（1）奔马律：出现在S_2之后的附加心音，与原有的S_1、S_2组成的韵律酷似马奔跑时的蹄声。奔马律是心肌严重损害和心力衰竭的重要体征。奔马律根据出现时间的早晚可分为舒张早期的奔马律（第三心音奔马律）、舒张晚期的奔马律（第四心音奔马律）和重叠奔马律（火车头奔马律），以舒张早期的奔马律最多见，临床意义也较大。

（2）开瓣音：又称二尖瓣开放拍击音，是由于舒张早期，血液从左心房迅速充盈左心室，使迅速开放的二尖瓣突然停止而产生振动。在心尖部及其内上最易听到，吸气时增强，见于二尖瓣狭窄。开瓣音的出现表示二尖瓣狭窄但瓣膜尚具有一定的弹性，可作为二尖瓣分离术适应证的重要参考条件。

(3)心包叩击音:见于缩窄性心包炎,为舒张早期心室急速充盈时,由于心包增厚,阻碍心室舒张以致心室在舒张过程中被迫骤然停止导致室壁振动而产生的声音,在心尖部和胸骨下段左缘最易闻及。

5.心脏杂音　是指心音和额外心音之外,出现的一种具有不同频率、不同强度、持续时间较长的夹杂声音。它可与正常心音分开或相连续,也可完全遮盖正常心音。杂音是心血管疾病诊断的重要依据,常可依此作出定位及定性诊断。因此,杂音的听诊,对某些心脏病的诊断具有重要意义。

(1)杂音产生的机制:杂音是血流加速、血液通过异常通道或血流管径异常以及血液黏度改变等使层流转变为湍流或旋涡而冲击心壁、大血管壁、瓣膜、腱索等使之振动所致。具体产生机制有:

①血流加速。血流速度越快,就越容易产生旋涡,杂音也越响。例如,剧烈运动、严重贫血、高热、甲状腺功能亢进等,使血流速度明显增加时,即使没有瓣膜或血管病变也可产生杂音,或使原有杂音增强。

②瓣膜口狭窄。血流通过狭窄处会产生湍流而形成杂音,是形成杂音的常见原因。如二尖瓣狭窄、主动脉瓣狭窄、肺动脉瓣狭窄、先天性主动脉缩窄等。此外,也可由于心腔或大血管扩张导致的瓣口相对狭窄,血流通过时也可产生旋涡,形成湍流而出现杂音。

③瓣膜关闭不全。心脏瓣膜由于器质性病变(畸形、粘连或穿孔等)形成的关闭不全或心腔扩大导致的相对性关闭不全,血液反流经过关闭不全的部位会产生旋涡而出现杂音,也是产生杂音的常见原因。如主动脉瓣关闭不全的主动脉瓣区舒张期杂音,高血压性心脏病左心室扩大导致的二尖瓣相对关闭不全的心尖区收缩期杂音。

④异常血流通道。在心腔内或大血管间存在异常通道,如室间隔缺损、动脉导管未闭等,血流经过这些异常通道时会形成旋涡而产生杂音。

⑤心腔异常结构。心室内乳头肌、腱索断裂的残端漂浮,均可能扰乱血液层流而出现杂音。

⑥大血管瘤样扩张。血液在流经该血管瘤(主要是动脉瘤)时会形成涡流而产生杂音。

(2)杂音的听诊要点:听到杂音时,应注意以下特点:

①最响部位。一般而言,杂音在某瓣膜听诊区最响,提示病变在该瓣膜。

②发生的时期。心脏杂音发生在 S_1 与 S_2 之间者,称为收缩期杂音(SM)。发生在 S_2 与下一心动周期的 S_1 之间者,称为舒张期杂音(DM)。杂音在收缩期和舒张期连续出现称为连续性杂音。收缩期和舒张期均出现杂音时,称为双期杂音。一般认为,舒张期杂音和连续性杂音均为器质性杂音,而收缩期杂音则可能系器质性或功能性,应注意鉴别。

③杂音性质。杂音性质可为吹风样、隆隆样、叹气样、机器声样、乐音样等。一般器质性杂音常是粗糙的,而功能性杂音则常为柔和的。

④杂音的强度。收缩期杂音的强度一般采用 Levine 6 级分法,见表 3.5.4;舒张期杂音也可参照此标准分级,或分为轻、中、重三度。

⑤杂音的传导。杂音常沿着血流方向传导,也可借周围组织向外扩散,依据杂音的传导方向可判断杂音的来源及其病理性质,如二尖瓣关闭不全的杂音向左腋下传导,主动脉瓣狭窄的杂音向颈部传导,而二尖瓣狭窄的心尖区隆隆样杂音则较局限。

表 3.5.4 收缩期杂音强度分级

级 别	听诊特点	震 颤
1/6	很弱、占时很短、须仔细听诊或运动、改变体位时才能听到	无
2/6	较易听到,不太响亮	无
3/6	容易听到,中等响亮	无或有
4/6	较响亮的杂音	有
5/6	很响亮,只要用听诊器胸件的一侧边缘接触胸壁即可听到	明 显
6/6	极响亮,甚至当听诊器胸件稍离开胸壁仍能听到	强 烈

⑥体位、呼吸和运动对杂音的影响。采取某一特定的体位或体位改变、运动后、深吸气或呼气、屏气等动作可使某些杂音增强或减弱,有助于杂音的判别。

(3)杂音的临床意义:杂音的听取对心血管病的诊断与鉴别诊断有重要价值。但是,有杂音不一定有心脏病,有心脏病也可无杂音。根据产生杂音的心脏部位有无器质性病变可区分为器质性杂音与功能性杂音;根据杂音的临床意义又可分为病理性杂音和生理性杂音(包括无害性杂音)。器质性杂音是指杂音产生部位有器质性病变存在,而功能性杂音包括:①生理性杂音;②全身性疾病造成的血流动力学改变产生的杂音(如甲状腺功能亢进使血流速度明显增加);③有心脏病理意义的相对性关闭不全或狭窄引起的杂音(也可称相对性杂音)。后者心脏局部虽无器质性病变,但它与器质性杂音又可合称为病理性杂音。应该注意的是,生理性杂音必须符合以下条件:只限于收缩期、心脏无增大、杂音柔和、吹风样、无震颤。生理性与器质性收缩期杂音的鉴别要点,见表 3.5.5。

表 3.5.5 生理性与器质性收缩期杂音的鉴别要点

鉴别点	生理性收缩期杂音	器质性收缩期杂音
年 龄	儿童、青少年多见	不 定
部 位	肺动脉瓣区和(或)心尖区	不 定
性 质	柔和、吹风样	粗糙、吹风样、常呈高调
持续时间	短 促	较长、常为全收缩期
强 度	≤2/6 级	常≥3/6 级
震 颤	无	3/6 级以上可伴有震颤
传 导	局限	沿血流方向传导较远而广

根据杂音出现在心动周期中的时期与部位,将杂音的特点和临床意义分述如下:

1)收缩期杂音:二尖瓣区器质性杂音,主要见于风湿性二尖瓣关闭不全、二尖瓣脱垂综合征等；杂音性质较粗糙、吹风样、响亮高调、强度在3/6级以上、持续时间长，可占全收缩期，甚至遮盖第一心音，并向左腋下传导。二尖瓣区功能性杂音，常见于运动、发热、贫血与甲状腺功能亢进等；杂音性质柔和、吹风样、强度2/6级以下、时限短、较局限。二尖瓣区相对性杂音，见于左心增大引起的二尖瓣相对关闭不全，如高血压性心脏病、冠心病、贫血性心脏病和扩张型心肌病等。主动脉瓣区器质性杂音，多见于各种病因的主动脉瓣狭窄；杂音为喷射性、响亮而粗糙、向颈部传导、常伴有震颤且主动脉瓣第二心音减弱。主动脉瓣区相对性杂音，见于升主动脉扩张，如高血压和主动脉粥样硬化，杂音柔和，常有主动脉瓣第二心音亢进。肺动脉瓣区生理性杂音，较多见，尤其在青少年及儿童中，呈柔和、吹风样、强度在2/6级以下、时限较短。三尖瓣区相对性杂音，多见于右心室扩大的被评估者，如二尖瓣狭窄伴右心衰竭、肺心病，因右心室扩大导致三尖瓣相对性关闭不全；杂音为吹风样、柔和、一般在3/6级以下，可随病情好转、心腔缩小而消失。

2）舒张期杂音：二尖瓣区器质性杂音，主要见于风湿性二尖瓣狭窄；听诊特点为心尖部第一心音亢进，局限于心尖部位的舒张中、晚期低调、隆隆样、递增型杂音，常伴震颤。二尖瓣区相对性杂音，主要见于较重度主动脉瓣关闭不全，在舒张期，从主动脉返流入左心室的血流将二尖瓣前叶冲起，使之开放受阻，导致两个瓣叶中只有后叶开放，形成相对性二尖瓣狭窄而产生杂音，此杂音称Austin-Flint杂音。主动脉瓣区：可见于各种原因的主动脉瓣关闭不全，杂音为舒张早期开始、递减型、柔和、叹气样的特点，常向胸骨左缘及心尖部传导，在主动脉瓣第二听诊区前倾坐位最清楚；常见原因为风湿性或先天性主动脉瓣关闭不全、特发性主动脉瓣脱垂、梅毒性升主动脉炎和马凡综合征所致主动脉瓣关闭不全。肺动脉瓣区：多由于肺动脉扩张导致相对性关闭不全。杂音呈递减型、吹风样、柔和常合并肺动脉瓣第二心音亢进，称Graham-Steell杂音，常见于二尖瓣狭窄伴明显肺动脉高压。

3）连续性杂音：动脉导管未闭时，可在胸骨左缘第2肋间隙及其附近区域听到连续的、粗糙的类似机器转动的声音，故又称机器声样杂音。

6.心包摩擦音　指脏层与壁层心包由于生物性或理化因素致纤维蛋白沉积而粗糙，以致在心脏搏动时产生摩擦而出现的声音。音质粗糙、高音调、搔抓样、比较表浅，类似纸张摩擦的声音。在心前区或胸骨左缘第3、4肋间最响亮，坐位前倾及呼气末更明显。心包摩擦音与心搏一致，屏气时摩擦音仍存在，可据此与胸膜摩擦音相鉴别。临床上常见于各种感染性心包炎，也可见于风湿性病变、急性心肌梗死、尿毒症和系统性红斑狼疮等非感染性疾病。

第五节　周围血管评估

血管检查是心血管检查的重要组成部分，包括脉搏、血压、血管杂音和周围血管征等。脉搏、血压、血管杂音的评估详见有关章节，下面仅介绍周围血管征。

周围血管征包括水冲脉、毛细血管搏动征、枪击音、杜柔（Duroziez）双重杂音，是由脉压增大所致，常见于严重贫血、甲状腺功能亢进、主动脉瓣关闭不全等。

1.水冲脉　脉搏骤起骤落，犹如潮水涨落，故名水冲脉。评估者握紧患者手腕掌面，将其前臂高举过头部,可明显感知桡动脉犹如水冲的急促而有力的脉搏冲击。

2.毛细血管搏动征　用手指轻压患者指甲末端或以玻璃片轻压患者口唇黏膜,使局部发白,当心脏收缩和舒张时则发白的局部边缘发生有规律的红、白交替改变即为毛细血管搏动征。

3.枪击音　在外周较大动脉表面,常选择股动脉,轻放听诊器膜形体件时可闻及与心跳一致的短促如射枪的声音,称为枪击音。

4.Duroziez 双重杂音　以听诊器钟形体件稍加压力于股动脉表面,可闻及的收缩期与舒张期双期吹风样杂音。

复习思考题

一、选择题

1.患者,男,31 岁,活动时突感右胸部撕裂样痛,半小时后入院。查体:瘦长体型,大汗淋漓,气促,气管左移,叩诊右胸呈鼓音,右侧呼吸音消失。最可能是(　　)。

A.胸腔积液　B.大叶性肺炎　C.干性胸膜炎
D.右侧气胸　E.肺气肿

2.患者,女,57 岁,长期咳嗽、咳痰伴喘息。查体:桶状胸,语颤减弱,双肺呈过清音,肺下界下移且移动度变小,双肺可闻及湿啰音及哮鸣音。该患者首先考虑为(　　)。

A.支气管哮喘　B.慢性支气管炎并阻塞性肺气肿
C.支气管扩张　D.支气管肺炎　E.肺不张

3.患者,男,34 岁,发热 10 天收住入院,心脏听诊在胸骨左缘第 3、4 肋间听到舒张期叹气样杂音,并向心尖部传导,初步考虑(　　)。

A.二尖瓣关闭不全　B.二尖瓣狭窄　C.主动脉瓣狭窄
D.主动脉瓣关闭不全　E.动脉导管未闭

4.患者,女,近日来乳头出现血性分泌物,检查右侧乳房外上象限局部皮肤呈“橘皮”外观,应考虑该女性可能为下列哪种情况?(　　)

A.右侧乳腺癌　B.乳腺炎　C.乳腺小叶增生
D.乳腺纤维瘤　E.乳腺囊性增生

5.某患者在心尖部可闻及全收缩期粗糙的吹风样杂音,胸骨左缘第 3、4 肋间舒张期叹息样杂音可诊断为(　　)。

A.二尖瓣狭窄并关闭不全　B.二尖瓣狭窄并主动脉瓣关闭不全
C.二尖瓣狭窄并主动脉瓣狭窄　D.二尖瓣关闭不全并主动脉瓣关闭不全
E.二尖瓣狭窄并关闭不全 ,主动脉瓣关闭不全

6.患者,男,30 岁,常感疲乏无力,劳累后感胸骨后疼痛,主动脉瓣区喷射样粗糙的收缩期杂音,脉搏细弱。X 线检查有左心室肥厚。最可能的诊断是(　　)。

A.冠心病心绞痛　B.肥厚梗阻性心肌病　C.主动脉瓣狭窄

D.主动脉瓣关闭不全　E.二尖瓣狭窄

7.佝偻病胸常不包括(　　)。

A.鸡胸　B.漏斗胸　C.扁平胸

D.佝偻病串珠　E.肋膈沟

8.下列哪种病变常出现库氏呼吸？(　　)

A.肺气肿　B.大叶性肺炎　C.气胸

D.脑血管病变　E.糖尿病酮症酸中毒

9.正常肺部叩诊音为(　　)。

A.清音　B.浊音　C.鼓音　D.过清音　E.实音

10.左室增大时心尖搏动向(　　)移位。

A.右　B.左　C.右下　D.左下　E.左上

11.下列与震颤无关的是(　　)。

A.狭窄的瓣膜口　B.血流方向异常　C.心腔内有赘生物

D.心律失常　E.先天性心血管疾病

12.胸膜摩擦音与心包摩擦音最主要的区别是(　　)。

A.听诊部位不同　B.粗糙程度不同　C.音调高低不同

D.产生机制不同　E.屏气后是否消失

13.触觉语颤增强常见于(　　)。

A.肺气肿　B.气胸　C.阻塞性肺不张

D.大量胸腔积液　E.大叶性肺炎实变期

14.干啰音听诊的主要特点为(　　)。

A.易变性小　B.呼气时较多而明显　C.吸气时更容易听到

D.较恒定　E.咳嗽后增多或减少

15.左心房和肺动脉扩大表现为(　　)。

A.心底部浊音界扩大　B.梨形心　C.三角烧瓶形心

D.靴形心　E.球形心

16.脉搏短绌是指(　　)。

A.脉搏增快　B.心室率大于心房率　C.心室率大于脉率

D.心房率大于脉率　E.心房率大于心室率

17.连续性机器样杂音常见于(　　)。

A.二尖瓣关闭不全　B.二尖瓣狭窄　C.动脉导管未闭

D.主动脉瓣狭窄　E.主动脉瓣关闭不全

18.吸气时脉搏较呼气时显著减弱或消失称为(　　)。

A.水冲脉　B.奇脉　C.交替脉　D.迟脉　E.重搏脉

19.周围血管征常见于(　　)。

A.二尖瓣关闭不全　B.二尖瓣狭窄　C.主动脉瓣关闭不全

D.主动脉瓣狭窄　E.肺动脉瓣关闭不全

二、简答题

1.简述正常呼吸音的听诊特点及部位。
2.说出语颤改变的临床意义。
3.简述干啰音与湿啰音的听诊特点。
4.简述正常心脏相对浊音界。
5.简述心脏瓣膜听诊区的位置与听诊的顺序。
6.第一心音与第二心音如何区别?

（岳新荣）

第六章 腹部评估

📖 **学习目标**

- 掌握腹部体表标志及分区。
- 掌握腹部视诊的内容。
- 掌握腹部触诊的内容及临床意义。
- 掌握肠鸣音的听诊及临床意义。
- 熟悉腹部外形异常的临床意义。
- 熟悉肝、脾、胆囊、肾脏触诊的方法及临床意义。
- 了解腹部叩诊的内容、方法及临床意义。

📖 **知识点**

- 腹部的体表标志、腹部分区、视诊、触诊、叩诊、听诊。

案例导入

患者，女，45岁，因进食油腻食物后出现右上腹持续性疼痛，阵发性加剧，伴恶心、呕吐。诊断为急性胆囊炎。

请思考：对患者进行腹部评估，可能会出现哪些评估结果？该患者目前主要的护理问题是什么？

腹部主要由腹壁、腹腔和腹腔内脏器组成；腹部范围上起横膈，下至骨盆。腹部体表上以两侧肋弓下缘和胸骨剑突与胸部为界，下至两侧腹股沟韧带和耻骨联合，前面和侧面由腹壁组成，后面为脊柱和腰肌。

腹部评估应用视诊、触诊、叩诊、听诊4种方法，尤以触诊最为重要。触诊中又以脏器触诊较难掌握，需要勤学苦练，多实践体会，才能不断提高触诊水平。为了避免触诊引起胃肠蠕动增加，使肠鸣音发生变化，腹部评估的顺序为视、听、触、叩，但记录时为了统一格式仍按视、触、叩、听的顺序。

第一节　腹部的体表标志与分区

一、体表标志

常用腹部体表标志有：

1.肋弓下缘　由第 8~10 肋软骨连接形成的肋缘和第 11、12 浮肋构成。肋弓下缘是腹部体表的上界，常用于腹部分区、肝、脾的测量和胆囊的定位。

2.剑突　是胸骨下端的软骨。是腹部体表的上界，常作为肝脏测量的标志。

3.腹上角　是两侧肋弓至剑突根部的交角，常用于判断体型及肝的测量。

4.脐　位于腹部中心，向后投影相当于第 3~4 腰椎之间，是腹部四区分法的标志。此处易有脐疝。

5.髂前上棘　是髂嵴前方突出点，是腹部九区分法的标志和骨髓穿刺的部位。

6.腹直肌外缘　相当于锁骨中线的延续，常为手术切口和胆囊点的定位。

7.腹中线　是胸骨中线的延续，是腹部四区分法的垂直线，此处易有白线疝。

8.腹股沟韧带　是腹部体表的下界，是寻找股动、静脉的标志，常是腹股沟疝的通过部位和所在。

9.耻骨联合　是两耻骨间的纤维软骨连接，共同组成腹部体表下界。

10.肋脊角　是两侧背部第 12 肋骨与脊柱的交角，为检查肾叩痛的位置。

二、腹部分区

目前常用的腹部分区有四区分法和九区分法两种。

(一)四区分法

通过脐划一水平线与一垂直线，两线相交将腹部分为四区，即左、右上腹部和左、右下腹部(图 3.6.1)。各区所包含主要脏器如下：

1.右上腹部　肝、胆囊、幽门、十二指肠、小肠、胰头、右肾上腺，右肾、结肠肝曲、部分横结肠、腹主动脉、大网膜。

2.右下腹部　盲肠、阑尾、部分升结肠、小肠、右输尿管、胀大的膀胱、淋巴结、女性右侧卵巢和输卵管、增大的子宫、男性右侧精索。

3.左上腹部　肝左叶、脾、胃、小肠、胰体、胰尾、左肾上腺、左肾、结肠脾曲、部分横结肠、腹主动脉、大网膜。

4.左下腹部　乙状结肠、部分降结肠、小肠、左输尿管、胀大的膀胱、淋巴结、女性左侧卵巢和输卵管、增大的子宫、男性左侧精索。

四区分法简单易行，但较粗略，难于准确定位为其不足之处。

(二)九区分法

由两侧肋弓下缘连线和两侧髂前上棘连线为两条水平线，左、右髂前上棘至腹中线连线的中点为两条垂直线，四线相交将腹部划分为井字形九区。即左、右上腹部(季肋部)，左、右侧腹部(腰部),左、右下腹部(髂窝部)及上腹部,中腹部(脐部)和下腹部(耻骨上部)(图3.6.2)。各区脏器分布情况如下:

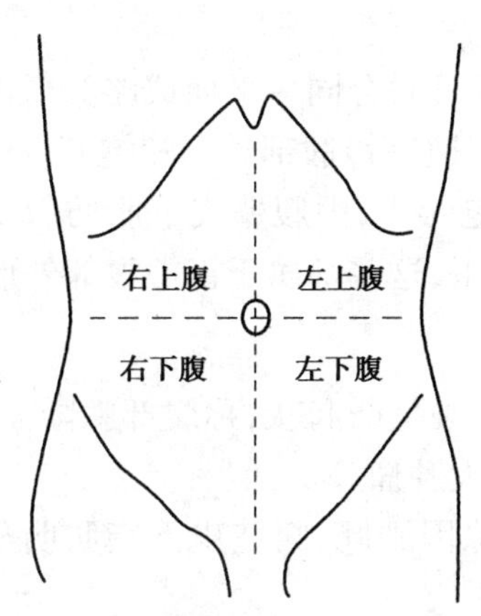

图 3.6.1　腹部四区分法示意图

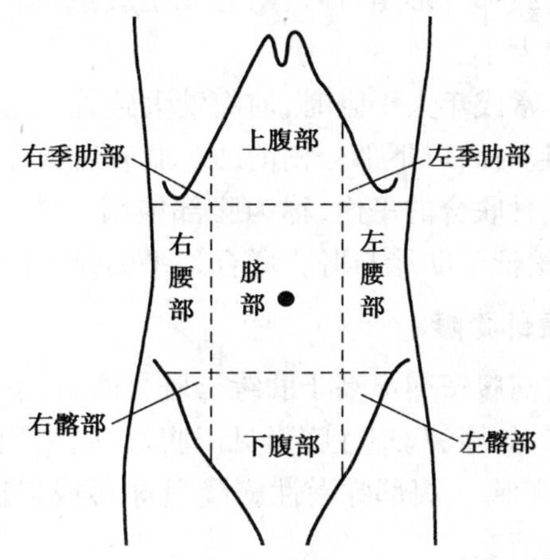

图 3.6.2　腹部九区分法示意图

1.右上腹部(右季肋部)　肝右叶、胆囊、结肠肝曲、右肾上腺、右肾。

2.右侧腹部(右腰部)　升结肠、空肠、右肾。

3.右下腹部(右髂部)　盲肠、阑尾、回肠下端、淋巴结、女性右侧卵巢和输卵管、男性右侧精索。

4.上腹部　胃、肝左叶、十二指肠、胰头、胰体、横结肠、腹主动脉、大网膜。

5.中腹部(脐部)　十二指肠、空肠、回肠、下垂的胃或横结肠、肠系膜及淋巴结、输尿管、腹主动脉、大网膜。

6.下腹部(耻骨上部)　回肠、乙状结肠、输尿管、胀大的膀胱、女性增大的子宫。

7.左上腹部(左季肋部)　脾、胃、结肠脾曲、胰尾、左肾上腺、左肾。

8.左侧腹部(左腰部)　降结肠、空肠、回肠、左肾。

9.左下腹部(左髂部)　乙状结肠、淋巴结、女性左侧卵巢和输卵管、男性左侧精索。

九区分法较细,定位准确,但因各区较小,包含脏器常超过一个分区,加之体型不同,脏器位置可略有差异,应予注意。

第二节　腹部视诊

进行腹部视诊前,嘱被评估者排空膀胱,取低枕仰卧位,两手自然置于身体两侧,充分暴露全腹,光线宜充足而柔和,从前侧方射入视野。评估者应站立于被评估者右侧,按一定顺序自上而下地观察腹部,有时为了查出细小隆起或蠕动波,诊视者应将视线降低至腹平面,从侧面呈切线方向进行观察。

腹部视诊的主要内容有腹部外形、呼吸运动、腹壁静脉、腹壁皮肤、脐部胃肠型和蠕动波以及上腹部波动等。

一、腹部外形

应注意腹部外形是否对称,有无全腹或局部的膨隆或凹陷,有腹水或腹部肿块时,还应测量腹围的大小。

健康正常成年人平卧时,前腹壁大致处于肋缘至耻骨联合同一平面或略为低凹,称为腹部平坦,坐起时脐以下部分稍前凸。肥胖者或小儿(尤其餐后)腹部外形较饱满,前腹壁稍高于肋缘与耻骨联合的平面,称为腹部饱满。消瘦者及老年人,因腹壁皮下脂肪较少,腹部下陷,前腹壁稍低于肋缘与耻骨联合的平面,称为腹部低平,这些都属于正常腹部外形。

(一)腹部膨隆

平卧时前腹壁明显高于肋缘与耻骨联合的平面,外观呈凸起状,称腹部膨隆。生理性膨隆见于肥胖、妊娠;病理性膨隆见于腹水、腹内积气、巨大肿瘤等。

1.全腹膨隆　腹部弥漫性膨隆呈球形或椭圆形,除因肥胖、腹壁皮下脂肪明显增多外,常见于下列情况:

(1)腹腔积液:腹腔内有大量积液称腹水。平卧位时腹壁松弛,液体下沉于腹腔两侧,致侧腹部明显膨出扁而宽,称为蛙腹。侧卧或坐位时,因液体移动而使腹下部膨出。常见于肝硬化门静脉高压症,也可见于心力衰竭、缩窄性心包炎、腹膜癌转移、肾病综合征、胰源性腹水或结核性腹膜炎等。腹膜有炎症或肿瘤浸润时,腹部常呈尖凸型,称为尖腹。

(2)腹内积气:腹内积气多在胃肠道内,大量积气可引起全腹膨隆,使腹部呈球形,两侧腰部膨出不明显,变动体位时其形状无明显改变,见于各种原因引起的肠梗阻或肠麻痹。积气在腹腔内,称为气腹,见于胃肠穿孔或治疗性人工气腹,前者常伴有不同程度的腹膜炎。

(3)腹内巨大肿块:如足月妊娠、巨大卵巢囊肿、畸胎瘤等,也可引起全腹膨隆。

当全腹膨隆时,为观察其程度和变化,常需测量腹围。方法为让被评估者排尿后平卧,用软尺经脐绕腹一周,测得的周长即为腹围,通常以厘米为单位,还可测其腹部最大周长(最大腹围),同时记录。定期在同样条件下测量比较,可以观察腹腔内容物(如腹水)的变化。

2.局部膨隆　腹部的局限性膨隆常见于脏器肿大、腹内肿瘤或炎性肿块、胃或肠胀气,以及腹壁上的肿物和疝等。视诊时应注意膨隆的部位、外形,是否随呼吸而移位或随体位而改变,有无搏动等。脏器肿大一般都在该脏器所在部位,并保持该脏器的外形特征。

有时局部膨隆是由于腹壁上的肿块(如皮下脂肪瘤、结核性脓肿等)而非腹腔内病变。其鉴别方法是嘱被评估者仰卧位作屈颈抬肩动作,使腹壁肌肉紧张,如肿块更加明显,说明肿块位于腹壁上。反之如变得不明显或消失,说明肿块在腹腔内,被收缩变硬的腹肌所掩盖。

局部膨隆近圆形者,多为囊肿、肿瘤或炎性肿块(后者有压痛也可边缘不规则);呈长形者,多为肠管病变,如肠梗阻、肠扭转、肠套叠或巨结肠征等。膨隆有搏动者可能是动脉瘤,也可能是位于腹主动脉上面的脏器或肿块传导其搏动。膨隆随体位变更而明显移位者,可能为游走的脏器(肾、脾等),带蒂肿物(卵巢囊肿等)或大网膜,肠系膜上的肿块。腹壁或腹膜后肿物(神经纤维瘤、纤维肉瘤等)一般不随体位变更而移位。随呼吸移动的局部膨隆多为膈下脏器或其肿块。在腹白线、脐、腹股沟或手术瘢痕部位于腹压增加时出现膨隆,而卧位或降低腹压后消失者,为各该部位的可复性疝。

（二）腹部凹陷

仰卧时前腹壁明显低于肋缘与耻骨联合的平面，称腹部凹陷，凹陷也分全腹和局部，但以全腹意义更为重要。

1.全腹凹陷　被评估者仰卧时前腹壁明显凹陷，见于消瘦和脱水者。严重时前腹壁凹陷几乎贴近脊柱，肋弓、髂嵴和耻骨联合显露，使腹外形如舟状，称舟状腹，见于恶病质，如结核病、恶性肿瘤等慢性消耗性疾病，吸气时出现腹凹陷见于膈肌麻痹和上呼吸道梗阻。早期急性弥漫性腹膜炎引起腹肌痉挛性收缩，膈疝时腹内脏器进入胸腔，都可导致全腹凹陷。

2.局部凹陷　较少见，多由于手术后腹壁瘢痕收缩所致，患者立位或加大腹压时，凹陷可更明显。白线疝（腹直肌分裂）、切口疝于卧位时可见凹陷，但立位或加大腹压时，局部反而膨出。

二、呼吸运动

正常人可以见到呼吸时腹壁上下起伏，吸气时上抬，呼气时下陷，即为腹式呼吸运动，男性及小儿以腹式呼吸为主，而成年女性则以胸式呼吸为主，腹壁起伏不明显。

腹式呼吸减弱常因腹膜炎症、腹水、急性腹痛、腹腔内巨大肿物或妊娠等。腹式呼吸消失常见于胃肠穿孔所致急性腹膜炎或膈肌麻痹等。腹式呼吸增强不多见，常为癔症性呼吸或胸腔疾病（大量积液等）。

三、腹壁静脉

正常时腹壁静脉一般不显露。较瘦者或皮肤较薄而松弛的老年人，有时隐约可见，但不迂曲，多呈较直的条纹，仍属正常。若腹壁静脉明显可见或迂曲变粗者，称为腹壁静脉曲张，常见于门静脉高压或上、下腔静脉回流受阻而有侧支循环形成时。检查腹壁曲张静脉的血流方向，有利于鉴别静脉曲张的来源。其方法为选择一段没有分支的腹壁静脉，评估者将右手食指和中指并拢压在该段静脉上，然后用一手指紧压并向外移动，挤出静脉中的血液，至一定距离时放松该手指，另一手指仍紧压不动，观察挤空的静脉是否快速充盈；如迅速充盈，则血流方向是从放松手指端流向紧压的手指端。再用同种方法放松另一手指，观察血流的方向（图 3.6.3）。

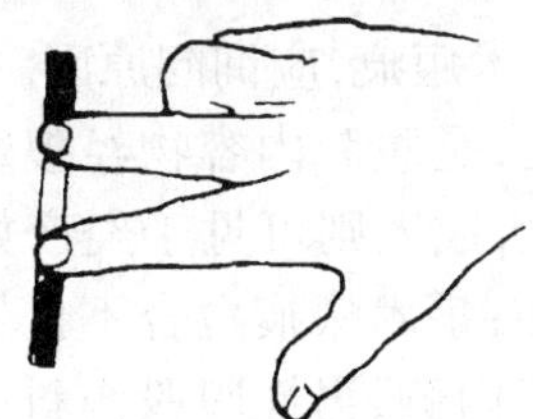
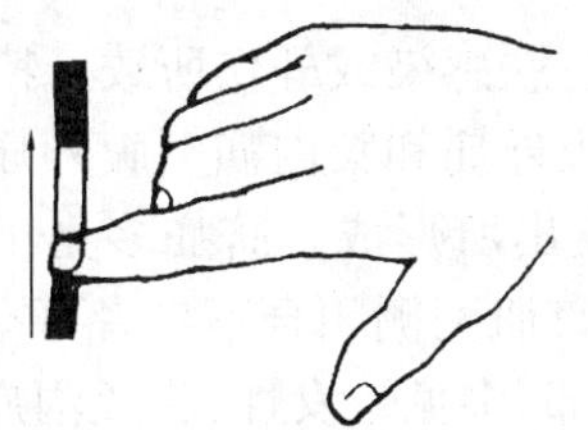
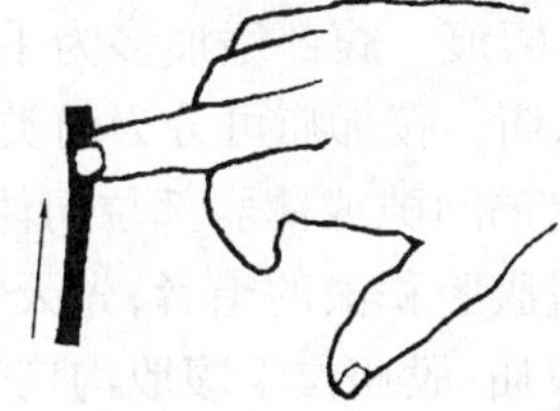

图 3.6.3　血流方向判断示意图

正常时脐水平线以上的腹壁静脉血流自下向上经胸壁静脉和腋静脉进入上腔静脉；脐水平线以下的腹壁静脉血流自上向下经大隐静脉进入下腔静脉。门静脉高压时，血流方向以脐为中心呈放射状（图 3.6.4(a)）；上腔静脉梗阻时，血流方向自上向下（3.6.4(b)）；下腔静脉梗阻时，血流方向自下向上（图 3.6.4(c)）。

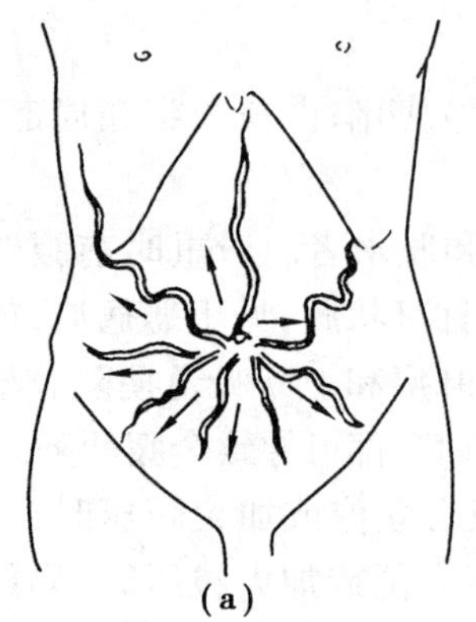
(a)

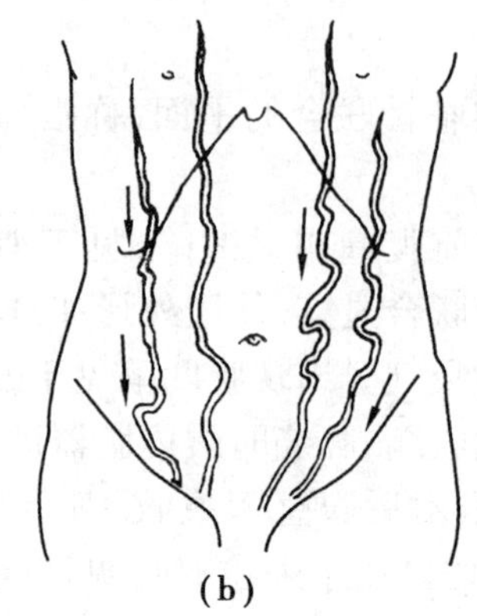
(b)

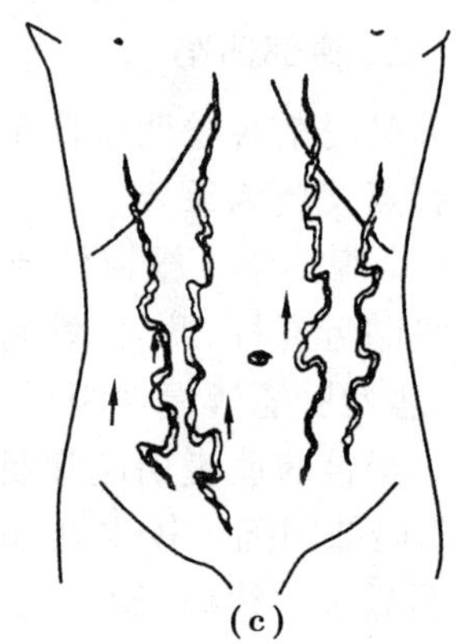
(c)

图 3.6.4 腹壁静脉曲张血流方向

四、腹壁皮肤

检查腹壁皮肤时，除应注意有无发红、苍白、黄染、脱水和水肿外，尚应检查以下内容。

1.色素　皮肤皱褶处（如腹股沟及系腰带部位）有褐色素沉着，可见于肾上腺皮质功能减退（Addison 病）。左侧腰部皮肤呈蓝色，系血液经腹膜后渗至皮下所致（Grey-Turner 征），可见于急性出血坏死型胰腺炎或绞窄性肠梗阻。脐周围或下腹壁呈蓝色为腹腔内或腹膜后大出血的征象（Cullen 征），见于急性出血坏死型胰腺炎或宫外孕破裂。腹部和腰部不规则的斑片状色素沉着，见于多发性神经纤维瘤。妇女妊娠时，在脐与耻骨之间的中线上有褐色素沉着，常持续至分娩后才逐渐消退。

2.腹纹　妊娠纹分布在下腹部和髂部，与身体长轴平行，在妊娠后期呈浅蓝色，产后渐转白而长期存在。腹部紫纹是皮质醇增多的一个征象，分布较广，除下腹部外，还见于大腿上部及臀外侧。白纹可见于肥胖症，这是由于过度肥胖、腹壁真皮裂开所致。

3.皮疹　不同种类的皮疹提示不同的疾病，充血性或出血性皮疹常出现于皮疹性高热疾病或某些传染病及药物过敏等。紫癜或荨麻疹可能系全身疾病的一部分，如过敏性紫癜、全身荨麻疹。一侧腹部或腰部的疱疹（沿脊神经走行分布）提示带状疱疹的诊断，不小心可误为急腹症甚至手术。

4.瘢痕　腹部瘢痕多为手术、皮肤感染或外伤所致。特别是手术瘢痕，应询问原因。

5.疝　腹部疝可分为两类，即腹外疝和腹内疝。腹外疝较多见，是腹腔内容物经腹壁或骨盆壁的间隙或薄弱部位向体表突出所形成。脐疝多见于婴幼儿，成人则可见于经产妇或有大量腹腔积液的患者；先天性腹直肌两侧闭合不良者可有白线疝；手术瘢痕愈合不良处可有切口疝；股疝位于腹股沟韧带中部，多见于女性；腹股沟疝则偏于内侧，男性腹股沟斜疝可下降至阴囊。该疝在直立位或咳嗽用力时明显，至卧位时可缩小或消失，也可以手法还纳，如有嵌顿则可引起急性腹痛。

6.腹部体毛　男性胸骨前的体毛可向下延伸达脐部。男性阴毛的分布呈三角形，尖端向上，可沿前正中线直达脐部；女性阴毛为倒三角形，上缘为一水平线，止于耻骨联合上缘处，界限清楚。腹部体毛增多或女性阴毛呈男性型分布见于皮质醇增多症和肾上腺性变态综合征。腹部体毛稀少见于腺垂体功能减退症、黏液性水肿和性腺功能减退症。

五、脐部

正常人脐与腹壁相平或稍凹陷。腹壁肥胖者脐常深陷;少年和腹壁菲薄者脐略突出;脐明显突出见于腹腔大量积液者。当腹内压显著增加时,脐可膨出,发生脐疝而呈质软半球形膨隆,直径约 2 cm。脐凹分泌物呈浆液性或脓性,有臭味,多为炎症所致。分泌物呈水样,有尿味,为脐尿管未闭的征象。脐部溃烂,可能为化脓性或结核性炎症;脐部溃疡如呈坚硬、固定而突出,多为癌肿所致。

六、胃肠型和蠕动波

在正常情况下,除腹壁菲薄或松弛的老年人和极度消瘦者外,腹部一般看不到胃肠型及蠕动波。胃肠道梗阻时,梗阻近端的胃或肠段饱满而隆起,显出各自的轮廓,称胃型或肠型,同时伴有该部位蠕动增强,可见蠕动波。幽门梗阻因胃的蠕动增强(除腹壁过度肥厚者外),可见到较大的胃蠕动波自左肋缘下向右缓慢推,为正蠕动波。有时还可见到自右向左运行的逆蠕动波。脐部出现横行排列呈多层梯形的肠型或较大蠕动波见于小肠梗阻。结肠梗阻时,宽大的肠型多出现于腹壁的周边。蠕动波消失,多见于肠麻痹。观察蠕动波时,需选择适当角度,也可用手轻拍击腹壁诱发后察看。

七、上腹部搏动

上腹部搏动大多由腹主动脉搏动传到而来,可见于消瘦者。有时见于腹主动脉或其分支的动脉瘤及右心室肥大等。在三尖瓣关闭不全时,上腹部搏动也较明显,这是由于肝脏扩张性搏动所致。

第三节　腹部触诊

触诊是腹部评估的主要方法,对腹部体征的认知和疾病的诊断具有重要意义,可以进一步确定视诊所见,又可为叩诊、听诊提示重点。

为使腹部触诊达到满意的效果,被评估者应排尿后取低枕仰卧位,两手自然置于身体两侧,两腿屈起并稍分开,以使腹肌尽量松弛,作张口缓慢腹式呼吸。评估者应站立于被评估者右侧,面对被评估者,前臂应与腹部表面在同一水平,检查时手要温暖,指甲剪短,动作轻柔。一般自左下腹开始逆时针方向进行触诊,原则是先触诊健康部位,逐渐移向病变区域,边触诊边观察被评估者的反应与表情,同时与被评估者交谈,转移其注意力而减少腹肌紧张,以保证顺利完成评估。

一、腹壁紧张度

正常人腹壁有一定张力,但触之柔软,较易压陷,称腹壁柔软,有些人(尤其儿童)因不习惯触摸或怕痒而发笑致腹肌自主性痉挛,称肌卫增强,在适当诱导或转移注意力后可消失,不属异常。某些病理情况可使全腹或局部腹肌紧张度增加或减弱。

(一)腹壁紧张度增加

1.全腹壁紧张　由于腹腔内容物增加如肠胀气或气腹,腹腔内大量腹水者,触诊腹部张力可增加，但无肌痉挛，也无压痛。急性胃肠道穿孔或脏器破裂所致的急性弥漫性腹膜炎，其特点为腹壁明显紧张，触诊硬如木板，称板状腹；结核性腹膜炎或癌性腹膜炎，因炎症刺激缓慢，且有腹膜增厚，并与肠管、肠系膜粘连，故触诊时腹壁柔韧而具有抵抗力，不易压陷，称揉面感或柔韧感。

2.局部腹壁紧张　常见于脏器炎症波及腹膜而引起，如上腹或左上腹肌紧张常见于急性胰腺炎，右上腹肌紧张常见于急性胆囊炎，右下腹肌紧张常见于急性阑尾炎，但也可见于胃穿孔，此系胃穿孔时胃内容物顺肠系膜右侧流至右下腹，引起该部的肌紧张和压痛。在年老体弱、腹肌发育不良、大量腹水或过度肥胖的患者腹膜虽有炎症，但腹壁紧张可不明显，盆腔、脏器炎症也不引起明显腹壁紧张。

(二)腹壁紧张度减低

多因腹肌张力降低或消失所致。检查时腹壁松软无力，失去弹性，全腹紧张度减低，见于慢性消耗性疾病或大量放腹水后，也见于经产妇或年老体弱、脱水之患者。脊髓损伤所致腹肌瘫痪和重症肌无力可使腹壁张力消失。局部紧张度降低较少见，多由于局部的腹肌瘫痪或缺陷(如腹壁疝等)。

二、压痛及反跳痛

1.压痛　正常腹部触压时不引起疼痛，深压时仅有一种压迫感。若由浅入深触压腹部引起疼痛者，称腹部压痛。腹部炎症、肿瘤、脏器淤血、破裂、扭转等病变均可引起压痛。压痛部位常为病变所在部位。某些位置较固定的压痛点常反映特定的疾病，如位于脐与右髂前上棘连线中、外1/3交界处的麦氏(McBurney)点压痛为阑尾病变的标志。

2.反跳痛　触诊腹部出现压痛后，手指在触诊压痛处稍停片刻，使压痛感觉趋于稳定，然后将手指迅速抬起，若患者感觉疼痛骤然加剧，并伴有痛苦表情或呻吟，称为反跳痛。反跳痛为壁腹膜受炎症累及的征象，多见于腹内脏器病变累及邻近腹膜。压痛、反跳痛与腹肌紧张并存，是腹膜炎症病变的可靠体征，在临床上将其称为腹膜刺激征。

三、液波震颤

腹腔内有大量游离液体时，如用手指叩击腹部，可感到液波震颤或称波动感。检查时被评估者平卧，评估者以一手掌面贴于其一侧腹壁，另一手四指并拢屈曲，用指端叩击对侧腹壁(或以指端冲击式触诊)，如有大量液体存在，则贴于腹壁的手掌有被液体波动冲击的感觉，即波动感。为防止腹壁本身的震动传至对侧，可让另一人将手掌尺侧缘压于脐部腹中线上，即可阻止之(图3.6.5)。此法检查腹水，需有3 000~4 000 mL或以上液量才能查出，不如移动性浊音敏感。

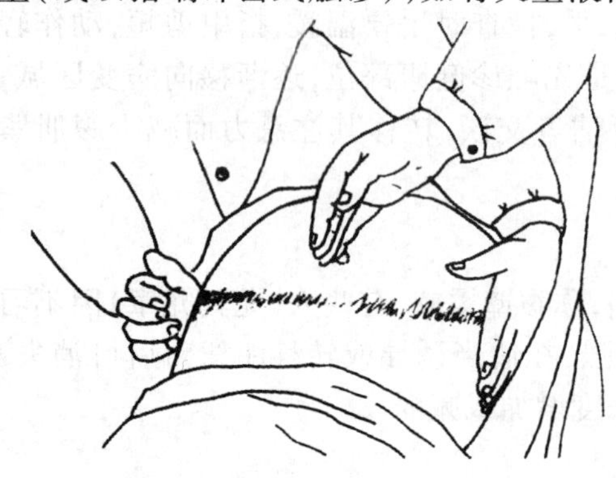

图3.6.5　液波震颤检查示意图

四、腹部肿块

腹部触及肿块时，应鉴别其属何种脏器或组织，是炎症性亦或非炎症性，实质性或囊性，良性或恶性，在腹壁上还是腹腔内等。正常脏器与病理性肿块应区别开来。

(一)正常腹部可触到的结构

1.腹直肌肌腹及腱划　在腹肌发达者或运动员的腹壁中上部,可触到腹直肌肌腹,隆起略呈圆形或方块,较硬,其间有横行凹沟,为腱划,易误为腹壁肿物或肝缘。但其在中线两侧对称出现,较浅表,于屈颈抬肩腹肌紧张时更明显,可与肝脏及腹腔内肿物区别。

2.腰椎椎体及骶骨岬　形体消瘦及腹壁薄软者,在脐附近中线位常可触到骨样硬度的肿块,自腹后壁向前突出,有时可触到其左前方有搏动,此即腰椎(L4~L5)椎体或骶骨岬(S1向前突出处)。初学者易将其误认为后腹壁肿瘤。在其左前方常可查到腹主动脉搏动,宽度不超过 3.5 cm。

3.乙状结肠粪块　正常乙状结肠用滑行触诊法常可触到,内存粪便时明显,为光滑索条状,而无压痛,可被手指推动。当有干结粪块潴留于内时,可触到类圆形肿块或较粗索条,可有轻压痛,易误为肿瘤。为鉴别起见可于肿块部位皮肤上做标志,隔日复查,如于排便或洗肠后肿块移位或消失,即可明确。

4.横结肠　正常较瘦的人,于上腹部可触到一中间下垂的横行索条,腊肠样粗细,光滑柔软,滑行触诊时可推动,即为横结肠。有时横结肠可下垂达脐部或以下,呈“U”字形,因其上、下缘均可触知,故仔细检查不难与肝缘区别。

5.盲肠　除腹壁过厚者外,大多数人在右下腹麦氏点稍上内部位可触到盲肠。正常时触之如圆柱状,其下部为梨状扩大的盲端,稍能移动,表面光滑,无压痛。

(二)异常肿块

如在腹部触到上述内容以外的肿块,则应视为异常,多有病理意义。触到这些肿块时需注意以下各点:

1.部位　某些部位的肿块常来源于该部的脏器,如上腹中部触到肿块常为胃或胰腺的肿瘤、囊肿或胃内结石。右肋下肿块常与肝和胆有关。两侧腹部的肿块常为结肠的肿瘤。脐周或右下腹不规则,有压痛的肿块常为结核性腹膜炎所致的肠粘连。下腹两侧类圆形、可活动、具有压痛的肿块可能系腹腔淋巴结肿大,如位于较深、坚硬不规则的肿块则可能系腹膜后肿瘤。卵巢囊肿多有蒂,故可在腹腔内游走。腹股沟韧带上方的肿块可能来自卵巢及其他盆腔器官。

2.大小　凡触及的肿块均应测量其上下(纵长)、左右(横宽)和前后径(深厚)。前后径难以测出时,可大概估计,明确大小以便于动态观察。为了形象化,也可用公认大小的实物作比喻,如拳头、鸡蛋、核桃等。巨大肿块多发生于卵巢、肾、肝、胰和子宫等实质性脏器,且以囊肿居多。腹膜后淋巴结结核和肿瘤也可达到很大的程度。胃、肠道肿物很少超过其内腔横径,因为未达横径长度就已出现梗阻。如肿块大小变异不定,甚至自行消失,则可能是痉挛、充气的肠袢所引起。

3.形态　触到肿块应注意其形状、轮廓、边缘和表面情况。圆形且表面光滑的肿块多为良性,以囊肿或淋巴结居多。形态不规则,表面凸凹不平且坚硬者,应多考虑恶性肿瘤、炎性肿物或结核性肿块。索条状或管状肿物,短时间内形态多变者,多为蛔虫团或肠套叠。如在右上腹触到边缘光滑的卵圆形肿物,应疑为胆囊积液。左上腹肿块有明显切迹多为脾脏。

4.质地　肿块若为实质性的,其质地可能柔韧、中等硬或坚硬,见于肿瘤、炎性或结核浸润块,如胃癌、肝癌、回盲部结核等。肿块若为囊性,质地柔软,见于囊肿、脓肿,如卵巢囊肿、多囊肾等。

5.压痛　炎性肿块有明显压痛。如位于右下腹的肿块压痛明显,常为阑尾脓肿、肠结核或 Crohn 病等。与脏器有关的肿瘤压痛可轻重不等。

6.搏动　消瘦者可以在腹部见到或触到动脉的搏动。如在腹中线附近触到明显的膨胀性搏动,则应考虑腹主动脉或其分支的动脉瘤。有时尚可触及震颤。

7.移动度　如果肿块随呼吸而上下移动,多为肝、脾、胃、肾或其肿物,胆囊因附在肝下,横结肠因借胃结肠韧带与胃相连,故其肿物亦随呼吸而上下移动。肝脏和胆囊的移动度大,不易用手固定。如果肿块能用手推动者,可能来自胃、肠或肠系膜。移动度大的多为带蒂的肿物或游走的脏器。局部炎性肿块或脓肿及腹腔后壁的肿瘤,一般不能移动。

此外,还应注意所触及的肿块与腹壁和皮肤的关系,以区别腹腔内外的病变。

五、腹腔脏器触诊

腹腔内重要脏器较多,如肝、脾、肾、胆囊、胰腺、膀胱及胃肠等,在其发生病变时,常可触到脏器增大或局限性肿块,对诊断有重要意义。

(一)肝脏触诊

触诊时,被评估者取仰卧位,两膝关节屈曲,使腹壁放松,并做较深腹式呼吸。评估者立于被评估者右侧用单手或双手触诊,钩指触诊法适用于儿童和腹壁薄软者。触及肝脏时,应详细描述以下内容:

1.大小　正常成人的肝脏,一般在肋缘下触不到,但腹壁松软的瘦长体型,于深吸气时可于肋弓下触及肝下缘,在 1 cm 以内。在剑突下可触及肝下缘,多在 3 cm 以内,在腹上角较锐的瘦高者剑突根部下可达 5 cm,但是不会超过剑突根部至脐距离的中、上 1/3 交界处。如超出上述标准,肝脏质地柔软,表面光滑,且无压痛,则首先应考虑肝下移,此时可用叩诊法叩出肝上界,如肝上界也相应降低,肝上下径正常,则为肝下移,如肝上界正常或升高,则提示肝大。

肝脏下移常见于内脏下垂,肺气肿、右侧胸腔大量积液导致膈肌下降。肝大可分为弥漫性及局限性。弥漫性肝大见于病毒性肝炎、肝淤血、脂肪肝、早期肝硬化、白血病、血吸虫病,华支睾吸虫病等。局限性肝大见于肝脓肿、肝肿瘤及肝囊肿等。肝脏缩小见于急性和亚急性肝坏死、门脉性肝硬化晚期,病情极为严重。

2.质地　一般将肝脏质地分为三级:质软、质韧(中等硬度)和质硬。正常肝脏质地柔软,如触口唇;急性肝炎及脂肪肝时肝质地稍韧,慢性肝炎及肝淤血质韧如触鼻尖;肝硬化质硬,肝癌质地最坚硬,如触前额。肝脓肿或囊肿有液体时呈囊性感,大而表浅者可能触到波动。

3.边缘和表面状态　触及肝脏时应注意肝脏边缘的厚薄是否整齐,表面是否光滑、有无结节。正常肝脏边缘整齐且厚薄一致、表面光滑。肝边缘圆钝常见于脂肪肝或肝淤血。肝边缘锐利,表面扪及细小结节,多见于肝硬化。肝边缘不规则,表面不光滑,呈不均匀的结节状,见于肝癌、多囊肝和肝包虫病。肝表面呈大块状隆起者,见于巨块型肝癌或肝脓肿,肝呈明显分叶状者,见于肝梅毒。

4.压痛　正常肝脏无压痛。如果肝包膜有炎性反应或因肝大受到牵拉,则有压痛。轻度弥漫性压痛见于肝炎、肝淤血等,局限性剧烈压痛见于较表浅的肝脓肿,叩击时可有叩击痛。当右心衰竭引起肝淤血肿大时,用手压迫肝脏可使颈静脉怒张更明显,称为肝-颈静脉回流征阳性。

5.搏动　正常肝脏以及因炎症、肿瘤等原因引起的肝脏肿大并不伴有搏动。凡肝大未压迫到腹主动脉,或右心室未增大到向下推压肝脏时,均不出现肝脏的搏动。如果触到肝脏搏动,应注意其为单向性抑或扩张性。单向性搏动常为传导性搏动,系因肝脏传导了其下面的腹主动脉的搏动所致,故两手掌置于肝脏表面有被推向上的感觉。扩张性搏动为肝脏本身的搏动,见于三尖瓣关闭不全,由于右心室的收缩搏动通过右心房、下腔静脉而传导至肝脏,使其呈扩张性,如置两手掌于肝脏左右叶上面,即可感到两手被推向两侧的感觉,称为扩张性搏动。

6.肝区摩擦感　评估时将右手的掌面轻贴于肝区,让被评估者作腹式呼吸动作。正常时掌下无摩擦感。肝周围炎时,肝表面和邻近的腹膜可因有纤维素性渗出物而变得粗糙,二者的相互摩擦可用手触知,为肝区摩擦感,听诊时亦可听到肝区摩擦音。

7.肝震颤　评估时需用浮沉触诊法。当手指掌面稍用力按压片刻肝囊肿表面时,如感到一种微细的震动感,称为肝震颤,见于肝包虫病。由于包囊中的多数子囊浮动,撞击囊壁而形成震颤。此征虽不常出现,但有其特殊意义。

(二)胆囊触诊

可用单手滑行触诊法或钩指触诊法进行。正常情况下,胆囊隐藏于肝脏下面的胆囊窝内,不能被触及。肿大的胆囊一般呈梨形或卵圆形,张力较高,随呼吸上下移动。

1.Murphy 征阳性　某些胆囊炎,胆囊尚未肿大或虽已肿大而未达肋缘以下者,不能触及胆囊,但此时可探及胆囊触痛。评估方法为将左手掌平放在被评估者的右肋缘部位,拇指指腹以中等度压力勾压于右肋缘与腹直肌外缘交界处(胆囊点),然后嘱被评估者缓慢深吸气。在吸气过程中,有炎症的胆囊下移时碰到用力按压的拇指,即可引起疼痛或因剧烈疼痛而中止吸气,称为 Murphy 征阳性(图 3.6.6)。

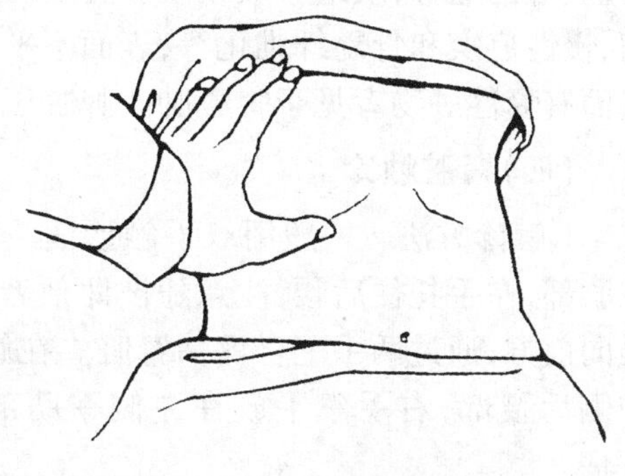

图 3.6.6　Murphy 征检查示意图

2.胆囊增大的临床意义　肿大的胆囊可超出肝缘及肋缘而在右肋下腹直肌外缘处触及。若肿大的胆囊呈囊性感并有明显压痛,常见于急性胆囊炎;若呈囊性感而无压痛,见于壶腹周围癌;有实性感,伴轻度压痛者见于胆囊结石或胆囊癌。

(三)脾脏触诊

正常情况下脾脏不能触及。内脏下垂或左侧胸腔积液、积气时膈下降,可使脾脏向下移位。除此之外,能触到脾脏则提示脾脏肿大至正常 2 倍以上。

1.触诊方法　多用双手触诊法。被评估者仰卧,两腿稍屈曲,评估者左手绕过其腹前方，手掌置于其左胸下部第 9～11 肋处，试将其脾脏从后向前托起，并限制了胸廓运动，右手掌平放于脐部，与左肋弓大致成垂直方向，自脐平面开始配合呼吸，如同触诊肝脏一样，迎触脾尖，直至触到脾缘或左肋缘为止。在脾脏轻度肿大而仰卧位不易触到时，可嘱被评估者取右侧卧位，双下肢屈曲，此时用双手触诊则容易触到。触及脾脏应注意大小、质地、边缘和表面、有无压痛及摩擦感等。

2.脾肿大分度　常将脾肿大分为轻、中、高三度。脾缘不超过肋下 2 cm 为轻度肿大；超过 2 cm 至脐水平线以上为中度肿大；超过脐水平线或前正中线则为高度肿大，即巨脾。

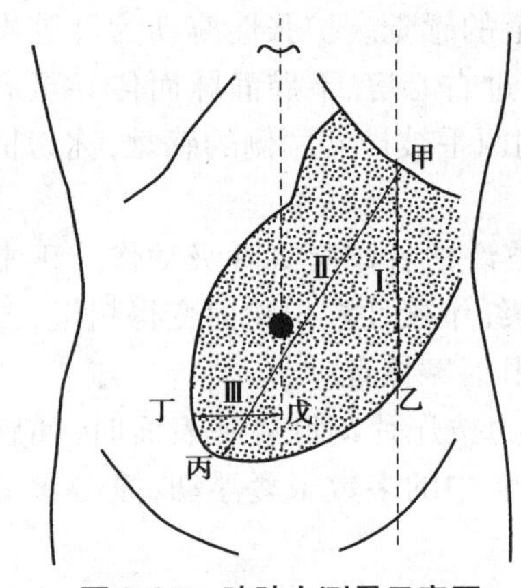

图 3.6.7　脾肿大测量示意图

3.脾肿大的测量法　脾肿大一般用三条线测量，如图 3.6.7 所示。

第Ⅰ线，又称甲乙线，指左锁骨中线与左肋缘交点至脾下缘的距离，以厘米表示（下同）。脾脏轻度肿大时只作第Ⅰ线测量。第Ⅱ线，又称甲丙线，指左锁骨中线与左肋缘交点至脾脏最远点的距离。第Ⅲ线，又称丁戊线，指脾右缘与前正中线的距离。明显脾脏肿大时需作第Ⅱ线和第Ⅲ线的测量。如脾脏高度增大向右越过前正中线，则测量脾右缘至前正中线的最大距离，以“+”表示；未超过前正中线则测量脾右缘与前正中线的最短距离，以“−”表示。

4.临床意义　脾脏轻度肿大常见于急慢性肝炎、伤寒、急性疟疾、感染性心内膜炎及败血症等，一般质地柔软。脾脏中度肿大常见于肝硬化、慢性淋巴细胞性白血病、慢性溶血性黄疸、淋巴瘤等，质地一般较硬。脾脏高度肿大、表面光滑者见于慢性粒细胞性白血病、黑热病、慢性疟疾和骨髓纤维化等，表面不平滑而有结节者见于淋巴瘤和恶性组织细胞病。脾脏表面有囊性肿物者见于脾囊肿。脾脏压痛见于脾脓肿、脾梗死等。

（四）肾脏触诊

1.触诊方法　一般用双手触诊法。评估者位于评估对象的右侧，右手置于评估对象右季肋部，左手托住后腰，注意随被评估者呼吸将右手逐渐压向腹腔深部，同时左手将后腹壁推向前方，通过两手配合评估肾脏。在触诊左肾时，左手绕过患者身体前方，左手托住患者左侧后腰部，右手掌平放在左侧季肋部，手指微弯，指端置于肋弓下方，然后以同样方法评估。

正常肾脏位于双侧腹膜后，触诊很难扪及。由于右肾位置较左侧低，因此少数体型瘦长者可触及右侧肾脏的下极。如在深吸气时能触及超过 1/2 的肾脏即为肾下垂。肾脏触诊应注意其大小、形状、硬度、表面状态和移动度等。正常肾脏表面光滑钝圆，质地结实，富有弹性，有浮沉感。触及肾脏时，患者有类似恶心的不适感觉。

2.肾脏病理性增大的临床意义　当肾脏病理性增大 0.5～1 倍时，即使没有向下移位也能被触及。增大的原因可能由于肾盂积水、脓肾、多囊肾、肾肿瘤等。当肾盂积水或积脓时，肾脏的质地柔软而富有弹性，有时有波动感。多囊肾时，一侧或两侧肾脏为不规则形增大，有囊性感。肾肿瘤则表面不平，质地坚硬。

当肾脏和尿路有炎症或其他疾病时，可在相应部位出现压痛点，如图 3.6.8 所示：①季肋点：第 10 肋骨前端，右侧位置稍低，相当于肾盂位置；②上输尿管点：在脐水平线上腹直肌外缘；③中输尿管点：在髂前上棘水平腹直肌外缘，相当于输尿管第二狭窄处；④肋脊点：背部第 12 肋骨与脊柱的交角（肋脊角）的顶点；⑤肋腰点：第 12 肋骨与腰肌外缘的交角（肋腰角）顶点。肋脊点和肋腰点是肾脏一些炎症性疾患，如肾盂肾炎、肾脓肿和肾结核等常出现的压痛部位。季肋点压痛也提示肾脏病变。上输尿管点或中输尿管点出现压痛，提示输尿管结石、结核或化脓性炎症。

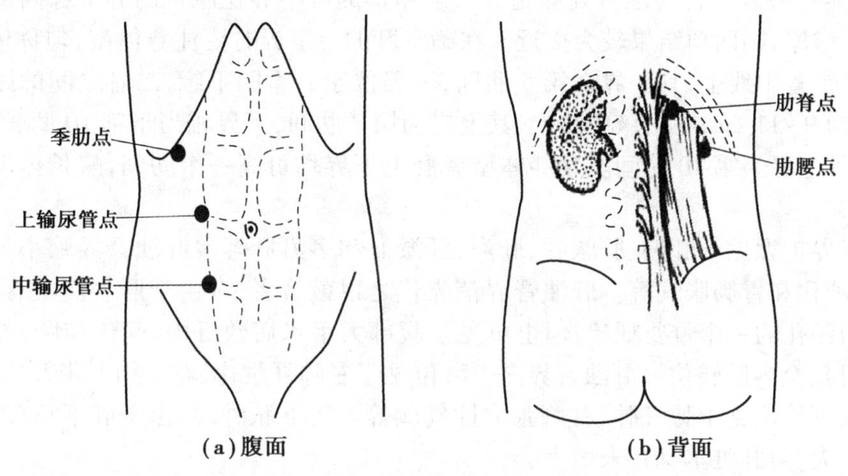

图 3.6.8　泌尿系统疾病压痛点示意图

(五)膀胱触诊

膀胱触诊多采用单手滑动触诊法。被评估者仰卧，双下肢屈曲，评估者以右手自脐开始向耻骨联合方向触摸。正常膀胱空虚时隐于盆腔内，不易触及。膀胱充盈胀大，呈扁圆形或圆形，触之囊性感，不能用手推动，按压时有尿意。膀胱极度充盈时，触之质硬，但光滑。膀胱增大多由尿液潴留所致，见于尿路梗阻、脊髓病、昏迷、腰椎或骶椎麻醉后、手术后局部疼痛者。

第四节　腹部叩诊

腹部叩诊的主要作用在于叩知某些脏器的大小和叩痛，胃肠道充气情况，腹腔内有无积气、积液和肿块等。一般多采用间接叩诊法。

一、腹部叩诊音

正常情况下，腹部叩诊大部分区域均为鼓音，只有肝、脾所在部位，增大的膀胱和子宫占据的部位，以及两侧腹部近腰肌处叩诊为浊音。当肝、脾或其他脏器极度肿大，腹腔内肿瘤或大量腹水时，鼓音范围缩小，病变部位可出现浊音或实音。当胃肠高度胀气和胃肠穿孔致气腹时，则鼓音范围明显增大或出现于不应有鼓音的部位（如肝浊音界内）。叩诊可从左下腹开始逆时针方向至右下腹部，再至脐部，借此可获得腹部叩诊音的总体印象。

二、肝脏叩诊

1.肝界叩诊　叩诊肝上界时，一般都是沿右锁骨中线、右腋中线和右肩胛线，由肺区向下叩向腹部。当由清音转为浊音时，即为肝上界。此处相当于被肺遮盖的肝顶部，故又称肝相对浊音界。再向下叩 1~2 肋间，则浊音变为实音，此处的肝脏不再被肺所遮盖而直接贴近胸壁，称肝绝对浊音界（也称肺下界）。确定肝下界时，最好由腹部鼓音区沿右锁骨中线或正中线向上叩，由鼓音转为浊音处即是。一般叩得的肝下界比触得的肝下缘高 1~2 cm，但若肝缘明显增厚，则两项结果较为接近。在确定肝的上下界时要注意体型，匀称体型者的正常肝脏在右锁骨中线上，其上界在第 5 肋间，下界位于右季肋下缘，二者之间的距离为肝上下径，一般为 9~11 cm；在右腋中线上，其上界为第 7 肋间，下界相当于第 10 肋骨水平；在右肩胛线上，其上界为第 10 肋间。矮胖体型者肝上下界均可高一个肋间，瘦长体型者则可低一个肋间。

肝浊音界扩大见于肝癌、肝脓肿、肝炎、肝淤血和多囊肝等。肝浊音界缩小见于急性重型肝炎、肝硬化和胃肠胀气等。肝浊音界消失代之以鼓音者，多由于肝表面覆有气体所致，是急性胃肠穿孔的一个重要征象，但也可见于腹部大手术后数日内，间位结肠（结肠位于肝与横膈之间）、全内脏转位。肝浊音界向上移位见于右肺纤维化、右下肺不张及气腹鼓肠等。肝浊音界向下移位见于肺气肿、右侧张力性气胸等。膈下脓肿时，由于肝下移和膈升高，肝浊音区也扩大，但肝脏本身并未增大。

2.肝区叩击痛　评估者左手掌平放于被评估者的肝区所在部位，右手握拳，以轻至中等力量叩击左手手背。正常人肝区无叩击痛。肝区叩击痛阳性，见于肝炎、肝脓肿、肝淤血等。

三、脾叩诊

当脾脏触诊不满意或在左肋下触到很小的脾缘时，宜用脾脏叩诊进一步评估脾脏大小。脾浊音区的叩诊宜采用轻叩法，在左腋中线上进行。正常时在左腋中线第 9~11 肋间叩到脾浊音，其长度为 4~7 cm，前方不超过腋前线。脾浊音区扩大见于各种原因所致的脾肿大。脾浊音区缩小见于左侧气胸、胃扩张、肠胀气等。

四、移动性浊音

腹腔内有较多的液体存留时，因重力作用，液体多潴积于腹腔的低处，故在此处叩诊呈浊音。评估时先让被检查者仰卧，腹中部由于含气的肠管在液面浮起，叩诊呈鼓音，两侧腹部因腹水积聚叩诊呈浊音。评估者自腹中部脐水平面开始向患者左侧叩诊，发现浊音时，板指固定不动，嘱被检查者右侧卧，再度叩诊，如呈鼓音，表明浊音移动。同样方法向右侧叩诊，叩得浊音后嘱被检查者左侧卧，以核实浊音是否移动。这种因体位不同而出现浊音区变动的现象，称移动性浊音。移动性浊音阳性，提示腹腔内游离腹水达 1 000 mL 以上。巨大的卵巢囊肿也可使腹部出现大面积浊音，但其浊音非移动性（图 3.6.9），可资鉴别。

五、肾区叩击痛

肾区叩击痛主要用于评估肾脏病变。评估时，被检查者采取坐位或侧卧位，评估者用左手掌平放在其肋脊角处（肾区），右手半握拳用由轻到中等的力量叩击左手背。正常时肋脊角处无叩击痛，当有肾炎、肾盂肾炎、肾结石、肾结核及肾周围炎时，肾区有不同程度的叩击痛。

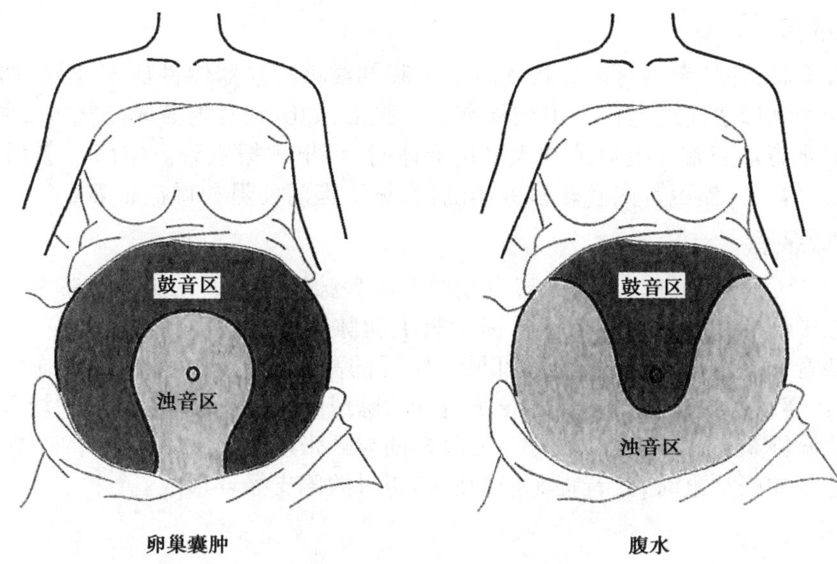

图 3.6.9　腹水与卵巢囊肿的鉴别

六、膀胱叩诊

膀胱叩诊主要用于判断膀胱充盈的程度。叩诊于耻骨联合上方进行。膀胱空虚时,因小肠位于耻骨上方遮盖膀胱,故叩诊呈鼓音。当膀胱被尿液充盈时,耻骨上方叩诊呈圆形浊音区。排尿或导尿后复叩,浊音区转为鼓音,此可与妊娠子宫、卵巢囊肿或子宫肌瘤等使该区出现的浊音相鉴别。

第五节　腹部听诊

腹部听诊时应全面听诊腹部各区,尤其注意上腹部和脐部。腹部听诊内容主要有肠鸣音、振水音和血管杂音。

一、肠鸣音

肠蠕动时,肠管内气体和液体随之流动,产生一种断续的咕噜声或气过水声,称为肠鸣音。正常肠鸣音为 4~5 次/min,以脐周最清楚。为准确判断肠鸣音的次数和性质,应在固定部位至少听诊 1 min。

1.肠鸣音活跃　肠鸣音超过 10 次/min,音调不特别高亢,见于服泻药后、急性肠炎或胃肠道大出血。

2.肠鸣音亢进　肠鸣音次数多且呈响亮、高亢的金属音,为机械性肠梗阻的表现。

3.肠鸣音减弱　肠鸣音明显少于正常,甚至数分钟才能听到 1 次,见于便秘、低钾血症及胃肠动力低下等。

4.肠鸣音消失　若持续听诊 3~5 min 仍未听到肠鸣音,用手叩拍或搔弹腹部仍无肠鸣音者,称肠鸣音消失。见于急性腹膜炎、腹部大手术后或各种原因所致的麻痹性肠梗阻。

二、振水音

被检查者仰卧，评估者一耳凑近被检查者上腹部或将听诊器体件放于此处，然后用稍弯曲的手指以冲击触诊法连续迅速冲击被检查者上腹部，如听到胃内液体与气体相撞击的"咣啷"声，称为振水音。正常人餐后或饮入多量液体时，可出现振水音。空腹或餐后6~8 h以上仍能听到振水音者，提示胃内有较多液体潴留，见于幽门梗阻和胃扩张等。

三、血管杂音

正常人腹部无血管杂音。血管杂音有动脉性和静脉性杂音。动脉性杂音常在腹中部或腹部两侧。腹中部的收缩期血管杂音常提示腹主动脉瘤或腹主动脉狭窄。左、右上腹部的收缩期血管杂音常提示肾动脉的狭窄，可见于年轻的高血压患者。如收缩期血管杂音在下腹两侧，应考虑髂动脉狭窄。当左叶肝癌压迫肝动脉或腹主动脉时，也可在肿块部位听到吹风样杂音。静脉性杂音为连续性潺潺声，无收缩期与舒张期性质。常出现于脐周或上腹部，尤其是腹壁静脉曲张严重时，此音提示门静脉高压时的侧支循环形成。

复习思考题

一、选择题

1.板状腹见于(　　)。

A.胃肠穿孔　　B.胃出血　　C.胃癌

D.结核性腹膜炎　　E.幽门梗阻

2.Murphy 征阳性见于(　　)。

A.消化性溃疡　　B.急性胆囊炎　　C.胃出血

D.结核性腹膜炎　　E.急性胰腺炎

3.移动性浊音阳性说明腹水量至少(　　)mL。

A.100　　B.500　　C.2 000　　D.5 000　　E.1 000

4.腹部评估以哪种方法最重要?(　　)

A.视诊　　B.触诊　　C.叩诊　　D.听诊　　E.嗅诊

5.转移性右下腹痛常见于(　　)。

A.输尿管结石　　B.急性胆囊炎　　C.急性阑尾炎

D.盲肠肿瘤　　E.肾结石

6.空腹或饭后6 h以上仍可闻及振水音表示(　　)。

A.幽门梗阻　　B.胃肠穿孔　　C.胃出血

D.结核性腹膜炎　　E.胃癌

7.患者，男，25岁，有低热、乏力、盗汗3月，腹胀1月，查体：腹部触诊有揉面感，提示(　　)。

A.脾破裂　　B.肝炎　　C.结核性腹膜炎

D.胰腺炎　　E.幽门梗阻

8.患者,男,48 岁,胃溃疡病史 10 年,近 2 天上腹胀满,未进饮食,呕吐物为隔夜宿食,腹查可闻及振水音,考虑为(　　)。

A.肝硬化　　B.溃疡穿孔　　C.溃疡癌变

D.胰腺炎　　E.幽门梗阻

9.患者,男,15 岁,突然出现脐周疼痛伴发热、腹泻、恶心,2 h 后疼痛转移至右下腹,麦氏点有压痛与反跳痛,考虑为(　　)。

A.输尿管结石　　B.急性胆囊炎　　C.急性阑尾炎

D.盲肠肿瘤　　E.肾结石

10.患者,女,50 岁,腹胀 2 年,查体:全腹膨隆,叩诊中腹部呈浊音,两侧呈鼓音,浊音区不随体位改变,考虑为(　　)。

A.肝硬化腹水　　B.结核性腹膜炎　　C.盆腔积液

D.巨大卵巢囊肿　　E.肝癌

二、简答题

1.触及肝脏时应描述哪些内容?

2.简述泌尿系统疾病压痛点的名称与位置。

(岳新荣)

第七章　脊柱、四肢评估

学习目标

- 掌握脊柱、四肢的评估内容。
- 熟悉脊柱、四肢异常改变的临床意义。
- 了解脊柱、四肢的评估方法。

知识点

- 脊柱弯曲度、脊柱活动度、脊柱压痛与叩击痛、四肢形态、四肢运动功能。

案例导入

患者，男，23 岁，右侧膝关节红肿疼痛 2 天入院。

请思考：如何对患者进行四肢关节评估？该患者目前有哪些护理问题？

第一节　脊柱评估

脊柱是支持体重、维持正常姿势的主要支柱，其与四肢共同参与各种运动。脊柱的病变主要表现为疼痛、姿势或形态异常以及活动度受限等。

一、脊柱弯曲度

(一)生理性弯曲

正常人直立时，从侧面观察脊柱有 4 个弯曲，即颈椎段稍向前凸、胸椎段稍向后凸、腰椎段明显向前凸、骶椎则明显向后凸，类似“S”形，称为生理性弯曲。评估脊柱的方法是：评估者用手指沿脊椎的棘突尖以适当的压力从上往下划压致皮肤出现一条红色充血线，以此线为标准，来观察脊柱有无侧弯。正常人直立位时脊柱无侧弯。

(二)病理性变形

1.脊柱后凸　脊柱过度后弯称脊柱后凸，也称驼背。多发生于胸段脊柱。小儿脊柱后凸见于佝偻病；青少年脊柱后凸多见于脊柱结核，表现为局部棘突逐渐变大隆起，形成特征性的成角畸形，常伴有全身其他脏器的结核病变；成年人胸段成弧形后凸，见于类风湿性脊椎炎，常有脊柱强直固定，仰卧位时脊柱也不能伸直；老年人脊柱后凸见于脊柱退行性变。此外如外伤导致脊椎骨折后也可造成脊柱后凸，可发生于任何年龄组；青少年胸腰段均匀后凸畸形，见于发育期姿势不良或脊椎骨软骨炎。

2.脊柱前凸　脊柱过度向前凸出称脊柱前凸。多发生在腰椎部位，直立位时观察最清楚，表现为上腹部明显向前鼓出，臀部明显后凸，骨盆倾斜度增大。常见于晚期妊娠、大量腹水、腹腔巨大肿瘤、髋关节结核以及先天性髋关节脱位等。

3.脊柱侧凸　脊柱离开正中线向两侧偏曲称脊柱侧凸。根据侧凸的性质分为姿势性和器质性两种。姿势性侧凸，表现为脊柱结构无异常，改变体位可使侧凸得以纠正，见于儿童发育期坐或立姿势经常不端正、椎间盘脱出症、脊髓灰质炎后遗症等；器质性侧凸表现为改变体位不能使侧弯得到纠正，见于佝偻病、慢性胸膜增厚、胸膜粘连以及肩部或胸廓的畸形等。

二、脊柱活动度

正常人脊柱有一定活动度，但各部位的活动范围明显不同。评估方法：被评估者取坐位或站立位，头居正中，两眼平视前方，依次作各段屈曲、伸展、侧屈和旋转动作的检查。颈椎段与腰椎段的活动范围最大，胸椎段活动范围较小，骶椎、尾椎各节几乎无活动性。脊柱活动受限，见于软组织损伤、骨质增生、椎间盘突出、骨质破坏及脊柱骨折或脱位等。

三、脊柱压痛与叩击痛

1.脊柱压痛　评估时嘱被评估者取端坐位，身体稍向前倾，评估者以右手拇指自上而下逐个按压脊椎棘突及椎旁肌肉，若某一部位有压痛，则以第 7 颈椎棘突为骨性标志，计数病变椎体位置。正常情况下，脊椎棘突及椎旁肌肉均无压痛，局部压痛多示其相应的脊椎或肌肉有病变，见于脊椎结核、椎间盘脱出、脊椎外伤或骨折等；若椎旁肌肉有压痛常见于腰背肌纤维炎或劳损。

2.叩击痛　评估方法有两种：直接叩击法，评估者用中指或叩诊锤直接叩击各椎体的棘突，多用于胸椎与腰椎的评估。间接叩击法，嘱被评估者取坐位，评估者将左手掌面置于其头顶部，右手半握拳用小鱼际肌部位叩击左手背，观察有无疼痛。正常人脊椎无叩击痛。叩击痛阳性见于脊椎结核、脊椎骨折及椎间盘脱出等。叩击痛的部位多提示病变所在。

第二节　四肢评估

四肢及其关节的评估常用视诊与触诊，两者相互配合。主要观察四肢及其关节的形态、肢体位置、活动度或运动情况等。正常人四肢与关节左右对称、形态正常、无肿胀和压痛、活动不受限。

一、形态异常

1.匙状甲　又称反甲(图 3.7.1),表现为指甲中央凹陷,周边隆起,指甲变薄,表面粗糙、干裂有条纹。见于缺铁性贫血、高原疾病,偶见于风湿热等。

2.杵状指(趾)　手指或足趾末端增生、肥厚,呈杵状膨大,称杵状指或槌状指(图 3.7.2)。临床常见于支气管扩张、支气管肺癌、肺脓肿、慢性脓胸、发绀型先天性心脏病、亚急性感染性心内膜炎等。

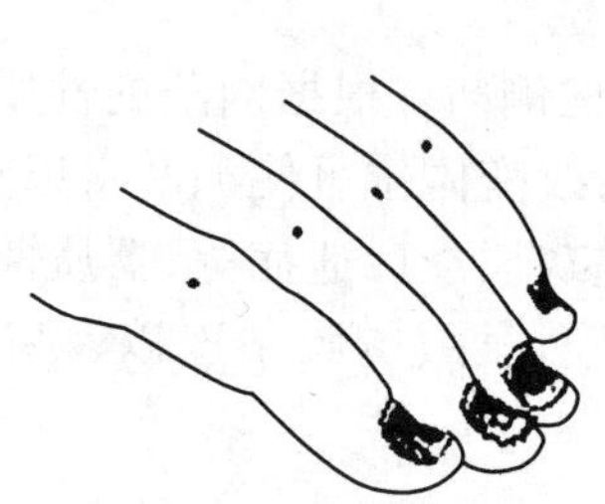

图 3.7.1　匙状指

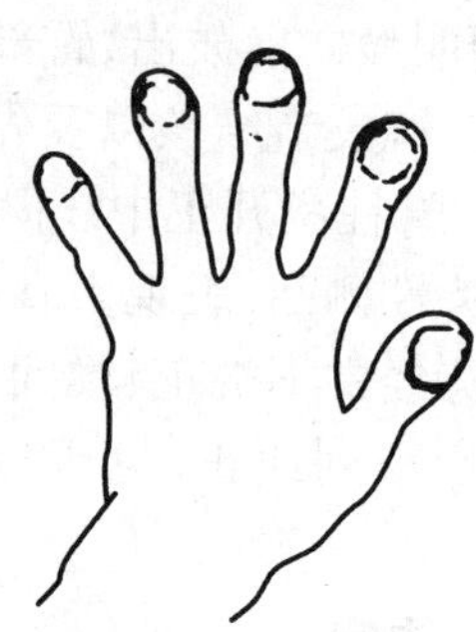

图 3.7.2　杵状指

3.指关节变形　梭形关节,表现为指间关节增生、肿胀呈梭状畸形,早期局部有红肿及疼痛,晚期明显强直、活动受限,常见于类风湿性关节炎。爪形手,表现为掌指关节过伸,指间关节屈曲不能伸直,掌间肌及小鱼际明显萎缩,呈爪状畸形,见于尺神经损伤、进行性肌萎缩、脊髓空洞症及麻风等。

4.膝内、外翻　正常人双脚并拢直立时,两膝及双踝均能靠拢,如双脚的内踝部靠拢时两膝部因双侧腿骨向外侧弯曲而呈“O”形,称膝内翻或“O”形腿畸形(图 3.7.3)。当两膝靠拢时,两小腿斜向外方呈“X”形弯曲,使两内踝分离,称为膝外翻或“X”形腿畸形(图 3.7.4)。见于佝偻病和大骨节病等。

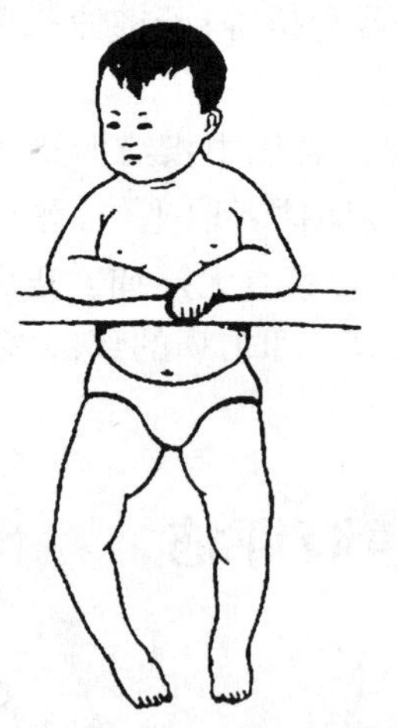

图 3.7.3　膝内翻

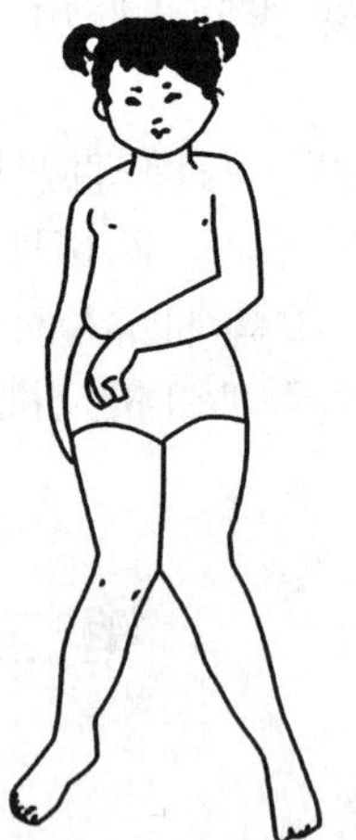

图 3.7.4　膝外翻

5.膝关节变形　如表现为两侧形态不对称,红、肿、热、痛或影响运动,多为炎症所致,见于风湿性关节炎发作期;如表现为关节周围明显肿胀,当膝关节屈曲成 90°时,髌骨两侧的凹陷消失,触诊有浮动感并出现浮髌现象,见于关节腔积液。

6.足内、外翻 正常人当膝关节固定时,足掌可向内翻、外翻均达35°。若足掌部活动受限呈固定性内翻、内收畸形,称为足内翻。足掌部呈固定性外翻、外展,称为足外翻。多见于先天性畸形及脊髓灰质炎后遗症。

7.平底足 表现为足底变平,直立时足底中部内侧也能着地,称平底足或平板脚,多为先天性异常。正常人直立时足跟与足掌前部及足趾部位平稳着地,而足底中部内侧应稍微离开地面。

8.肌肉萎缩 表现为某一肢体的部分或全部肌肉的体积缩小、松弛无力。见于脊髓灰质炎后遗症、周围神经损伤、多发性神经炎、横贯性脊髓炎、外伤性截瘫、进行性肌萎缩等。

9.骨折与关节脱位 骨折表现为肢体缩短或变形,局部可有红肿、压痛,有时可触到骨擦感或听到骨擦音。关节脱位后表现为肢体位置改变,关节活动受限,伸屈、内翻、外展或旋转等功能发生障碍。

10.下肢静脉曲张 多见于小腿,表现为小腿静脉如蚯蚓状怒张、弯曲,久立加重,卧位抬高下肢可减轻,严重者有小腿肿胀感,局部皮肤颜色暗紫或有色素沉着,甚或形成溃疡经久不愈或遗留棕褐色瘢痕。常见于从事站立性工作者或栓塞性静脉炎患者。

二、运动功能障碍

四肢的运动功能是在神经的协调下由肌肉、肌腱带动关节的活动来完成,神经肌肉组织或关节的损害均可引起运动功能障碍。通过观察日常的活动,如穿衣、解扣、脱袜、穿鞋、站立、坐下、下蹲、上床以及走路、跑步、跳跃等综合性运动,以及步态分析肌肉、关节和相关的神经功能,并识别其障碍的类型。

复习思考题

一、选择题

1.脊柱后凸也称为驼背,多发生于(　　)。

A.颈段脊柱　B.胸段脊柱　C.腰段脊柱　D.骶椎　E.腰骶段

2.脊柱前凸多发生于(　　)。

A.颈段脊柱　B.胸段脊柱　C.颈胸段脊柱　D.腰段脊柱　E.骶椎

3.青少年时期出现脊柱后凸,多为(　　)。

A.佝偻病　B.胸椎结核　C.类风湿性脊柱炎

D.骨质退行性变　E.椎间盘脱出

4.老年人骨质退行性变时,常出现(　　)。

A.脊柱前凸　B.脊柱后凸　C.脊柱侧凸　D.杵状指　E.匙状指

5.匙状甲多见于(　　)。

A.支气管扩张　B.支气管肺癌　C.缺铁性贫血

D.风湿热　E.甲癣

6.支气管肺癌患者常出现(　　)。

A.匙状甲　B.杵状指　C.肢端肥大症

D.膝内、外翻　E.足内、外翻

7.关于平跖足的叙述,下列不正确的是(　　)。

A.足底变平　B.直立时足底中部内侧不能着地

C.多为先天性异常　D.患者不能持久站立

E.影响长途行走及行进速度

8.尺神经损伤者手部改变为(　　)。

A.爪形手　B.匙状甲　C.杵状指　D.梭形指　E.垂腕

9.缺铁性贫血患者常有(　　)。

A.匙状甲　B.杵状指(趾)　C.肢端肥大

D.膝外翻　E.爪形手

10.正常人脊柱生理性弯曲的数量是(　　)。

A.1 个　B.2 个　C.3 个　D.4 个　E.5 个

二、简答题

1.名词解释

匙状甲　杵状指　膝外翻　膝内翻

2.脊柱后凸的常见病因有哪些?

(岳新荣)

第八章　肛门、直肠与生殖器评估

📖 学习目标

- 熟悉肛门、直肠与生殖器的评估内容。
- 了解肛门、直肠与生殖器异常的临床意义。

📖 知识点

- 肛门与直肠视诊和触诊、男性内外生殖器评估。

案例导入

患者，男，47岁，便秘2周、肛周剧痛1天。

请思考：如何对患者进行肛门与直肠评估？该患者目前主要的护理问题是什么？

第一节　肛门、直肠评估

肛门与直肠检查通常采用视诊和触诊。检查肛门与直肠时可根据病情需要采取适当体位，常用体位有肘膝位、左侧卧位、仰卧位或截石位等。

1.肘膝位　患者两肘关节屈曲，置于检查台上，胸部尽量靠近检查台，两膝关节屈曲成直角跪于检查台上，臀部抬高。此体位最常用，适用于检查前列腺、精囊及进行内镜检查等(图3.8.1)。

2.左侧卧位　右腿向腹部屈曲，左腿伸直，臀部靠近检查台右边。评估者位于患者背后进行检查，适用于病重、年老体弱或女性患者(图3.8.2)。

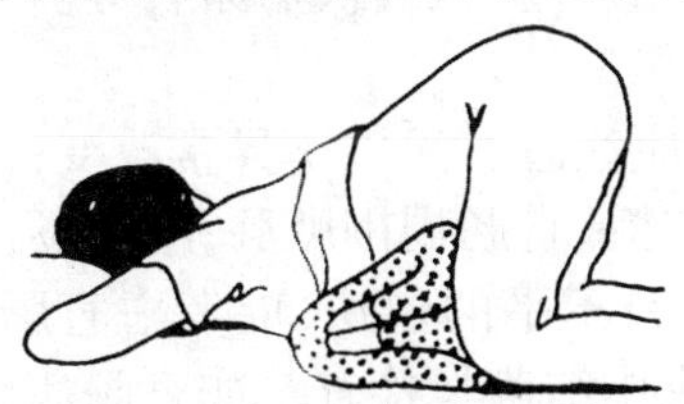

图3.8.1　肘膝位

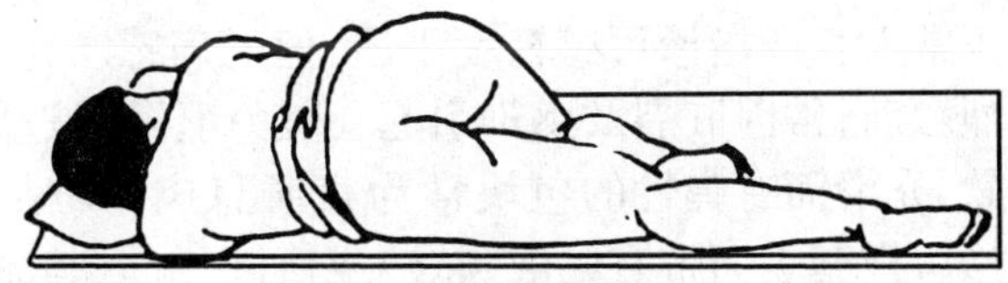

图3.8.2　左侧卧位

3.仰卧位或截石位　患者仰卧于检查台上，臀部垫高，两腿屈曲、抬高并外展。此体位适用于重症体弱患者或膀胱直肠窝的检查，也可进行直肠双合诊，即右手食指在直肠内，左手在下腹部，双手配合，以检查盆腔脏器或病变情况。

4.蹲位　患者下蹲呈排大便的姿势，屏气向下用力。此体位适用于检查直肠脱出、内痔及直肠息肉等。

一、视诊

患者多采用左侧卧位，评估者站于患者的右侧，用双手分开患者臀部，观察肛门及其周围皮肤颜色及皱褶。正常肛门四周皮肤颜色较深，其周围的皱折呈放射状，肛门收缩时皱折加深，做排便动作时皱折变浅，此时较容易看到肛门周围病变。另外，还应观察肛门周围有无脓血、黏液、肛裂、外痔、瘘管口或脓肿等。

1.肛门闭锁与狭窄　多见于新生儿先天性畸形，表现为新生儿无排便或排便困难，也可因感染、外伤或手术瘢痕收缩所致。

2.肛门外伤与感染　肛门若有创伤或瘢痕，多见于外伤或手术后；肛门周围有红肿及压痛，常见于肛门周围脓肿。

3.肛裂　肛管下段（齿状线以下）深达皮肤全层的纵行及梭形裂口或感染性溃疡。表现为排便时自觉疼痛且出血，常因惧怕疼痛而抑制便意，致使大便干燥，加重症状。

4.痔　直肠下端黏膜下或肛管边缘皮下的内痔静脉丛或外痔静脉丛扩大和曲张所致的静脉团。多见于成年人，临床表现常有大便带血、痔块脱出、疼痛或瘙痒感。

5.肛门直肠瘘　简称肛瘘，是直肠、肛管与肛门周围皮肤相通的瘘管，多见于肛管或直肠周围脓肿与结核，不易愈合。

6.直肠脱垂　又称脱肛，是指肛管、直肠甚至乙状结肠下端的肠壁，部分或全层向外翻而脱出于肛门外。检查时让患者取蹲位，观察肛门外有无突出物。让患者屏气做排便动作时在肛门外更易看到紫红色球状突出物，此即直肠部分脱垂（黏膜脱垂）；若突出物呈椭圆形块状物，表面有环形皱襞，即为直肠完全脱垂（直肠壁全层脱垂）。

二、触诊

对肛门、直肠的触诊检查通常称为肛诊，也称直肠指诊，在视诊之后进行。此方法简便易行，具有重要的诊断价值。

患者可采用左侧卧位、平卧位、膝胸卧位，评估者右手食指戴指套或手套，外涂适量润滑液，如肥皂液、凡士林、液体石蜡等。用探查的食指先置于肛门外口轻轻按摩，等患者适应且肛门括约肌放松后，探查食指再徐徐插入肛门、直肠内，不可以指尖直接插入肛门，以免发生疼痛和肛门括约肌收紧（图 3.8.3）。先检查肛门及括约肌的紧张度，再查肛管及直肠的内壁。在检查过程中应注意被检查者的表情，并询问有无不适或疼痛。注意黏膜是否光滑，有无肿块及搏动感。男性还可触诊前列腺与精囊，女性则检查子宫颈、子宫、输卵管等。有指征时，再行双合诊。

正常人直肠指诊可感轻度不适，但无痛感。直肠指诊时应注意有无以下异常改变：①直肠剧烈触痛，常因肛裂及感染引起；②触痛伴有波动感见于肛门、直肠周围脓肿；③直肠内触及柔软、光滑而有弹性的包块常为直肠息肉；④触及坚硬凹凸不平的包块，应考虑直肠癌；⑤指诊后指套表面带有黏液、脓液或血液，应取其涂片镜检或作细菌学检查。如直肠病变病因不明，应进一步做内镜检查，以助鉴别。

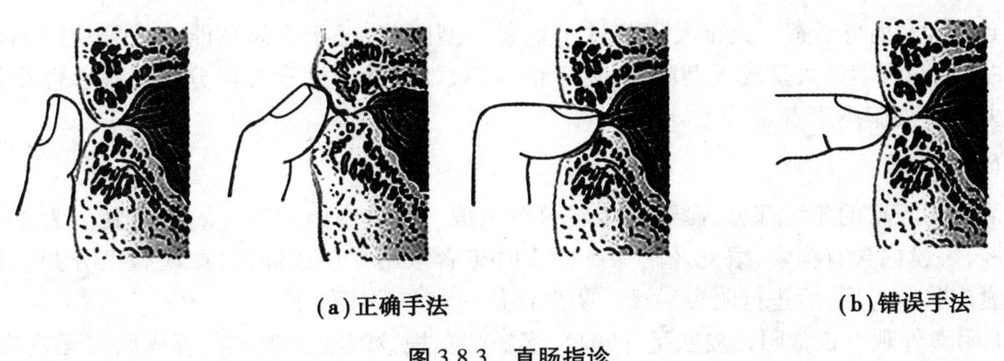

(a)正确手法　　(b)错误手法

图 3.8.3　直肠指诊

第二节　生殖器评估

一般情况下,女性患者的生殖器不作常规检查,对有检查指征的患者应对其说明检查的目的、方法和重要性,使之接受并配合检查。本节只介绍男性生殖器的评估。

男性生殖器包括阴茎、阴囊、前列腺和精囊等。阴囊内有睾丸、附睾及精索等。评估时应让患者充分暴露下身,双下肢取外展位,视诊与触诊相结合。先检查外生殖器阴茎及阴囊,后检查内生殖器前列腺及精囊。

一、外生殖器

(一)阴茎

阴茎为前端膨大的圆柱体,分头、体、根 3 个部分。正常成年人阴茎长 7~10 cm,由 3 个海绵体构成。其评估内容与顺序如下:

1.包皮　阴茎的皮肤在阴茎颈前向内翻转覆盖于阴茎表面称为包皮。成年人包皮不应掩盖尿道口。翻起包皮后应露出阴茎头,若翻起后仍不能露出尿道外口或阴茎头者称为包茎。见于先天性包皮口狭窄或炎症、外伤后粘连。若包皮长度超过阴茎头,但翻起后能露出尿道口或阴茎头,称包皮过长。包皮过长或包茎易引起尿道外口或阴茎头感染、嵌顿;污垢在阴茎颈部易于残留,常被视为阴茎癌的重要致病因素之一。故提倡早期手术处理。

2.阴茎头与阴茎颈　阴茎前端膨大部分称为阴茎头,俗称龟头。在阴茎头、颈交界部位有一环形浅沟,称为阴茎颈或阴茎头冠。检查时应将包皮上翻暴露全部阴茎头及阴茎颈,观察其表面色泽,有无充血、水肿、分泌物及结节等。正常阴茎头红润、光滑,如有硬结并伴有暗红色溃疡、易出血或融合成菜花状,应考虑阴茎癌的可能性。阴茎颈部发现单个椭圆形质硬溃疡称为下疳,愈后留有瘢痕,此征对诊断梅毒有重要价值。阴茎头部如出现淡红色小丘疹融合成蕈样,呈乳突状突起,应考虑为尖锐湿疣。

3.尿道口　检查尿道口时评估者用食指与拇指,轻轻挤压龟头使尿道张开,观察尿道口有无红肿、分泌物及溃疡。淋球菌或其他病原体感染所致的尿道炎常可见以上改变。观察尿道口是否狭窄,先天性畸形或炎症粘连常可出现尿道口狭窄。并注意有无尿道口异位,尿道下裂时尿道口位于阴茎腹面。

4.阴茎大小与形态　成年人阴茎过小呈婴儿型阴茎，见于垂体功能或性腺功能不全患者；在儿童期阴茎过大呈成人型阴茎，见于性早熟，如促性腺激素过早分泌。假性性早熟见于睾丸间质细胞瘤患者。

(二)阴囊

阴囊为腹壁的延续部分，囊壁由多层组织构成。阴囊内中间有一隔膜将其分为左右两个囊腔，每囊内含有精索、睾丸及附睾。检查时患者取站立位或仰卧位，两腿稍分开。先观察阴囊皮肤及外形，后进行阴囊触诊。阴囊评估内容与顺序如下：

1.阴囊外观　正常阴囊皮肤呈深暗色，多皱褶。视诊时注意观察阴囊皮肤有无皮疹、脱屑溃烂等损害，观察阴囊外形有无肿胀肿块。阴囊常见病变有：

(1)阴囊湿疹：阴囊皮肤增厚呈苔藓样，并有小片鳞屑；或皮肤呈暗红色、糜烂，有大量浆液渗出，有时形成软痂，伴有顽固性奇痒，此种改变为阴囊湿疹的特征。

(2)阴囊水肿：阴囊皮肤常因水肿而紧绷，可为全身性水肿的一部分，如肾病综合征。也可为局部因素所致，如局部炎症或过敏反应、静脉血或淋巴液回流受阻等。

(3)阴囊象皮肿：阴囊皮肤水肿粗糙、增厚如象皮样，称为阴囊象皮肿或阴囊象皮病。多为血丝虫病引起的淋巴管炎或淋巴管阻塞所致。

(4)阴囊疝：是指肠管或肠系膜经腹股沟管下降至阴囊内所形成；表现为一侧或双侧阴囊肿大，触之有囊样感，有时可推回腹腔。但患者用力咳嗽使腹腔内压增高时可再降入阴囊。

(5)鞘膜积液：正常情况下鞘膜囊内有少量液体，当鞘膜本身或邻近器官出现病变时，鞘膜液体分泌增多，而形成积液，此时阴囊肿大触之有水囊样感。

2.精索　正常精索为柔软的条索状圆形结构，无压痛，由腹股沟管外口延续至附睾上端，它由输精管、提睾肌、动脉、静脉、精索神经及淋巴管等组成。精索在左、右阴囊腔内各有一条，位于附睾上方，检查时用拇指和食指触诊精索，从附睾摸到腹股沟环。若精索呈串珠样肿胀，见于输精管结核；若有挤压痛且局部皮肤红肿多为精索急性炎症；靠近附睾的精索触及硬结，常由丝虫病所致；精索有蚯蚓团样感多为精索静脉曲张所致。

3.睾丸　左、右各一，椭圆形，表面光滑柔韧。检查时用拇指、食指和中指触及睾丸，注意其大小、形状、硬度及有无触压痛等，并作两侧对比。睾丸急性肿痛，压痛明显者，见于急性睾丸炎，常继发于流行性腮腺炎、淋病等。睾丸慢性肿痛多由结核引起；一侧睾丸肿大、质硬并有结节，应考虑睾丸肿瘤或白血病细胞浸润。睾丸萎缩可因流行性腮腺炎或外伤后遗症及精索静脉曲张所引起；睾丸过小常为先天性或内分泌异常引起，如肥胖性生殖无能症等。当阴囊触诊未触及睾丸时，检查发现睾丸隐藏在腹股沟或阴茎根部、会阴部甚至腹腔等部位时，称为隐睾症。无睾丸常见于性染色体数目异常所致的先天性无睾症。

4.附睾　附睾是贮存精子和促进精子成熟的器官，位于睾丸后外侧，上端膨大为附睾头，下端细小如囊锥状为附睾尾。触诊时应注意附睾大小，有无结节和压痛。急性炎症时肿痛明显，且常伴有睾丸肿大，附睾与睾丸分界不清；慢性附睾炎则附睾肿大而压痛轻。若附睾肿胀而无压痛，质硬并有结节感，伴有输精管增粗且呈串珠状，可能为附睾结核。结核病灶可与阴囊皮肤粘连，破溃后易形成瘘管。

二、内生殖器

(一)前列腺

前列腺位于膀胱下方、耻骨联合后约 2 cm 处,形状像前后稍扁的栗子,其上端宽大,下端窄小,后面较平坦,正中有纵行浅沟将其分为左、右两叶,尿道从前列腺中纵行穿过,排泄管开口于尿道前列腺部。检查时患者取肘膝卧位,跪卧于检查台上,也可采用右侧卧位或站立弯腰位。评估者食指戴指套或手套,指端涂以润滑剂,徐徐插入肛门,向腹侧触诊。正常前列腺质韧而有弹性,左、右两叶之间可触及正中沟。良性前列腺肥大时正中沟消失,表面光滑有韧感,无压痛及粘连,多见于老年人。前列腺肿大且有明显压痛,多见于急性前列腺炎;前列腺肿大、质硬、无压痛,表面有硬结节者多为前列腺癌。前列腺触诊时可同时作前列腺按摩留取前列腺液做化验检查。

(二)精囊

精囊位于前列腺外上方,为菱锥形囊状非成对的附属性腺,其排泄管与输精管末端汇合成射精管。正常时,肛诊一般不易触及精囊。如可触及则视为病理状态。精囊呈索条状肿胀并有触压痛多为炎症所致,精囊表面呈结节状多因结核引起,质硬肿大应考虑癌变。精囊病变常继发于前列腺,如炎症波及、结核扩散和前列腺癌的侵犯。

复习思考题

一、选择题

1.肘膝位适用的检查是(　　)。

A.检查前列腺　B.膀胱直肠窝　C.内痔　D.直肠息肉　E.妇科检查

2.直肠指诊左侧卧位适用于哪种患者?(　　)

A.女性患者及衰弱患者　B.需行膀胱直肠窝检查的患者　C.前列腺肥大的患者　D.合并精囊疾病的患者　E.需行盆腔疾病检查的患者

3.外痔是由于(　　)。

A.齿状线以下直肠下静脉扩张　B.齿状线以上直肠上静脉扩张所致

C.齿状线以上直肠下静脉扩张　D.齿状线以下直肠上静脉扩张所致

E.齿状线上、下直肠静脉扩张所致

4.直肠触诊有触痛伴波动感见于(　　)。

A.肛裂　B.直肠息肉　C.直肠癌　D.内痔　E.直肠周围脓肿

二、简答题

1.肛门直肠检查患者常用的体位有哪些?

2.简述男性生殖器评估的内容。

(王　丹)

第九章　神经系统评估

学习目标

- 掌握运动功能和神经反射评估的内容、方法及临床意义。
- 熟悉感觉功能评估的内容、方法及临床意义。
- 了解脑神经和自主神经功能评估的内容、方法及临床意义。

知识点

- 脑神经评估、运动功能评估、感觉功能评估、神经反射评估、自主神经功能评估。

案例导入

患者，男，59 岁，因剧烈头痛、呕吐 2 h 入院。被评估者 2 h 前排大便时突发剧烈头痛，喷射状呕吐，随后呼之不应，即由家人送来急诊。有高血压病史多年。入院查体：昏睡状态，Bp180/110 mmHg，HR68 次/min，律齐，颈强直，双侧瞳孔对光反射存在，左侧面瘫，左侧肢体肌力为 3 级，Babinski 征(+)。

请思考：对患者的医疗诊断是什么？该患者目前有哪些护理问题？

第一节　脑神经评估

脑神经共 12 对，评估脑神经对颅脑病变的定位诊断极为重要。评估时应按序进行，以免遗漏，同时注意双侧对比。

一、嗅神经

评估前先确定被评估者是否鼻孔通畅、有无鼻黏膜病变。然后嘱被评估者闭目，依次评估双侧嗅觉。先压住一侧鼻孔，用被评估者熟悉的、无刺激性气味的物品(如牙膏、香烟或香皂等)置于另一鼻孔下，让被评估者辨别嗅到的各种气味。然后，换另一侧鼻孔进行测试，注意双侧比较。嗅觉功能障碍如能排除鼻黏膜病变，常见于同侧嗅神经损害。双侧嗅觉丧失常见于感冒或鼻黏膜病变。幻嗅可见于颞叶癫痫。

二、视神经

视神经评估包括视力、视野和眼底评估。视力分别评估两眼远视力和近视力。视力减退严重者，让被评估者在一定距离辨认眼前手指数目。不能看到眼前手动者，要评估光感。视野是双眼正视前方不动所能看到的最大范围。眼底需借助检眼镜才能评估（具体评估方法详见《眼科学》有关章节）。

三、动眼、滑车、展神经

动眼神经、滑车神经、展神经共同支配眼球运动，可同时评估。评估时需注意眼裂外观、眼球运动、瞳孔及对光反射、调节反射等，方法详见第三篇第三章第一节。评估中如发现眼球运动向内、向上及向下活动受限，以及上睑下垂、调节反射消失均提示有动眼神经麻痹。如眼球向下及向外运动减弱，提示滑车神经有损害。眼球向外转动障碍则为展神经受损。瞳孔对光反射异常可由动眼神经或视神经受损所致。另外，眼球运动神经麻痹可出现斜视，单侧眼球运动神经麻痹可导致复视。

四、三叉神经

三叉神经是混合性神经。感觉神经纤维分布于面部皮肤、眼、鼻、口腔黏膜；运动神经纤维支配咀嚼肌、颞肌和翼状内外肌。

1.面部感觉　嘱被评估者闭眼，以针刺评估痛觉、棉絮评估触觉和盛有冷或热水的试管评估温度觉。两侧及内外对比，观察被评估者的感觉反应，同时确定感觉障碍区域。

2.角膜反射　嘱被评估者睁眼向内侧注视，以捻成细束的棉絮从被评估者视野外接近并轻触外侧角膜，避免触及睫毛，正常反应为被刺激侧迅速闭眼和对侧也出现眼睑闭合反应，前者称为直接角膜反射，而后者称为间接角膜反射。直接与间接角膜反射均消失见于三叉神经病变（传入障碍）；直接反射消失，间接反射存在，见于患侧面神经瘫痪（传出障碍）。

3.运动功能　评估者双手触按被评估者颞肌、咀嚼肌，嘱被评估者作咀嚼动作，对比双侧肌力强弱；再嘱被评估者作张口运动或露齿，以上下门齿中缝为标准，观察张口时下颌有无偏斜。当一侧三叉神经运动纤维受损时，病侧咀嚼肌肌力减弱或出现萎缩，张口时由于翼状肌瘫痪，下颌偏向病侧。

五、面神经

面神经主要支配面部表情肌和舌前 2/3 味觉。

1.运动功能　评估面部表情肌时，首先观察双侧额纹、眼裂、鼻唇沟和口角是否对称。然后，嘱被评估者作皱额、闭眼、露齿、微笑、鼓腮或吹哨动作。面神经受损可分为周围性和中枢性损害两种，一侧面神经周围性损害时，病侧额纹减少、眼裂增大、鼻唇沟变浅，不能皱额、闭眼，微笑或露齿时口角歪向健侧，鼓腮及吹口哨时病变侧漏气。中枢性损害时，由于上半部面肌受双侧皮质运动区的支配，皱额、闭眼无明显影响，只出现病灶对侧下半部面部表情肌的瘫痪。

2.味觉评估　嘱被评估者伸舌，将少量不同味感的物质（食糖、食盐、醋或奎宁溶液）以棉签涂于一侧舌面测试味觉，被评估者不能讲话、缩舌和吞咽，用手指指出事先写在纸上的甜、咸、酸或苦 4 个字之一。先试可疑侧，再试另一侧。每种味觉试验完成后，用水漱口，再测试下一种味觉。面神经损害者则舌前 2/3 味觉丧失。

六、位听神经

位听神经包括前庭及耳蜗两种感觉神经。

1.听力评估　为测定耳蜗神经的功能。

2.前庭功能评估　询问被评估者有无眩晕、平衡失调,评估有无自发性眼球震颤。

七、舌咽、迷走神经

舌咽神经、迷走神经两者在解剖与功能上关系密切,常同时受损。

1.运动　评估时注意被评估者有无发音嘶哑、带鼻音或完全失音,是否呛咳、有无吞咽困难。观察被评估者张口发“啊”音时悬雍垂是否居中,两侧软腭上抬是否一致。当一侧神经受损时,该侧软腭上抬减弱,悬雍垂偏向健侧;双侧神经麻痹时,悬雍垂虽居中,但双侧软腭上抬受限,甚至完全不能上抬。

2.咽反射　用压舌板轻触左侧或右侧咽后壁,正常者出现咽部肌肉收缩和舌后缩。

3.感觉　可用棉签轻触两侧软腭和咽后壁,观察感觉。另外,舌后1/3的味觉减退为舌咽神经损害,评估方法同面神经。

八、副神经

副神经支配胸锁乳突肌及斜方肌。评估时注意肌肉有无萎缩,嘱被评估者作耸肩及转头运动时,评估者给予一定的阻力,比较两侧肌力。副神经受损时,向对侧转头及同侧耸肩无力或不能,同侧胸锁乳突肌及斜方肌萎缩。

九、舌下神经

评估时嘱被评估者伸舌,注意观察有无伸舌偏斜、舌肌萎缩及肌束颤动。单侧舌下神经麻痹时伸舌舌尖偏向病侧,双侧麻痹者则不能伸舌。

第二节　运动功能评估

运动包括随意运动和不随意运动两种。随意运动由锥体束司理;不随意运动(不自主运动)由锥体外系和小脑司理。

一、肌力

肌力是指肌肉运动时的最大收缩力。评估时令被评估者作肢体伸屈动作,评估者从相反方向给予阻力,测试被评估者对阻力的克服力量,并注意两侧比较。

1.肌力分级　肌力的记录采用0~5级的六级分级法。

(1)0级:完全瘫痪,测不到肌肉收缩。

(2)1级:仅测到肌肉收缩,但不能产生动作。

(3)2级:肢体在床面上能水平移动,但不能抵抗自身重力,即不能抬离床面。

(4)3级:肢体能抬离床面,但不能抗阻力。

(5)4级:能作抗阻力动作,但不完全。

(6)5级:正常肌力。

2.临床意义　不同程度的肌力减退可分别称为完全性瘫痪和不完全性瘫痪。不同部位或不同组合的瘫痪可分别命名为:①单瘫:单一肢体瘫痪,多见于脊髓灰质炎。②偏瘫:为一侧上、下肢瘫痪,常伴有同侧颅神经损害,多见内囊病变。③交叉性偏瘫:为一侧肢体瘫痪及对侧颅神经损害,多见于脑干病变。④截瘫:为双侧下肢瘫痪,是脊髓横贯性损伤的结果,见于脊髓外伤、炎症等。

二、肌张力

肌张力是指静息状态下的肌肉紧张度和被动运动时遇到的阻力。评估时嘱被评估者肌肉放松,评估者根据触摸肌肉的硬度以及伸屈其肢体时感知肌肉对被动伸屈的阻力作判断。

1.肌张力增高　触摸肌肉,坚实感,伸屈肢体时阻力增加。可表现为:

(1)痉挛状态:在被动伸屈其肢体时,起始阻力大,终末突然阻力减弱,也称折刀现象,为锥体束损害现象。

(2)铅管样强直:即伸肌和屈肌的肌张力均增高,做被动运动时各个方向的阻力增加是均匀一致的,为锥体外系损害现象。

2.肌张力降低　肌肉松软,伸屈其肢体时阻力低,关节运动范围扩大,见于下运动神经元病变(如周围神经炎、脊髓前角灰质炎等)、小脑病变和肌源性病变等。

三、不自主运动

不自主运动是指被评估者意识清楚的情况下,随意肌不自主收缩所产生的一些无目的的异常动作,多为锥体外系损害的表现。

1.震颤　为两组拮抗肌交替收缩引起的不自主动作,有以下两种类型。

(1)静止性震颤:静止时震颤明显,而在运动时减轻,睡眠时消失,常伴肌张力增高,见于震颤麻痹。

(2)意向性震颤:又称动作性震颤。震颤在休息时消失,动作时发生,越近目的物越明显,见于小脑疾患。

2.舞蹈样运动　为面部肌肉及肢体的快速、不规则、无目的、不对称的不自主运动,表现为做鬼脸、转颈、耸肩、手指间断性伸曲、摆手和伸臂等舞蹈样动作,睡眠时可减轻或消失,多见于儿童期脑风湿性病变。

3.手足徐动　为手指或足趾的一种缓慢持续的伸展扭曲动作,见于脑性瘫痪、肝豆状核变性和脑基底节变性。

四、共济运动

机体任意动作的完成均依赖于某组肌群协调一致的运动,称共济运动。这种协调主要靠小脑的功能以协调肌肉活动、维持平衡和帮助控制姿势;也需要运动系统的正常肌力,前庭神经系统的平衡功能,眼睛、头、身体动作的协调,以及感觉系统对位置的感觉共同参与作用。这些部位的任何损伤均可出现共济失调。

1.指鼻试验　嘱被评估者先以食指接触距其前方 0.5 m 评估者的食指,再以食指触自己的鼻尖,由慢到快,先睁眼、后闭眼,重复进行。小脑半球病变时同侧指鼻不准;如睁眼时指鼻准确,闭眼时出现障碍则为感觉性共济失调。

2.跟-膝-胫试验　嘱被评估者仰卧,上抬一侧下肢,将足跟置于另一下肢膝盖下端,再沿胫骨前缘向下移动,先睁眼、后闭眼重复进行。小脑损害时,动作不稳;感觉性共济失调者则闭眼时足跟难以寻到膝盖。

3.快速轮替动作　嘱被评估者伸直手掌并以前臂作快速旋前旋后动作，或一手用手掌、手背连续交替拍打对侧手掌，共济失调者动作缓慢、不协调。

4.闭目难立征　嘱被评估者足跟并拢站立，闭目，双手向前平伸，若出现身体摇晃或倾斜为阳性，提示小脑病变。如睁眼时能站稳而闭眼时站立不稳，则为感觉性共济失调。

第三节　感觉功能评估

感觉功能评估主观性强，易产生误差，评估时被评估者必须意识清晰，闭目且在环境安静、情绪稳定的情况下进行。评估时从感觉缺失部位查向正常部位，自肢体远端查向近端，注意左右、远近对比，切忌暗示性提问，以获取准确的资料。

一、浅感觉评估

1.痛觉　用大头针的针尖和钝端交替地轻刺被评估者皮肤，询问被评估者是否疼痛。注意两侧对称比较，同时记录痛感障碍类型（正常、过敏、减退或消失）与范围。痛觉障碍见于脊髓丘脑侧束损害。

2.触觉　用棉签轻触被评估者的皮肤或黏膜，询问有无感觉。触觉障碍见于脊髓丘脑前束和后索病损。

3.温度觉　用盛有热水（40～50 ℃）或冷水（5～10 ℃）的玻璃试管交替接触被评估者皮肤，嘱被评估者辨别冷、热感。温度觉障碍见于脊髓丘脑侧束损害。

二、深感觉评估

1.运动觉　评估者轻轻夹住被评估者的手指或足趾两侧，上或下移动，令被评估者根据感觉说出“向上”或“向下”。运动觉障碍见于后索病损。

2.位置觉　评估者将被评估者的肢体摆成某一姿势，请被评估者描述该姿势或用对侧肢体模仿。位置觉障碍见于后索病损。

3.震动觉　用震动着的音叉柄置于骨突起处，询问有无震动感觉，判断两侧有无差别。震动觉障碍见于后索病损。

三、复合感觉评估

复合感觉是大脑综合分析的结果，也称皮质感觉。

1.皮肤定位觉　评估者以手指或棉签轻触被评估者皮肤某处，让被评估者指出被触部位。该功能障碍见于皮质病变。

2.两点辨别觉　以钝脚分规轻轻刺激皮肤上的两点（小心不要造成疼痛），检测被评估者辨别两点的能力，再逐渐缩小双脚间距，直到被评估者感觉为一点时，测其实际间距，两侧比较。正常情况下，手指的辨别间距是 2 mm，舌是 1 mm，脚趾是 3～8 mm，手掌是 8～12 mm，后背是 40～60 mm。评估时应注意个体差异，必须两侧对照。当触觉正常而两点辨别觉障碍时则为额叶病变。

3.实体觉　嘱被评估者用单手触摸熟悉的物体，如钢笔、钥匙、硬币等，并说出物体的名称。先测功能差的一侧，再测另一侧。实体觉功能障碍见于皮质病变。

4.体表图形觉　在被评估者的皮肤上画图形(方、圆、三角形等)或写简单的字(一、二、十等),观察其能否识别,须双侧对照。如有障碍,常为丘脑水平以上病变。

第四节　神经反射评估

神经反射由反射弧完成,反射弧包括感受器、传入神经元、神经中枢、传出神经元和效应器等。反射弧中任一环节有病变都可影响反射,使其减弱或消失;反射又受高级神经中枢控制,如锥体束以上病变,可使反射活动失去抑制而出现反射亢进。反射包括生理反射和病理反射,根据刺激的部位,又可将生理反射分为浅反射和深反射两部分。

一、浅反射

浅反射系刺激皮肤、黏膜或角膜等引起的反应。

1.角膜反射　见本章第一节。

2.腹壁反射　评估时,被评估者仰卧,下肢稍屈曲,使腹壁松弛,然后用钝头竹签分别沿肋缘下(胸髓 7~8 节)、脐平(胸髓 9~10 节)及腹股沟上(胸髓 11~12 节)的方向,由外向内轻划两侧腹壁皮肤,分别称为上、中、下腹壁反射(图 3.9.1)。正常反应是上、中或下部局部腹肌收缩。反射消失分别见于上述不同平面的胸髓病损。双侧上、中、下部反射均消失也见于昏迷和急性腹膜炎被评估者。一侧上、中、下部腹壁反射均消失见于同侧锥体束病损。肥胖、老年及经产妇由于腹壁过于松弛也会出现腹壁反射减弱或消失,应予以注意。

3.提睾反射　竹签由下而上轻划股内侧上方皮肤,可引起同侧提睾肌收缩,睾丸上提。双侧反射消失为腰髓 1~2 节病损。一侧反射减弱或消失见于锥体束损害。局部病变如腹股沟疝、阴囊水肿等也可影响提睾反射(图 3.9.1)。

4.跖反射　被评估者仰卧,下肢伸直,评估者手持被评估者踝部,用钝头竹签划足底外侧,由足跟向前至近小趾跖关节处转向足母趾侧,正常反应为足跖屈曲(图 3.9.2)。反射消失为骶髓 1~2 节病损。

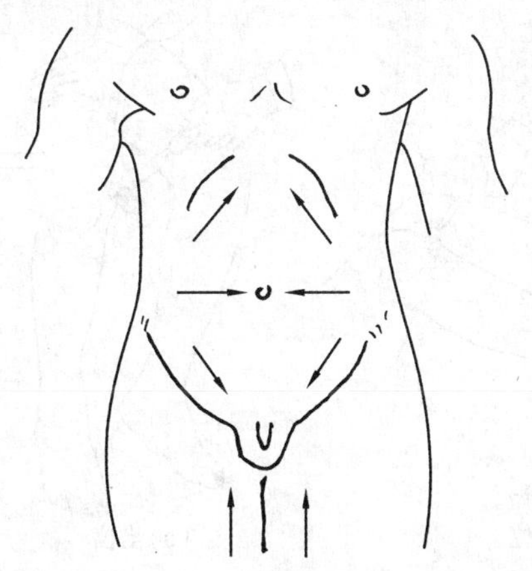

图 3.9.1　腹壁反射和提睾反射示意图

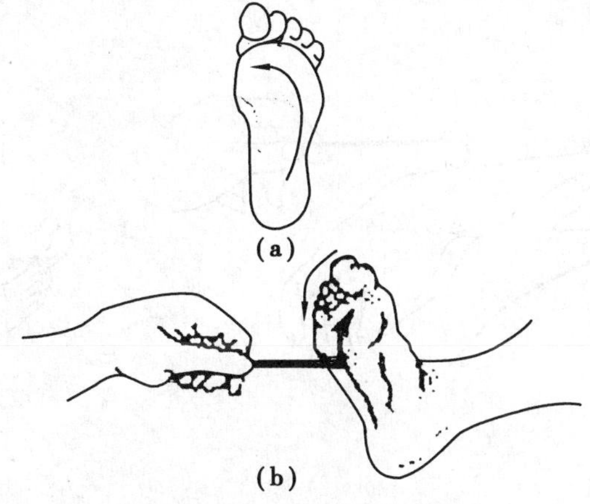

图 3.9.2　跖反射示意图

5.肛门反射　用大头针轻划肛门周围皮肤，可引起肛门外括约肌收缩。反射障碍为骶髓4~5节或肛尾神经病损。

二、深反射

刺激骨膜、肌腱经深部感受器完成的反射称深反射，又称腱反射。评估时被评估者要合作，肢体肌肉应放松。评估者叩击力量要均等，两侧要对比。

1.肱二头肌反射　被评估者前臂屈曲，评估者以左拇指置于被评估者肘部肱二头肌腱上，然后右手持叩诊锤叩击左拇指，可使肱二头肌收缩，前臂快速屈曲（图3.9.3）。反射中枢为颈髓5~6节。

2.肱三头肌反射　被评估者外展前臂，半屈肘关节，评估者用左手托住其前臂，右手用叩诊锤直接叩击鹰嘴上方的肱三头肌腱，可使肱三头肌收缩，引起前臂伸展（图3.9.4）。反射中枢为颈髓6~7节。

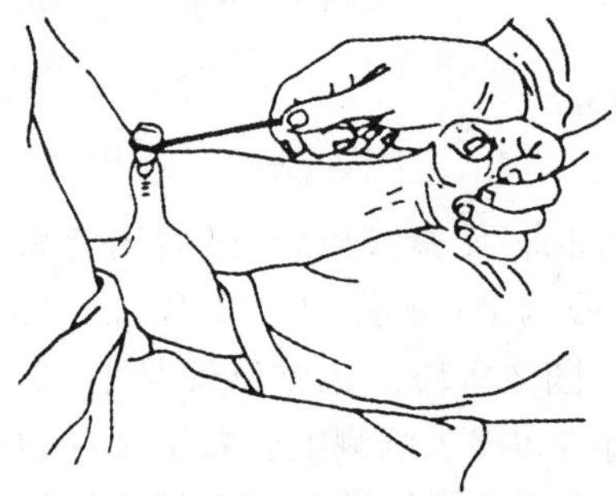

图3.9.3　肱二头肌反射示意图

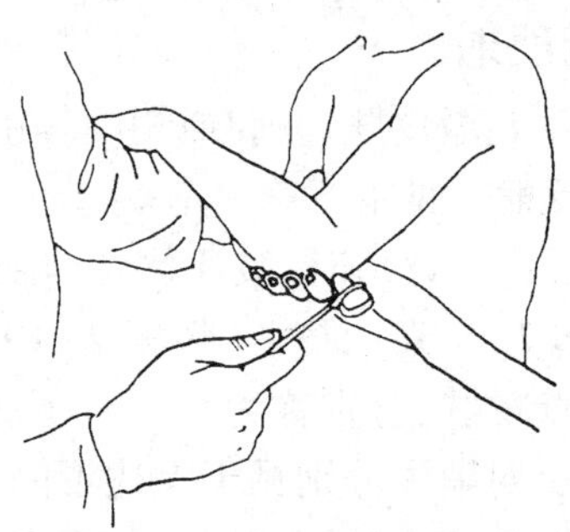

图3.9.4　肱三头肌反射示意图

3.桡骨膜反射　被检者前臂置于半屈半旋前位，评估者以左手托住其前臂，并使腕关节自然下垂，随即以叩诊锤叩桡骨茎突，可引起肱桡肌收缩，发生屈肘和前臂旋前动作（图3.9.5）。反射中枢在颈髓5~6节。

4.膝反射　坐位评估时，被评估者小腿完全松弛下垂与大腿成直角；卧位评估则被评估者仰卧，评估者以左手托起其膝关节使之屈曲约120°，用右手持叩诊锤叩击膝盖髌骨下方股四头肌腱，可引起小腿伸展（图3.9.6）。反射中枢在腰髓2~4节。

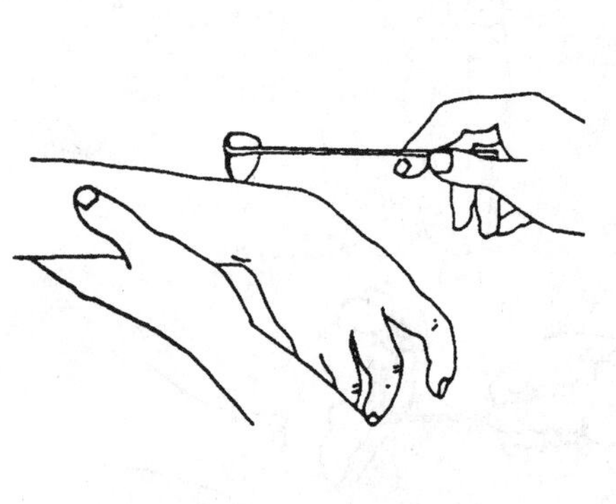

图3.9.5　桡骨膜反射示意图

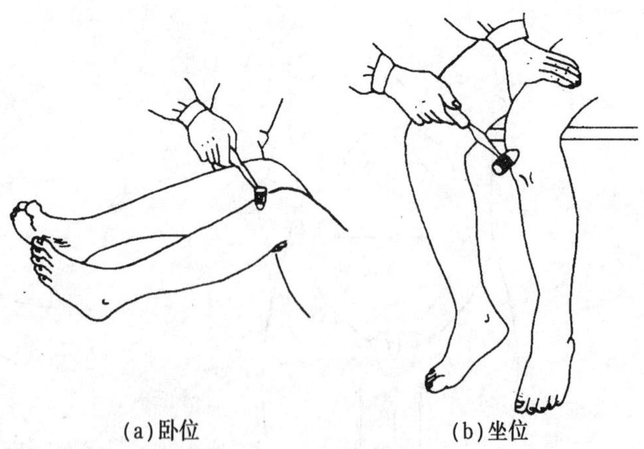

(a)卧位　(b)坐位

图3.9.6　膝反射示意图

5.跟腱反射　被评估者仰卧，髋及膝关节屈曲，下肢取外旋外展位。评估者左手将被评估者足部背屈成直角，以叩诊锤叩击跟腱，反应为腓肠肌收缩，足向跖面屈曲（图 3.9.7）。反射中枢为骶髓 1~2 节。

三、病理反射

病理反射指锥体束病损时，大脑失去了对脑干和脊髓的抑制作用而出现的异常反射。1 岁半以内的婴幼儿由于神经系统发育未完善，也可出现这种反射，不属于病理性。

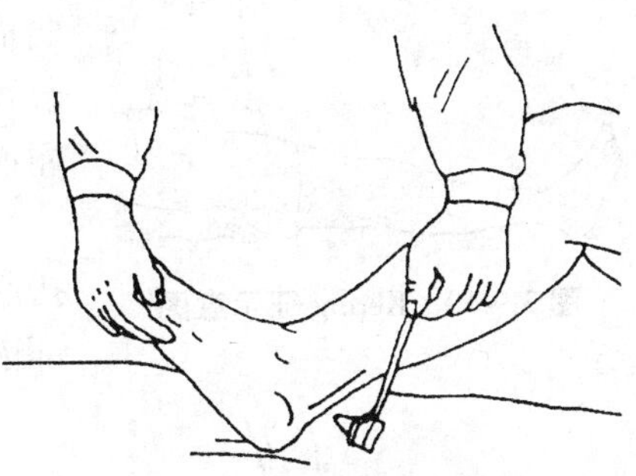

图 3.9.7　跟腱反射示意图

1.Babinski 征　评估方法同跖反射，阳性反应为拇趾背伸，其余四趾呈扇形展开。

2.Oppenheim 征　评估者用拇指及食指沿被评估者胫骨前缘用力由上向下滑压，阳性表现同 Babinski 征。

3.Gordon 征　评估时用手以一定力量捏压腓肠肌，阳性表现同 Babinski 征。

4.Chaddock 征　评估时用钝头竹签划被评估者外踝下方及足背外缘，阳性表现同 Babinski 征。

以上 4 种病理反射（图 3.9.8）临床意义相同，其中 Babinski 征最为典型。

5.Hoffmann 征　通常认为是病理反射，但也有认为是深反射亢进的表现，反射中枢为颈髓第 7 节~胸髓第 1 节。评估者左手持被评估者腕部，然后以右手中指与食指夹住被评估者中指并稍向上提，使腕部处于轻度过伸位。以拇指迅速弹刮被评估者的中指指甲，引起其余四指掌屈反应则为阳性（图 3.9.9）。

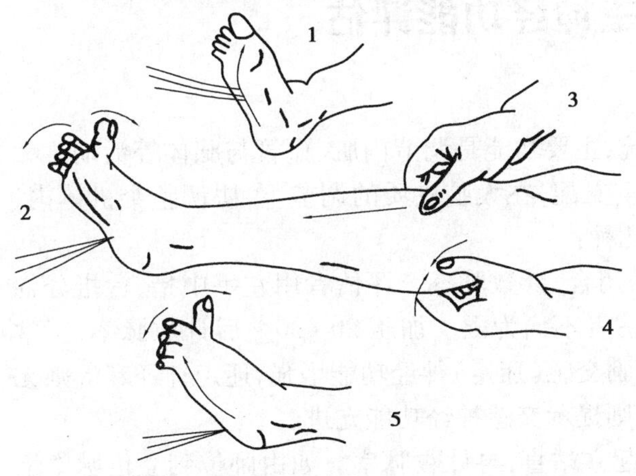

图 3.9.8　几种病理反射示意图

1—Babinski 征阴性；2—Babinski 征阳性；3—Oppenheim 征阳性；4—Gordon 征阳性；5—Chaddock 征阳性

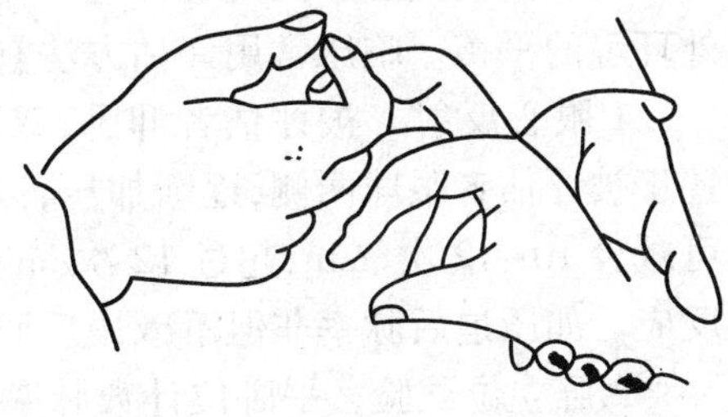

图 3.9.9　Hoffmann 征示意图

四、脑膜刺激征

脑膜刺激征为脑膜受激惹的体征，见于脑膜炎、蛛网膜下腔出血和颅压增高等。

1.颈强直　被评估者仰卧，评估者以一手托被评估者枕部，另一只手置于胸前作屈颈动

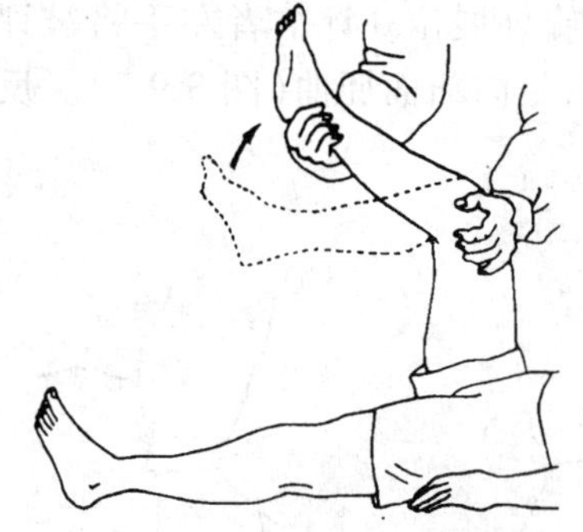
图 3.9.10 Kernig 征示意图

作。如这一被动屈颈评估时感觉到抵抗力增强,即为颈部阻力增高或颈强直。在除外颈椎或颈部肌肉局部病变后,即可认为有脑膜刺激征。

2.Kernig 征　被评估者仰卧,一侧下肢髋、膝关节屈曲成直角,评估者将被评估者小腿抬高伸膝。正常人膝关节可伸达 135°以上(图 3.9.10)。如伸膝受阻且伴疼痛与屈肌痉挛,则为阳性。

3.Brudzinski 征　被评估者仰卧,下肢伸直,评估者一手托起被评估者枕部,另一手按于其胸前(图 3.9.11)。当头部前屈时,双髋与膝关节同时屈曲则为阳性。

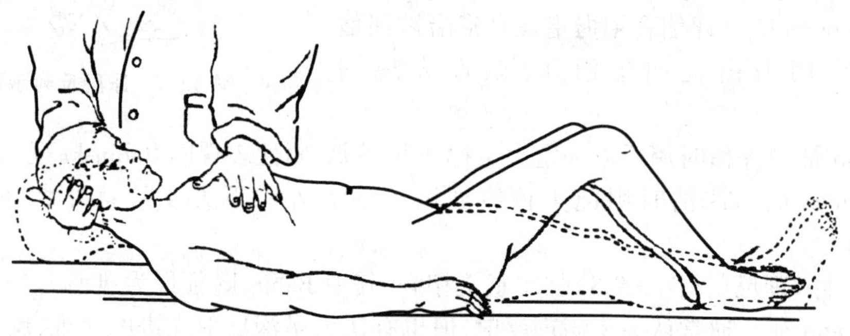
图 3.9.11 Brudzinski 征示意图

第五节　自主神经功能评估

自主神经可分为交感与副交感两个系统,主要功能是调节内脏、血管与腺体等活动。大部分内脏接受交感和副交感神经纤维的双重支配,在大脑皮质的调节下,协调整个机体内、外环境的平衡。临床常用评估方法有以下几种:

1.眼心反射　被评估者仰卧,双眼自然闭合,计数脉率。评估者用左手中指、食指分别置于被评估者眼球两侧,逐渐加压,以被评估者不痛为限。加压 20~30 s 后计数脉率,正常可减少 10~12 次/min,超过 12 次/min 提示副交感(迷走)神经功能增强,迷走神经麻痹则无反应。如压迫后脉率非但不减慢反而加速,则提示交感神经功能亢进。

2.卧立位试验　平卧位计数脉率,然后起立站直,再计数脉率。如由卧位到立位脉率增加超过 10~12 次/min 为交感神经兴奋性增强。由立位到卧位,脉率减慢超过 10~12 次/min 则为迷走神经兴奋性增强。

3.皮肤划痕试验　用钝头竹签在皮肤上适度加压划一条线,数秒钟后,皮肤先出现白色划痕(血管收缩)高出皮面,以后变红,属正常反应。如白色划痕持续较久,超过 5 min,提示交感神经兴奋性增高。如红色划痕迅速出现、持续时间较长、明显增宽甚至隆起,提示副交感神经兴奋性增高或交感神经麻痹。

复习思考题

一、选择题

1.滑车神经受损时出现(　　)。

A.眼球向内活动受限　B.眼球向上活动受限　C.眼球震颤

D.眼球向上及外展运动减弱　E.眼球向下及外展运动减弱

2.下列哪项为单纯感觉神经?(　　)

A.迷走神经　B.位听神经　C.副神经　D.三叉神经　E.舌咽神经

3.关于舌下神经评估,下列叙述正确的是(　　)。

A.嘱被评估者张口发"a"音,观察两侧软腭上抬是否有力

B.观察腭垂是否居中　C.嘱被评估者伸舌,观察有无偏斜

D.观察鼻唇沟及口角两侧是否对称　E.观察被评估者是否有吞咽困难

4.一侧肢体随意运动丧失,伴同侧中枢性面瘫及舌瘫,称为(　　)。

A.偏瘫　B.单瘫　C.截瘫　D.交叉瘫　E.轻瘫

5.下列哪个部位病变可能出现截瘫?(　　)

A.大脑皮层　B.内囊　C.脑干　D.小脑　E.脊髓

6.关于肌张力的描述,下列哪项是正确的?(　　)

A.是指肢体作某种主动运动时肌肉最大的收缩力

B.除肌肉的收缩力外,还可以动作的幅度与速度来衡量

C.是指静息状态下的肌肉紧张度

D.肌张力增加时可表现为关节过伸

E.肌张力减弱见于锥体束损害

7.震颤在动作时出现,越近目的物时越明显,称为(　　)。

A.静止性震颤　B.老年性震颤　C.动作性震颤　D.手足徐动　E.手足搐搦

8.被评估者锥体外系损害时,肌张力改变为(　　)。

A.折刀现象　B.痉挛性增高　C.齿轮样强直　D.铅管样强直　E."搓丸"样动作

9.关于静止性震颤,下列描述不正确的是(　　)。

A.静止时表现明显　B.动作同"搓丸"样

C.作意向性动作时可减轻　D.伴肌张力减弱　E.见于震颤麻痹

10.被评估者浅感觉障碍,可能出现异常的是(　　)。

A.关节觉　B.痛觉　C.震动觉　D.位置觉　E.两点辨别觉

11.被评估者闭目,评估者在其皮肤上画简单图形,是测定被评估者的(　　)。

A.浅感觉　B.深感觉　C.位置觉　D.皮质觉　E.触觉

12.浅反射不包括(　　)。

A.角膜反射　B.腹壁反射　C.提睾反射　D.跖反射　E.桡骨骨膜反射

13.深反射不包括(　　)。
A.肱二头肌反射　　B.肱三头肌反射　　C.膝反射
D.跖反射　　E.桡骨骨膜反射

14.锥体束病变时不应出现(　　)。
A.Babinski 征　　B.Oppenheim 征　　C.Gordon 征
D.Chaddock 征　　E.Kernig 征

15.下列不属于自主神经功能评估的是(　　)。
A.眼心反射　　B.角膜反射　　C.卧立试验
D.竖毛反射　　E.皮肤划纹征

二、名词解释

偏瘫　截瘫　交叉瘫　肌力　肌张力　浅反射　深反射　病理反射

（王　丹）

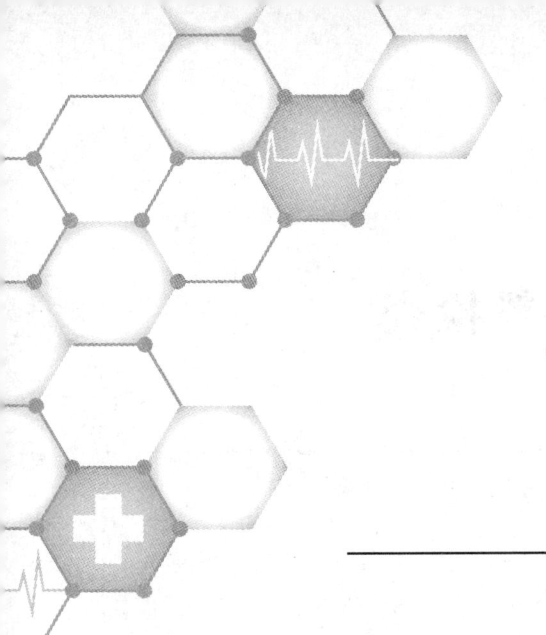

第四篇

实验室检查

• 实验室检查是运用物理学、化学、生物化学、生物学、微生物学、细胞学、免疫学及遗传学等学科的实验技术和方法，对被评估者的血液、体液、排泄物、分泌物以及组织细胞等标本进行检验，以获得直接或间接反映机体功能状态、病理变化及病因等方面的资料，是健康评估客观资料的重要内容之一。

• 实验室检查与临床护理有着十分密切的关系，一方面大部分实验标本需要护士去采集；另一方面可协助护士作出护理诊断、观察病情、制订护理措施和进行护理效果的评价。作为护士必须熟悉常用实验室检查的目的、标本采集方法和主要干扰因素、检验参考值、检验项目的临床意义以及与临床护理的关系。

• 各项检验标本是获得准确可靠检验结果的首要环节。标本采集的基本原则包括按医嘱采集标本、做好评估、核对和解释工作、保证标本的质量。因此，在采集标本时要做到采集的方法、采集的量和采集的时间必须正确，并能及时送检，以免影响检验的结果。

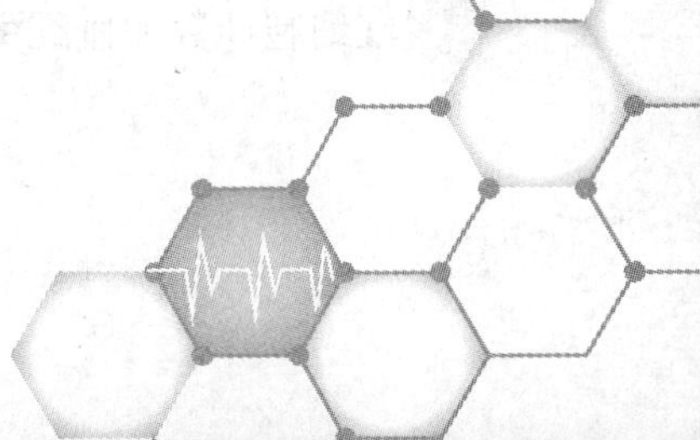

第一章　血液一般检查

学习目标

- 掌握血液一般检查标本的采集和处理。
- 熟悉血液一般检查项目正常参考值及临床意义。

知识点

- 红细胞检测、白细胞检测、血小板检测、红细胞沉降率检测。

案例导入

患者，女，16岁，乏力、面色苍白半年。

请思考：如何对患者作血液标本的采集？你能看懂一份血液一般检查的结果吗？

血液一般检查包括血液细胞成分（主要是红细胞、白细胞和血小板）的常规检查、网织红细胞检测和红细胞沉降率检测。

血液细胞成分检测的标本为非空腹采血，手工法：末梢采血1滴，非抗凝；自动分析仪法：静脉采血1 mL，抗凝，止血带结扎时间少于1 min。红细胞沉降率检测的标本为非空腹采血，采静脉血1.6 mL，以3.8%的枸橼酸钠0.4 mL抗凝。

第一节　红细胞检测

一、红细胞计数和血红蛋白测定

红细胞计数（red blood cells count，RBC）是指计数单位容积外周血中红细胞的数目。血红蛋白（hemoglobin，Hb）测定即测定单位容积外周血中血红蛋白的量。

（一）参考值

红细胞计数和血红蛋白测定的参考值，见表4.1.1。

表 4.1.1 红细胞计数和血红蛋白的参考值

	红细胞计数/L	血红蛋白/($g \cdot L^{-1}$)
成年男性	$(4.0\sim5.5)\times10^{12}$	120~160
成年女性	$(3.5\sim5.0)\times10^{12}$	110~150
新生儿	$(6.0\sim7.0)\times10^{12}$	170~200

(二)临床意义

1.红细胞和血红蛋白增多 ①相对性增多:因血液浓缩造成红细胞容积和血红蛋白相对增多。见于严重呕吐、腹泻、大量出汗、大面积烧伤等。②绝对性增多:可分继发性与原发性增多。继发性增多可由红细胞生成素代偿性增加和非代偿性增加所致。生理性红细胞生成素代偿性增加见于胎儿及新生儿、高原地区居民。病理性增加则见于严重的慢性心、肺疾患,如阻塞性肺气肿、肺源性心脏病、发绀型先天性心脏病,以及携氧能力低的异常血红蛋白病等。红细胞生成素非代偿性增加与某些肿瘤或肾脏疾患有关,如肾癌、肝细胞癌、卵巢癌、肾胚胎瘤、肾上腺皮质腺瘤、子宫肌瘤以及肾盂积水、多囊肾等。原发性增多称为真性红细胞增多症,是一种原因不明的以红细胞增多为主的慢性骨髓增殖性疾病,本病属慢性和良性增生,但具有潜在恶性趋向。

2.红细胞和血红蛋白减少 ①生理性减少:见于婴幼儿及妊娠中晚期女性等。②病理性减少:见于各种贫血,原因有红细胞生成不足,如缺铁性贫血、巨幼红细胞性贫血、再生障碍性贫血等;红细胞破坏过多,如各种溶血性贫血;红细胞丢失过多,如急、慢性失血性贫血。

临床上根据血红蛋白减低的程度将贫血分为 4 级。轻度:血红蛋白<参考值低限至 90 g/L;中度:血红蛋白 90~60 g/L;重度:血红蛋白 60~30 g/L;极重度:血红蛋白<30 g/L。

二、红细胞的三个平均值

红细胞的三个平均值是指平均红细胞体积(mean corpuscular volume,MCV)、平均红细胞血红蛋白量(mean corpuscular hemoglobin,MCH)、平均红细胞血红蛋白浓度(mean corpuscular hemoglobin concentration,MCHC)。

(一)参考值

红细胞的三个平均值的参考值,见表 4.1.2。

表 4.1.2 红细胞的三个平均值的参考值

	手工法	血细胞分析仪
平均红细胞体积(MCV)	80~92 fl	80~100 fl
平均血红蛋白量(MCH)	27~31 pg	27~34 pg
平均血红蛋白浓度(MCHC)	320~360 g/L	320~360 g/L

(二)临床意义

根据红细胞的三个平均值可以进行贫血的细胞形态学分类。可分为正常细胞性贫血、大细胞性贫血、小细胞低色素性贫血、单纯小细胞性贫血,临床意义见表4.1.3。

表4.1.3 贫血的细胞形态学分类及临床意义

贫血类型	MCV	MCH	MCHC	常见疾病
正常细胞贫血	正常	正常	正常	急性失血、溶血、再障
大细胞性贫血	增高	增高	正常	叶酸、维生素 B_{12} 缺乏
小细胞低色素性贫血	下降	下降	下降	缺铁性贫血
单纯小细胞性贫血	下降	下降	正常	慢性炎症、慢性肝肾疾病

三、网织红细胞计数

网织红细胞(reticulocyte,Ret)是晚幼红细胞脱核后的细胞。由于胞质内还残存核糖体等嗜碱性物质,煌焦油蓝或新亚甲蓝染色,呈现浅蓝或深蓝色的网织状细胞而得名。

(一)参考值

网织红细胞计数成人为0.5%~1.5%,新生儿为2%~6%。绝对值为(24~84)$\times 10^9$/L。

(二)临床意义

1.反映骨髓的造血功能　网织红细胞增多表示骨髓红细胞系增生旺盛,在溶血性贫血时网织红细胞可明显升高;急性失血性贫血、缺铁性贫血及巨幼细胞性贫血时也有轻度升高。网织红细胞减少表示骨髓造血功能减低,常见于再生障碍性贫血。

2.作为贫血治疗效果判断和病情观察的指标　如贫血治疗有效,经1~2天治疗后网织红细胞即开始增高,1周后达高峰。治疗无效时,网织红细胞无变化。

第二节　白细胞检测

一、白细胞计数

白细胞计数(white blood cells count,WBC)是指计数单位容积外周血中白细胞的总数。

(一)参考值

白细胞计数成人为(4~10)$\times 10^9$/L,新生儿为(15~20)$\times 10^9$/L,婴儿为(11~12)$\times 10^9$/L。

(二)临床意义

白细胞计数高于10$\times 10^9$/L,称白细胞增多;白细胞计数低于4$\times 10^9$/L,称白细胞减少;当中性粒细胞绝对值低于 1.5×10^9/L，称为粒细胞减少症；低于 0.5×10^9/L 时称为粒细胞缺乏症。因中性粒细胞的百分率占 50%~70%，故白细胞增多或减少常与中性粒细胞的增多或减少相一致。

二、白细胞分类计数

（一）参考值

白细胞分类计数是测定各种类型白细胞的数量及百分比，见表 4.1.4。

表 4.1.4　白细胞分类计数的参考值

白细胞分类	百分比/%	绝对值/L
中性粒细胞（N）	50~70	$(2\sim7)\times10^9$
嗜酸性粒细胞（E）	0.5~5	$(0.02\sim0.5)\times10^9$
嗜碱性粒细胞（B）	0~1	$(0\sim0.1)\times10^9$
淋巴细胞（L）	20~40	$(0.8\sim4)\times10^9$
单核细胞（M）	3~8	$(0.12\sim0.8)\times10^9$

（二）临床意义

1. 中性粒细胞

（1）中性粒细胞增多：①生理性增多：见于新生儿、婴幼儿、妊娠、分娩、月经期、剧烈运动、兴奋、寒冷等。②病理性增多：见于急性化脓菌感染、急性出血、急性溶血、急性中毒（化学药品及药物中毒、尿毒症、糖尿病酮症酸中毒等）、严重组织损伤（大手术后、心肌梗死、脑梗死、肺栓塞、创伤等）、白血病尤其是慢性粒细胞白血病、肿瘤尤其是消化道恶性肿瘤晚期等。③中性粒细胞数核象变化：是指中性粒细胞核的分叶状况，标志着粒细胞的成熟程度。正常人周围血液中的中性粒细胞以三叶核占多数，可见少量杆状核，杆状核与分叶核的正常比值为 1∶13。核左移：周围血中不分叶核粒细胞（包括杆状核粒细胞、晚幼粒、中幼粒或早幼粒细胞等）的百分率增高（超过 5%）时，称为核左移。常见于感染，特别是急性化脓性感染、急性失血、急性中毒及急性溶血反应等。白血病和类白血病反应，也可出现核极度左移现象。核右移：周围血液中核分 5 叶以上的粒细胞百分数超过 3%时称核右移；主要见于造血功能减退、巨幼细胞贫血、应用抗代谢药物（如阿糖胞苷）等；在炎症恢复期出现一过性核右移属正常现象，但在疾病进展期突然出现核右移，则提示预后不良。

（2）中性粒细胞减少：见于病毒感染（流感、风疹、麻疹、病毒性肝炎等）、某些革兰氏阴性杆菌（伤寒、副伤寒、布氏杆菌等）、原虫及螺旋体感染（黑热病、疟疾、回归热等）、再生障碍性贫血、脾功能亢进、粒细胞减少症、极度严重感染、某些药物中毒、X 线及镭照射、化疗后等。

2.嗜酸性粒细胞

(1)嗜酸性粒细胞增多:见于过敏性疾病(血管神经性水肿、血清病、荨麻疹、食物药物过敏、支气管哮喘等)、寄生虫病(钩虫、蛔虫、肺吸虫、血吸虫、丝虫病、包囊虫病等)、皮肤病(湿疹、剥脱性皮炎、天疱疮、银屑病等)、肿瘤性疾病(肺癌、慢性粒细胞白血病等)、内分泌疾病、嗜酸性粒细胞增多症、猩红热、脾切除等。

(2)嗜酸性粒细胞减少:见于伤寒、副伤寒、严重烧伤、大手术、肾上腺皮质功能亢进或大量应用肾上腺皮质激素后等。

3.嗜碱性粒细胞

(1)嗜碱性粒细胞增多:见于慢性粒细胞白血病、黏液性水肿、溃疡性结肠炎、甲状腺功能减低、骨髓纤维化、转移瘤、铅中毒、脾切除术后等。

(2)嗜碱性粒细胞减少:临床意义不大。

4.淋巴细胞

(1)淋巴细胞增多:见于再生障碍性贫血、粒细胞缺乏症等导致的相对性增高;病毒及杆菌感染(麻疹、风疹、流行性腮腺炎、传染性单核细胞增多症、传染性肝炎、伤寒、结核、百日咳等)、慢性淋巴细胞白血病;传染病及中毒症的恢复期、肾移植术的排斥反应等。

(2)淋巴细胞减少:见于传染病急性期、放射病、细胞免疫缺陷病、应用肾上腺皮质激素后等。

5.单核细胞

(1)单核细胞增多:见于亚急性细菌性心内膜炎、伤寒、疟疾、黑热病、活动性结核、单核细胞白血病、骨髓增生异常综合征、粒细胞缺乏症恢复期、急性感染恢复期等。

(2)单核细胞减少:无临床意义。

第三节 血小板检测

血小板计数(platelet count,PC 或 Plt)是指计数单位容积外周血中血小板的数目。

(一)参考值

$(100\sim300)\times10^9/L$。

(二)临床意义

1.血小板增多　血小板计数大于 $400\times10^9/L$ 为增多。①一过性增多见于急性大失血、脾切除后、急性化脓性感染、急性溶血。②持续性增多见于原发性血小板增多症、真性红细胞增多症、慢性粒细胞白血病、多发性骨髓瘤及一些恶性肿瘤早期。

2.血小板减少　血小板计数小于 $100\times10^9/L$ 为减少。①造血功能障碍:再生障碍性贫血、急性白血病、放射病、多发性骨髓瘤、骨髓转移瘤、缺乏维生素 B_{12} 等。②血小板破坏增加:原发性血小板减少性紫癜、脾亢、系统性红斑狼疮等。③血小板消耗过多:弥漫性血管内凝血、血栓性血小板减少性紫癜、溶血性尿毒症等。④感染或中毒:伤寒、败血症、化学药物中毒等。

第四节　红细胞沉降率测定

红细胞沉降率（erythrocyte sedimentation rate，ESR）简称血沉，是指红细胞在一定条件下沉降的速率。

（一）参考值

男性为 0~15 mm/1 h 末；女性为 0~20 mm/1 h 末。

（二）临床意义

1.生理性增快　12 岁以下的儿童、60 岁以上的高龄者、妇女月经期、妊娠 3 个月以上血沉可加快，其增快可能与生理性贫血或纤维蛋白原含量增加有关。

2.病理性增快　各种炎症性疾病；组织损伤及坏死；恶性肿瘤；血浆球蛋白增高的疾病；部分贫血患者；血中胆固醇增高者。

复习思考题

一、选择题

1.下列哪种疾病不引起白细胞总数增多？（　　）

A.急性心肌梗死　　B.慢性肾炎尿毒症　　C.百日咳

D.伤寒　　E.急性溶血

2.重度贫血的血红蛋白含量为（　　）。

A.<90 g/L　　B.<70 g/L　　C.<60 g/L　　D.<50 g/L　　E.<40 g/L

3.在疾病进行期突然出现核右移，提示（　　）。

A.机体反应性良好　　B.机体反应性差　　C.预后良好

D.预后不好　　E.正常现象

4.中性粒细胞增多，最常见的原因是（　　）。

A.急性感染和化脓性炎症　　B.中毒　　C.急性出血

D.恶性肿瘤　　E.急性溶血

5.下列哪种贫血属于典型小细胞低色素贫血？（　　）

A.缺铁性贫血　　B.再生障碍性贫血　　C.溶血性贫血

D.巨细胞性贫血　　E.海洋性贫血

二、简答题

1.什么是核左移和核右移？有何临床意义？

2.简述网织红细胞计数的临床意义。

（程　娥）

第二章　尿液一般检查

学习目标

- 掌握尿液一般检查的标本采集。
- 熟悉尿液一般检查项目的正常值及异常的临床意义。

知识点

- 尿液标本的采集和处理、尿液一般性状检查、尿液化学检查、尿液显微镜检查。

案例导入

患者，男，38 岁，尿频、尿急、尿痛 2 天。

请思考：如何指导该患者收集尿标本送检？你能看懂一份尿液一般检查的结果吗？

尿液是血液经过肾小球滤过、肾小管和集合管重吸收和排泌所产生的终末代谢产物，尿液的组成和性状可反映机体的代谢状况，并受机体各系统功能状态的影响。因此，尿液检测不仅有助于泌尿系统疾病的诊断、疗效观察，而且对其他系统疾病（如糖尿病、急性胰腺炎等）的诊断、预后判断也有重要参考价值。

尿液一般检查包括：①一般性状检查：尿量、气味、外观、比重、酸碱度等。②化学检查：尿蛋白、尿糖、尿酮体、尿胆原、尿胆红素等。③显微镜检查：细胞、管型、结晶体等。目前，尿液检查已基本上被尿液干化学方法和尿沉渣分析仪法所取代，可快速准确打印出数据结果，但不能缺少尿沉渣显微镜检。

尿液标本的采集和处理：

1.容器装备　因各种非标本物质可干扰测定的结果，因此应使用清洁一次性专用的有盖尿标本容器，如使用其他容器，需洗净、晾干后才能使用。

2.避免污染　男性患者避免混入前列腺液和精液；女性患者避免混入经血或阴道分泌物，必要时冲洗外阴后留取中段尿检查；不可混有粪便。

3.取尿时间　住院患者尿常规检查最好留取清晨第一次尿，门诊或急诊患者可随时留取，但在标本容器上必须注明留取时间。

4.标本种类

（1）清晨空腹尿：为清晨起床后的第一次尿标本。因尿液在膀胱内存留 8 h 以上，各种成分浓缩,有利于尿液有形成分的检出。此种标本最适合于可疑及已知有泌尿系统疾病病人的一般检查以及早期妊娠实验。

(2)随机尿:即留取任意时间尿液。病人任何时间内自然排泄的尿液标本,此类标本最适合门诊、急诊病人。但易受多种因素影响,尿中病理成分浓度较低,有时结果不够准确。

(3)餐后尿:通常在午餐后 2 h 收集标本。此标本对病理性蛋白尿、尿胆原和糖尿的检出更为敏感。

(4)定时尿:应从排空膀胱开始计算时间,将全时间各次尿液及定时后膀胱中的尿液全部送检。适用于一日之内尿液成分波动较大、用随意尿标本难以确定其参考值范围的多种化学物质的检查。如午餐后 2 h 尿,主要用于尿中尿胆原等的检查;12 h 尿要求前一天晚上 8 时排尽余尿后,开始收集直至第二天早晨 8 时之内的全部尿液,主要用于尿中有形成分计数。24 h 尿主要用于蛋白、糖等化学物质的检查。

(5)培养尿:女性采尿前用肥皂水或碘伏清洗外阴,再收集中段尿标本 10~20 mL 于灭菌容器内,男性清洗阴茎头后留取中段尿标本,主要用于尿细菌培养和药物敏感试验。

5.标本保存　尿标本如不能及时检查,因各种物质易遭受微生物等的孳生破坏,需作适当保存,常用方法有冷藏法和化学法。冷藏以 4 ℃为好,避免结冰;化学法可选用甲苯、甲醛、浓盐酸等防腐剂。

第一节　一般性状检查

一、尿量

(一)参考值

正常成人为 1 000~2 000 mL/24 h。

(二)临床意义

1.多尿　尿量>2 500 mL/24 h 时称为多尿。病理性多尿见于:①暂时性多尿,见于饮水过多、应用利尿剂、输液过多、精神紧张等;②病理性多尿,多见于尿崩症、糖尿病、慢性肾小球肾炎及急性肾盂肾炎后期等。

2.少尿　尿量<400 mL/24 h 或<17 mL/h 时称为少尿。病理性少尿见于:①肾前性少尿,见于呕吐、腹泻、烧伤等原因引起的脱水、大出血、休克、心功能不全等引起的肾缺血;②肾性少尿,见于急性肾小球肾炎、慢性肾炎急性发作、急性肾衰少尿期、慢性肾衰竭、肾移植后急性排斥反应、急性过敏性间质性肾炎等;③肾后性少尿,见于输尿管结石等原因引起的尿路梗阻。

3.无尿　尿量<100 mL/24 h 时称为无尿。主要见于严重的急性肾功能不全及肾移植术后发生排异反应时。

二、尿色

正常新鲜尿液清澈透明。尿液颜色受食物、尿色素、药物等影响,一般呈淡黄色至深黄色。病理性尿液外观主要有:

1.无色 见于尿量增多,如尿崩症、糖尿病或饮水、输液过多。

2.淡红色或红色 尿液内含有一定量的红细胞时称血尿。每升尿内含血量超过 1 mL 时即可呈现淡红色,称为肉眼血尿。见于急性肾小球肾炎、肾结核、肾和尿路结石、肾肿瘤、泌尿系统感染以及出血性疾病等。

3.浓茶色或酱油色 也称为血红蛋白尿。见于血型不合的输血反应、阵发性睡眠性血红蛋白尿、进食卟啉类食物色素等。

4.深黄色 也称胆红素尿。振荡后泡沫也呈黄色,胆红素定性试验阳性者为胆红素尿,见于阻塞性黄疸及肝细胞性黄疸。尿液浓缩、服用呋喃唑酮、维生素 B_2、大黄等药物后尿色也呈黄色,但尿泡沫不黄,胆红素定性试验阴性。

5.云雾状混浊 为菌尿或脓尿。菌尿尿液静置后不下沉,脓尿含有较多白细胞及炎性渗出物,静置后可下沉,形成白色云絮状沉淀。见于泌尿系统感染性疾病,如肾盂肾炎、膀胱炎、尿道炎等。

6.乳白色混浊 为乳糜尿,见于丝虫病、肿瘤及各种原因引起的肾周围淋巴管阻塞。

三、气味

正常尿液的气味来自尿中挥发性的酸性物质。尿液长时间放置后,尿素分解可出现氨臭味。若新鲜尿液即有氨味,见于慢性膀胱炎及尿潴留等。有机磷杀虫药中毒者,尿带蒜臭味。糖尿病酮症酸中毒时尿呈烂苹果味,苯丙酮尿症者尿有鼠臭味。

四、尿比重

(一)参考值

尿的正常比重为 1.010~1.025,最大范围为 1.003~1.030。晨尿最高,婴幼儿尿比重偏低。

(二)临床意义

1.尿比重增高 血容量不足导致的肾前性少尿、糖尿病、急性肾小球肾炎、肾病综合征等。

2.尿比重降低 大量饮水、尿崩症、慢性肾小球肾炎、慢性肾衰竭、肾小管间质疾病等。

第二节 尿液化学检查

一、酸碱反应(pH)

(一)参考值

酸碱反应的 pH 约 6.5,波动在 4.5~8.0。

(二)临床意义

由于膳食结构的影响,尿液酸碱度可有较大的生理性变化,肉食为主者尿液偏酸性,素食为主者尿液偏碱性。

1.尿 pH 降低 见于酸中毒、高热、痛风、糖尿病及口服氯化铵、维生素 C 等酸性药物。

2.尿 pH 增高　见于碱中毒、尿潴留、膀胱炎、应用利尿剂、肾小管性酸中毒等。

3.药物干预　尿 pH 可作为用药的一个指标,用氯化铵酸化尿液,可促使碱性药物中毒时从尿中排出;而用碳酸氢钠碱化尿液,可促使酸性药物中毒时从尿中排出。

二、尿蛋白

(一)参考值

尿蛋白定性试验阴性;定量试验<150 mg/24 h。

(二)临床意义

尿蛋白定性试验阳性或定量试验超过 150 mg/24 h 尿时,称蛋白尿。

1.生理性蛋白尿　指泌尿系统无器质性病变,尿内暂时出现蛋白质,程度较轻,持续时间短,诱因解除后消失。如机体在剧烈运动、发热、寒冷、精神紧张、交感神经兴奋及血管活性剂等刺激下所致血流动力学改变,肾血管痉挛、充血,导致肾小球毛细血管壁通透性增加而出现的蛋白尿。

2.病理性蛋白尿

(1)肾小球性蛋白尿:这是最常见的一种蛋白尿。常见于肾小球肾炎、肾病综合征等原发性肾小球损害性疾病;糖尿病、高血压、系统性红斑狼疮、妊娠高血压综合征等继发性肾小球损害性疾病。

(2)肾小管性蛋白尿:炎症或中毒等因素引起近曲小管对低分子量蛋白质的重吸收减弱所致,常见于肾盂肾炎、间质性肾炎、肾小管性酸中毒、重金属(如汞、镉、铋)中毒及肾移植术后。

(3)混合性蛋白尿:肾小球和肾小管同时受损所致的蛋白尿,如肾小球肾炎或肾盂肾炎后期,糖尿病、系统性红斑狼疮等。

(4)溢出性蛋白尿:因血浆中出现异常增多的低分子量蛋白质,超过肾小管重吸收能力所致的蛋白尿。血红蛋白尿、肌红蛋白尿即属此类。另一类较常见的是凝溶蛋白,见于多发性骨髓瘤、浆细胞病、轻链病等。

(5)组织性蛋白尿:由于肾组织被破坏或肾小管分泌蛋白增多所致的蛋白尿,多为低分子量蛋白尿,以 T-H 糖蛋白为主要成分。

(6)假性蛋白尿:由于尿中混有大量血、脓、黏液等成分而导致蛋白定性试验阳性。一般不伴有肾本身的损害,经治疗后很快恢复正常。膀胱炎、尿道炎、尿道出血及尿内掺入阴道分泌物时,尿蛋白定性试验可阳性。

三、尿糖

(一)参考值

尿糖定性试验阴性,定量为 0.56~5.0 mmol/24 h 尿。

(二)临床意义

尿糖定性试验阳性,称为糖尿,一般指葡萄糖尿。

1.血糖增高性糖尿　糖尿病最为常见。其他有血糖升高的内分泌疾病,如库欣综合征、甲状腺功能亢进、嗜铬细胞瘤、肢端肥大症等均可出现糖尿。另外,肝硬化、胰腺炎、胰腺癌等也可出现糖尿。

2.血糖正常性糖尿　血糖浓度正常,由于肾小管病变导致葡萄糖的重吸收能力降低所致,即肾阈值下降产生的糖尿,又称肾性糖尿,常见于慢性肾炎、肾病综合征、间质性肾炎和家族性糖尿等。

3.暂时性糖尿　①生理性糖尿:如大量进食碳水化合物或静脉注射大量的葡萄糖后可一时性血糖升高,尿糖阳性。②应激性糖尿:见于颅脑外伤、脑出血、急性心肌梗死时,肾上腺素或胰高血糖素分泌过多或延脑血糖中枢受到刺激,可出现暂时性高血糖和糖尿。

4.其他糖尿　乳糖、半乳糖、果糖、甘露糖及一些戊糖等,进食过多或体内代谢失调使血中浓度升高时,可出现相应的糖尿。

四、酮体

酮体是体内脂肪代谢的中间产物,是β-羟丁酸、乙酰乙酸和丙酮的总称。

(一)参考值

阴性。

(二)临床意义

1.糖尿病性酮尿　常伴有酮症酸中毒,酮尿是糖尿病性昏迷的前期指标,此时多伴有高血糖症和糖尿。

2.非糖尿病性酮尿　高热、严重呕吐、腹泻、长期饥饿、禁食、过分节食、妊娠剧吐、肝硬化等,因糖代谢障碍而出现酮尿。

五、尿胆红素与尿胆原

(一)参考值

正常人尿胆红素定性为阴性,定量≤2 mg/L;尿胆原定性为阴性或弱阳性,定量≤10 mg/L。

(二)临床意义

1.尿胆红素增高　见于肝细胞性黄疸和阻塞性黄疸。

2.尿胆原增高　见于肝细胞性黄疸和溶血性黄疸。尿胆原减少见于阻塞性黄疸。

六、尿亚硝酸盐

(一)参考值

尿亚硝酸盐定性为阴性。

(二)临床意义

尿液中亚硝酸盐阳性检出率,取决于感染细菌是否含有硝酸盐还原酶、食物中是否含适量硝酸盐、尿液在膀胱中停留的时间及尿量等因素。常见的肠杆菌科细菌(如大肠埃希菌、变形杆菌等)可将硝酸盐还原为亚硝酸盐。尿液亚硝酸盐试验阳性,提示存在尿路感染。但有些细菌不能将硝酸盐还原为亚硝酸盐,如葡萄球菌、淋病双球菌等,故阴性不能排除尿路感染。标本放置过久或污染可致假阳性,进食硝酸盐含量丰富的菠菜、卷心菜等食物也可致假阳性。

第三节　显微镜检查

尿显微镜检查的标准方法为：取新鲜混匀的尿液 10 mL 于离心管内，以 1 500 r/min 离心 5 min，弃去上清液，留取 0.2 mL 沉渣液，混匀后检查尿细胞、管型和结晶等。

一、细胞检查

(一)红细胞

1.参考值　玻片法平均 0~3 个/HP，定量检查 0~5 个/μL。

2.临床意义　尿沉渣镜检红细胞>3 个/HP，称为镜下血尿。多形性红细胞>80%时，称肾小球源性血尿，常见于急性肾小球肾炎、急进性肾炎、慢性肾炎、紫癜性肾炎、狼疮性肾炎等。多形性红细胞<50%时，称非肾小球源性血尿，见于肾结石、泌尿系统肿瘤、肾盂肾炎、多囊肾、急性膀胱炎、肾结核等。

(二)白细胞和脓细胞

1.参考值　玻片法平均 0~5 个/HP，定量检查 0~10 个/μL。

2.临床意义　若有大量白细胞，多为泌尿系统感染，如肾盂肾炎、肾结核、膀胱炎或尿道炎。成年女性生殖系统有炎症时，常有阴道分泌物混入尿内，除有成团脓细胞外，并伴有多量扁平上皮细胞。

(三)上皮细胞

1.参考值　正常尿中可出现少量扁平上皮细胞，无或偶见移行上皮细胞，无肾小管上皮细胞。

2.临床意义　①复层扁平上皮细胞：也称鳞状上皮细胞，尿中大量出现或片状脱落且伴有白细胞、脓细胞，见于尿道炎。②移行上皮细胞：表层移行上皮细胞，主要来自膀胱，又称大圆上皮细胞。中层移行上皮细胞，主要来自肾盂，又称尾形上皮细胞。底层移行上皮细胞，来自输尿管、膀胱和尿道。正常尿中无或偶见移行上皮细胞，在输尿管、膀胱、尿道有炎症时可出现。大量出现应警惕移行上皮细胞癌。③肾小管上皮细胞：来自远曲和近曲肾小管，如在尿中出现，常提示肾小管病变。观察尿中肾小管上皮细胞，对肾移植术后有无排斥反应也有一定的意义。

二、管型

管型是蛋白质、细胞或碎片在肾小管、集合管中凝固而成的圆柱形蛋白聚体。

(一)参考值

正常人尿中无管型或透明管型 0~1 个/LP。

(二)临床意义

1.透明管型　偶见于正常人清晨尿中。当肾脏有轻度或暂时性功能改变，如剧烈运动、高热、全身麻醉及心功能不全等，尿中也可见少量透明管型。在肾实质病变(如肾小球肾炎)时，透明管型明显增多。

2.细胞管型　①红细胞管型：常与肾小球性血尿同时存在，常见于急性肾小球肾炎、慢性肾小球肾炎发作期、急性肾小管坏死、肾移植后急性排斥反应。②白细胞管型：提示有化脓性炎症，常见于急性肾盂肾炎、间质性肾炎，也可见于狼疮性肾炎等。③上皮细胞管型：提示肾小管有病变，为肾小管上皮细胞脱落的证据，常见于急性肾小管坏死、肾移植急性排斥反应等。

3.颗粒管型　含细颗粒管型和粗颗粒管型两种，前者见于慢性肾炎或急性肾炎后期，后者见于肾单位淤滞。

4.脂肪管型　基质中含脂肪变性的肾小管上皮细胞，见于类脂性肾病等。

5.蜡样管型　见于肾脏长期而严重的病变，如慢性肾小球肾炎的晚期及肾淀粉样变等。

6.宽幅管型　由蛋白质及坏死脱落的上皮细胞碎片构成，外形宽大，不规则，易折断。常见于慢性肾衰竭少尿期，提示预后不良，故又称肾衰管型。

三、结晶体

尿液经离心沉淀后，在显微镜下观察到形态各异的盐类结晶。结晶体经常出现于新鲜尿中并伴有较多红细胞应怀疑患有肾结石的可能。

1.易在碱性尿中出现的结晶体　磷酸钙、碳酸钙和尿酸钙晶体等。

2.易在酸性尿中出现的结晶体　尿酸晶体、草酸钙、胆红素、酪氨酸、亮氨酸、胆固醇、磺胺结晶等。

复习思考题

一、选择题

1.常用作尿液有形成分检验的防腐剂是(　　)。

A.盐酸　　B.甲醛　　C.甲苯　　D.冰乙酸　　E.二甲苯

2.每升尿液中血液超过多少毫升时可出现肉眼血尿？(　　)

A.1 mL　　B.2 mL　　C.3 mL　　D.4 mL　　E.5 mL

3.尿糖定性强阳性最常见于(　　)。

A.糖尿病　　B.精神过度紧张　　C.甲状腺功能亢进

D.慢性肝炎　　E.慢性肾炎

4.尿中出现蜡样管型常见于(　　)。

A.急性肾盂肾炎　　B.急性肾小球肾炎　　C.急性肾衰竭

D.慢性肾炎　　E.慢性肾衰竭

二、简答题

1.简述尿色异常的临床意义。

2.简述管型尿的临床意义。

3.简述病理性蛋白尿的临床意义。

（程　娥）

第三章　粪便检查

学习目标

- 掌握粪便标本的采集方法及注意事项。
- 熟悉粪便一般性状检查项目的参考范围和临床意义。
- 了解粪便显微镜检查各项目的参考范围和临床意义。

知识点

- 粪便标本的采集方法及注意事项、一般性状检查、显微镜检查、化学检查、细菌学检查。

案例导入

患者，女，58 岁，腹泻 1 天。

请思考：如何指导该患者采集粪便标本？你能看懂一份粪便检查的结果吗？

粪便是食物在体内经消化的最终产物。粪便检查的主要目的：一是了解消化道有无炎症、出血、寄生虫感染、恶性肿瘤等；二是根据粪便的性状与组成，间接地判断胃肠、胰腺肝胆系统的功能状况；三是了解肠道菌群分布是否合理，检查粪便中有无致病菌等，以协助诊断肠道传染病。

标本采集通常采用自然排出的粪便，应注意以下事项：

(1)用干燥洁净盛器留取新鲜标本，不得混有尿液或其他物质，如作细菌学检查应将标本盛于加盖无菌容器内立即送检。

(2)粪便标本有脓血时，应当挑取脓血及黏液部分涂片检查，外观无异常的粪便要多点取样检查。

(3)对某些寄生虫及虫卵的初筛检测，应采取三送三检，因为许多肠道原虫和某些蠕虫卵都有周期性排出现象。

(4)从粪便中检测阿米巴滋养体等寄生原虫，应在收集标本后 30 min 内送检，并注意保温。

(5)粪便隐血检测，患者应素食 3 天，并禁服铁剂及维生素 C，否则易出现假阳性。

(6)无粪便又必须检测时，可经肛门指诊采集粪便。

第一节 一般性状检查

粪便标本首先要肉眼观察，通常根据粪便性状即能作初步诊断。

一、量

正常人每日排便 1 次，一般为 100~300 g，随食物种类、进食量及消化器官功能状态而异。素食者比食肉者量多。胃肠、胰腺炎症和功能紊乱可致粪便量增多。

二、颜色与性状

正常成人的粪便为黄褐色圆柱形软便，婴儿粪便呈黄色或金黄色糊状便。病理情况可见以下改变：

1.鲜血便 见于直肠息肉、直肠癌、肛裂及痔疮等。痔疮时常在排便之后有鲜血滴落，而其他疾患则鲜血附着于粪便表面。

2.柏油样便 稀薄、黏稠、漆黑、发亮的黑色粪便，形似柏油称柏油样便，见于消化道出血。服用活性炭、铋剂等之后也可排出黑便，但无光泽且隐血试验阴性，若食用较多动物血、肝或口服铁剂等也可使粪便呈黑色，隐血试验也可阳性，应注意鉴别。

3.白陶土样便 见于各种原因引起的阻塞性黄疸。

4.脓性及黏液脓血便 当肠道下段有病变，如痢疾、溃疡性结肠炎、局限性肠炎、结肠或直肠癌常表现为脓性及脓血便，脓或血的多少取决于炎症类型及其程度，阿米巴痢疾以血为主，血中带脓，呈暗红色稀果酱样，细菌性痢疾则以黏液及脓为主，脓中带血。

5.米泔水样便 粪便呈白色淘米水样，内含有黏液片块，量大、稀水样，见于重症霍乱、副霍乱患者。

6.黏液便 正常粪便中的少量黏液与粪便均匀混合不易察觉。小肠炎症时增多的黏液均匀地混于粪便中；大肠病变时因粪便已逐渐形成，黏液不易与粪便混合；来自直肠的黏液则附着于粪便的表面。单纯黏液便的黏液无色透明，稍黏稠，脓性黏液便则呈黄白色不透明，见于各类肠炎、细菌性痢疾，阿米巴痢疾等。

7.稀糊状或水样便 见于各种感染性和非感染性腹泻。小儿肠炎时粪便呈绿色稀糊状。大量黄绿色稀汁样便并含有膜状物时，见于假膜性肠炎。副溶血性弧菌食物中毒，排出洗肉水样便。出血坏死性肠炎排出红豆汤样便。

8.细条样便 排出细条样或扁片状粪便，提示直肠狭窄，多见于直肠癌。

9.乳凝块 乳儿粪便中见有黄白色乳凝块，也可见蛋花汤样便，常见于婴儿消化不良、婴儿腹泻。

三、气味

正常粪便有臭味因含蛋白质分解产物，如吲哚、粪臭素、硫醇、硫化氢等所致，肉食者味重，素食者味轻。患慢性肠炎、胰腺疾病、结肠或直肠癌溃烂时有恶臭。阿米巴肠炎粪便呈血腥臭味。脂肪及糖类消化或吸收不良时粪便呈酸臭味。

四、寄生虫体

蛔虫、蛲虫及绦虫等较大虫体或其片段肉眼即可分辨，钩虫虫体需将粪便冲洗过筛方可见到。服用驱虫剂者应检查粪便中有无排出的虫体以判断驱虫效果。

五、结石

粪便中可见到胆石、胰石、胃石、肠石等，最重要且最常见的是胆石，常见于应用排石药物或碎石术后。

第二节　显微镜检查

在显微镜下观察粪便中的有形成分，有助于消化系统各种疾病的诊断，因此粪便的显微镜检测是常规检测的重要手段。

一、细胞

1.白细胞　正常粪便中不见或偶见。肠道炎症时增多，其数量多少与炎症轻重及部位有关。小肠炎症时白细胞数量一般<15/HP。细菌性痢疾，可见大量白细胞、脓细胞或小吞噬细胞。过敏性肠炎、肠道寄生虫病时可见较多嗜酸性粒细胞。

2.红细胞　正常粪便中无红细胞，当下消化道出血、痢疾、溃疡性结肠炎、结肠和直肠癌时，粪便中可见到红细胞。细菌性痢疾时红细胞少于白细胞，散在分布，形态正常。阿米巴痢疾时红细胞多于白细胞，多成堆出现并有残碎现象。

3.巨噬细胞　为一种吞噬较大异物的单核细胞，含有吞噬颗粒及细胞碎屑。见于细菌性痢疾和溃疡性结肠炎。

4.肠黏膜上皮细胞　正常粪便中不可见，结肠炎、假膜性肠炎时可见增多。

5.肿瘤细胞　取乙状结肠癌、直肠癌患者的血性粪便及时涂片染色，可能发现成堆的癌细胞。

二、食物残渣

正常粪便中的食物残渣是已消化的无定形细小颗粒，仅可偶见淀粉颗粒和脂肪小滴等。腹泻者的粪便中易见到淀粉颗粒，慢性胰腺炎、胰腺功能不全时增多。在急、慢性胰腺炎及胰头癌或因肠蠕动亢进、腹泻、消化不良综合征等，脂肪小滴增多。在胃蛋白酶缺乏时粪便中较多出现结缔组织。肠蠕动亢进，腹泻时，肌肉纤维、植物细胞及植物纤维增多。

三、寄生虫卵

从粪便中检查寄生虫卵是诊断肠道寄生虫感染最常用的化验指标。粪便中常见的寄生虫卵有蛔虫卵、钩虫卵、鞭虫卵、蛲虫卵、血吸虫卵、姜片虫卵和绦虫卵等。

第三节 化学检查

临床上最常用的粪便化学检查是粪便隐血试验，此法灵敏度高，对消化道少量出血的诊断有重要意义。隐血是指消化道少量出血，红细胞被消化破坏，粪便外观无异常改变，肉眼和显微镜检查均不能证实的出血。

1.正常值　正常人呈阴性反应。

2.临床意义　当消化道有出血时粪便隐血试验常呈阳性，见于消化性溃疡、消化道肿瘤、肠结核、钩虫病、溃疡性结肠炎等；消化性溃疡多呈间断性阳性，消化道恶性肿瘤则多为持续阳性。

第四节 细菌学检查

粪便中细菌极多，占干重的1/3，多属正常菌群。大肠杆菌、厌氧菌和肠球菌是成人粪便中主要菌群，产气杆菌、变形杆菌、绿脓杆菌多为过路菌，此外还有少量芽孢菌和酵母菌。上述细菌出现均无临床意义。肠道致病菌主要通过粪便直接涂片镜检和细菌培养确诊。

复习思考题

一、选择题

1.粪便隐血试验检查前避免食用大量(　　)。

A.蛋类　　B.水果　　C.绿色蔬菜

D.甜食　　E.牛奶

2.下列哪种粪便见于霍乱？(　　)

A.水样便　　B.柏油样便　　C.米泔水样便

D.黏液脓血便　　E.鲜血样便

3.下列哪种粪便见于阻塞性黄疸？(　　)

A.黄褐色便　　B.柏油样便　　C.绿色便

D.白陶土样便　　E.鲜血样便

4.某患者，呕吐、腹痛，需立即做粪便常规检查，但一天未见排便，为保证检查结果的准确性，采集粪便标本宜用(　　)。

A.肥皂水灌肠　　B.开塞露塞肛　　C.肛门指诊

D.甘油灌肠　　E.应用缓泻药

5.正常粪便中不应有(　　)。

A.白细胞　　B.红细胞　　C.淀粉颗粒

D.植物纤维　　E.脂肪小滴

6.不属于正常粪便成分的是(　　)。

A.食物残渣　　B.消化道分泌物　　C.寄生虫及其虫卵

D.大肠杆菌　　E.肠球菌

二、简答题

1.简述采集粪便标本时的注意事项。

2.简述粪便常见的病理外观及临床意义。

（程　娥）

第四章　肾功能检查

学习目标

- 掌握肾功能检查的标本采集方法。
- 熟悉肾功能检查的项目及临床意义。

知识点

- 血清肌酐测定、血清尿素氮测定、尿浓缩稀释试验、尿渗量测定。

案例导入

患者，男，45 岁，少尿 2 天。

请思考：如何对患者进行肾功能检查的标本采集？你能看懂肾功能检查的结果吗？

肾脏主要功能是生成尿液，以维持体内水、电解质、蛋白质和酸碱等代谢平衡。同时也兼有内分泌功能，如产生肾素、红细胞生成素、活性维生素 D 等，调节血压、钙磷代谢和红细胞生成。肾功能检查包括：①肾小球滤过功能；②肾小管重吸收、酸化等功能。肾血流量及内分泌功能目前临床应用较少。肾功能检查是判断肾脏疾病严重程度和预测预后、确定疗效、调整某些药物剂量的重要依据。

第一节　肾小球功能检查

肾小球的功能主要是滤过，评估滤过功能最重要的参数是肾小球滤过率。肌酐(creatinine，Cr)全部由肾小球滤过，不被肾小管重吸收，很少被肾小管排泌，可基本代表肾小球滤过率。

一、血清肌酐测定

(一)标本采集

抽空腹静脉血 3 mL,注入干燥试管后送检。

(二)参考值

全血肌酐,88.4~176.8 μmol/L。

血清或血浆肌酐,男性为 53~106 μmol/L,女性为 44~97 μmol/L。

(三)临床意义

1.血肌酐增高见于各种原因引起的肾小球滤过功能减退　①急性肾衰竭血肌酐明显进行性的升高,为器质性损害的指标;②慢性肾衰竭血 Cr 升高程度与病变严重性一致:肾衰竭代偿期,血 Cr < 178 μmol/L;肾衰竭失代偿期,血 Cr > 178 μmol/L;肾衰竭期,血 Cr>445 μmol/L。

2.鉴别肾前性和肾实质性少尿　①器质性肾衰竭血 Cr>200 μmol/L;②肾前性少尿,如心衰、脱水、肝肾综合征、肾病综合征等所致的有效血容量下降,肾血流量减少,血 Cr 大多≤200 μmol/L。

二、血清尿素氮测定

血清尿素氮(blood urea nitrogen,BUN)主要经肾小球滤过随尿排出,正常情况下 30%~40%被肾小管重吸收,肾小管有少量排泌,当肾实质受损害时,肾小球滤过率降低,致使血浓度增加。因此,目前临床上多测定尿素氮,粗略观察肾小球的滤过功能。

(一)标本采集

抽空腹静脉血 3 mL,注入干燥试管后送检。

(二)参考值

成人为 3.2~7.1 mmol/L,儿童为 1.8~6.5 mmol/L。

(三)临床意义

1.器质性肾功能损害　①各种肾脏疾病所致的慢性肾衰竭;②急性肾衰竭肾功能轻度受损时,BUN 可无变化,但肾小球滤过率下降至 50%以下,BUN 才能升高。因此,BUN 测定不能作为早期肾功能指标。但对慢性肾衰竭尤其是尿毒症,BUN 增高的程度一般与病情严重性一致:肾衰竭代偿期 BUN<9 mmol/L;肾衰竭失代偿期,BUN>9 mmol/L;肾衰竭期,BUN>20 mmol/L。

2.肾前性少尿　如严重脱水、大量腹水、心脏循环功能衰竭、肝肾综合征等导致的血容量不足、肾血流量减少灌注不足导致少尿,此时 BUN 升高,但 Cr 升高不明显,BUN/Cr(mg/dL)>10∶1,称为肾前性氮质血症。经扩容尿量多能增加,BUN 可自行下降。

3.蛋白质分解或摄入过多　如高热、上消化道大出血、大面积烧伤、严重创伤、大手术后、甲状腺功能亢进、高蛋白饮食等,但血肌酐一般不升高。以上情况矫正后,BUN 可以下降。

第二节 肾小管功能检查

一、尿浓缩稀释试验

正常尿生成过程中,远端肾小管对原尿有稀释功能,而集合管则具有浓缩功能。检查尿比重可间接了解肾脏的浓缩稀释功能。生理情况下,夜间水摄入及生成减少,肾小球滤过量较白昼低,而浓缩稀释功能仍同样进行,故夜尿较昼尿量少而比重高。

(一)标本采集

受检者照常饮食,每餐含水量为500~600 mL,不再另外饮水。上午8时排空膀胱,于10时、12时、下午2时、4时、6时、8时各收集一次尿液,此后至次晨8时的夜尿收集在一个容器内;应注意每次排尿均应全部排入容器内,分别测定7份标本的尿量和比重。

(二)参考值

正常成人24 h尿量为1 000~2 000 mL,昼尿量与夜尿量之比为4∶1,12 h夜间尿不应超过750 mL;尿液最高比重应在1.020以上;最高比重与最低比重之差,不应少于0.009。

(三)临床意义

1.夜尿增多或昼夜尿量之比降低　若尿比重正常为浓缩功能受损的早期改变,可见于间质性肾炎、慢性肾小球肾炎、高血压肾病和痛风性肾病早期肾小管损害时。若夜尿增多同时伴尿比重下降,提示上述疾病致浓缩稀释功能严重受损;若每次尿比重均固定在1.010~1.012的低值,表明肾只有滤过功能,而浓缩稀释功能完全丧失。

2.尿量少而比重增高　多见于急性肾小球肾炎及其他肾小球滤过率减少的情况,此时浓缩稀释功能相对正常。

3.尿量明显增多(>4 L/24 h)而尿比重均低于1.006　为尿崩症的典型表现。

二、尿渗量测定

渗量是指溶液中具有渗透活性的各种溶质微粒的总浓度。尿渗量和尿比重均与尿液的溶质总浓度相关,反映肾小管的浓缩稀释功能,但尿渗量不像比重那样受尿内大分子物质(葡萄糖和蛋白质)的显著影响,故能更准确地反映肾小管的浓缩稀释功能。

(一)标本采集

禁水8 h,次晨空腹收集尿液,并采静脉血,肝素抗凝,用冰点渗透压计测定尿液和血浆渗量。结果以毫渗量(mOsm/kgH_2O)表示。

(二)参考值

(1)尿液600~1 000 mOsm/kgH_2O,24 h内最大范围为40~1 400 mOsm/kgH_2O。

(2)血浆275~305 mOsm/kgH_2O,平均为300 mOsm/kgH_2O。

(3)尿渗量与血渗量之比为(3~4.5)∶1。

(三)临床意义

1.判断肾浓缩功能　禁饮尿渗量与正常血浆渗量相等,称为等渗尿;若小于 300 mOsm/kgH_2O,称低渗尿;正常人禁水 8 h 后尿渗量小于 600 mOsm/kgH_2O,再加尿/血浆渗量比值≤1,均表明肾浓缩功能障碍。见于慢性肾盂肾炎、多囊肾、尿酸性肾病等慢性间质性病变,也可见于慢性肾炎后期,以及急、慢性肾衰竭累及肾小管和间质。

2.用于鉴别肾前性、肾性少尿　肾前性少尿时,肾小管浓缩功能完好,故尿渗量较高,常大于 450 mOsm/kgH_2O。肾小管坏死致肾性少尿时,尿渗量降低,常小于 350 mOsm/kgH_2O。

复习思考题

一、选择题

1.反映肾小球滤过功能最可靠的指标是(　　)。

A.血尿素氮　　B.血肌酐　　C.血尿酸

D.尿肌酐　　E.内生肌酐清除率

2.下列可使 BUN 值增高的是(　　)。

A.脱水　　B.心力衰竭　　C.高蛋白饮食

D.消化道出血　　E.以上都会

3.血清尿素氮增高而血清肌酐正常,除外(　　)。

A.尿毒症　　B.急性传染病　　C.上消化道出血

D.大面积灼伤　　E.甲状腺功能亢进

二、简答题

1.肾小球滤过功能检查项目有哪些?

2.简述血肌酐增高的临床意义。

(程　娥)

第五章　肝功能检查

学习目标

- 掌握肝功能检查的标本采集方法。
- 熟悉肝功能检查的项目及临床意义。

知识点

- 蛋白质代谢功能检查、胆红素代谢检查、血清酶学检查。

案例导入

患者，男，43岁，巩膜发黄1周。

请思考：如何对患者进行肝功能检查的标本采集？你能看懂肝功能检查的结果吗？

肝功能检查包括蛋白质代谢功能检查、胆红素代谢检查、血清酶学检查等。肝功能检查所需的血清标本采集和保存要求：①嘱患者在抽血前至少8 h内不能进食；②抽空腹静脉血2 mL注入干燥试管中送检，不抗凝。③标本应置于阴凉干燥处，避免阳光照射。

第一节　蛋白质代谢功能检查

一、血清总蛋白、清蛋白、球蛋白及清蛋白/球蛋白比值测定

90%以上的血清总蛋白(serum total protein，STP)和全部的血清清蛋白(albumin，A)是由肝脏合成，因此，血清总蛋白和清蛋白含量是反映肝脏合成功能的重要指标。清蛋白是正常人体血清中的主要蛋白质组分，在维持血液胶体渗透压、体内代谢物质转运及营养等方面起着重要作用。总蛋白含量减去清蛋白含量，即为球蛋白(globulin，G)含量。球蛋白是多种蛋白质的混合物，其中包括含量较多的免疫球蛋白和补体、多种糖蛋白、金属结合蛋白、多种脂蛋白及酶类。球蛋白与机体免疫功能与血浆黏度密切相关。根据清蛋白与球蛋白的量，可计算出清蛋白与球蛋白的比值(A/G)。

（一）参考值

成人 STP 60～80 g/L；A 40～55 g/L；G 20～30 g/L。A/G（1.5～2.5）：1。

（二）临床意义

1.总蛋白　总蛋白增高见于各种原因引起的血液浓缩或蛋白合成增加，如严重脱水、肠梗阻、系统性红斑狼疮等。总蛋白减低见于血清蛋白丢失或摄入不足，如肝脏蛋白合成功能障碍、肾病综合征、结核病、甲状腺功能亢进、恶性肿瘤、长期高热及营养不良等。

2.清蛋白　清蛋白增高见于血液浓缩等。清蛋白减低见于摄入不足或合成障碍，如营养不良、慢性腹泻及消耗性疾病、严重肝炎及肝硬化失代偿期、肾炎、肾病综合征等。

3.球蛋白　球蛋白增高见于慢性肝脏疾病、多发性骨髓瘤、巨球蛋白血症、慢性炎症和感染等；球蛋白减低见于婴幼儿、肾上腺皮质功能亢进、使用免疫抑制剂等。

4.清蛋白与球蛋白的比值　减低或倒置见于严重肝功能损害，如肝硬化、原发性肝癌、多发性骨髓瘤等。

二、血氨测定

肠道内未被吸收的氨基酸和未被消化的蛋白质在大肠杆菌作用下生成氨。氨对中枢神经系统有高度毒性，体内大部分氨在肝内通过鸟氨酸循环生成尿素，经肾脏排出体外。用于血氨测定的标本必须在 15 min 内分离出血浆，以避免细胞代谢造成血氨的假性升高。

（一）参考值

血氨测定为 18～72 μmol/L。

（二）临床意义

1.血氨增高　常见于肝性脑病、重症肝炎、尿毒症等。

2.血氨降低　见于贫血、低蛋白饮食。

第二节　胆红素代谢检查

胆红素是血液循环中衰老红细胞在肝、脾及骨髓的单核-吞噬细胞系统中分解和破坏的产物。红细胞破坏释放出血红蛋白，然后代谢生成游离珠蛋白和血红素，血红素经微粒体血红素氧化酶的作用，生成胆绿素，进一步被催化还原为胆红素。胆红素在血液中与清蛋白结合形成的复合体，称为非结合胆红素（unconjugated bilirubin，UCB）。非结合胆红素不能自由透过各种生物膜，故不能从肾小球滤过。非结合胆红素随血流进入肝脏，在葡萄糖醛酸转移酶作用下，形成结合胆红素（conjugated bilirubin，CB）。结合胆红素被转运到与小胆管相连的肝窦状隙的肝细胞膜表面，直接被排入小胆管，而非结合胆红素不能穿过肝细胞膜。临床上通过检测血清总胆红素（serun total bilirubin，STB）、结合胆红素、非结合胆红素，借以诊断有无溶血及判断肝、胆系统在胆色素代谢中的功能状态。

（一）参考值

成人 STB 1.7～17.1 μmol/L；CB 0～6.8 μmol/L，UCB 1.7～10.2 μmol/L。

(二)临床意义

1.判断有无黄疸及程度　血清总胆红素在 17.1～34.2 μmol/L 时为隐性黄疸;34.2～171 μmol/L时为轻度黄疸;171～340 μmol/L 时为中度黄疸;>340 μmol/L时为重度黄疸。

2.根据黄疸程度推断黄疸病因　溶血性黄疸通常<85.5 μmol/L,肝细胞黄疸为 17.1～171 μmol/L,不完全性梗阻性黄疸为 171 ～ 265 μmol/L,完全性梗阻性黄疸通常>342 μmol/L。

3.判断黄疸的类型　血清总胆红素及结合胆红素升高为阻塞性黄疸,见于胆石症、胆管癌、胰头癌等压迫胆管造成的胆道阻塞性疾病;总胆红素及非结合胆红素升高为溶血性黄疸,见于新生儿黄疸、各种溶血性疾病等;三者皆升高为肝细胞性黄疸,见于急性活动性肝炎、肝硬化等。

第三节　血清酶学检查

一、血清转氨酶测定

用于肝脏疾病检查的转氨酶主要是丙氨酸氨基转移酶(alanine aminotransferase,ALT)和天门冬氨酸氨基转移酶(aspartate aminotransferase,AST)。ALT 主要分布在肝脏,其次为骨骼肌、肾脏、心肌和脑等组织中;肝脏中的 ALT 主要存在于肝细胞质内。AST 主要分布于心肌,其次为肝脏、骨骼肌和肾脏等组织中,在肝细胞中 AST 约有 80%以上存在于线粒体中。正常状态下,ALT 和 AST 在血清中的含量很低,当肝细胞等损伤时,肝细胞膜通透性增加,胞浆内的 ALT 和 AST 释放入血,导致血液中 ALT 和 AST 升高;在轻、中度肝损伤时,以 ALT 升高为明显;当严重肝细胞损伤时,线粒体也受损,可导致线粒体内的酶被释放入血,此时以 AST 升高更明显,血清中 AST/ALT 比值升高。因此,血清转氨酶测定是肝脏损伤的敏感指标。

(一)参考值

速率法(37 ℃):ALT 10～40 U/L,AST 10～45 U/L;ALT/AST≤1。

(二)临床意义

血清 ALT 和 AST 增高的临床意义:

1.急性病毒性肝炎　ALT 与 AST 均显著增高,常可达参考值上限的 20～50 倍以上,甚至达 100 倍,但以 ALT 升高更明显,ALT/AST>1。通常在肝炎病毒感染后 1～2 周转氨酶达高峰,3～5 周逐渐下降,ALT/AST 比值恢复正常。如急性病毒性肝炎恢复期 ALT 和 AST 仍不能恢复正常或再上升,提示急性肝炎转为慢性。急性重症肝炎,病程初期即表现出 AST 升高比 ALT 升高更明显,说明肝细胞损伤严重;急性重症肝炎病情恶化时可出现黄疸加重,胆红素明显升高,但转氨酶却减低,即“胆酶分离”现象,提示肝细胞严重坏死,预后不良。

2.慢性病毒性肝炎　血清转氨酶轻度升高或正常,ALT/AST>1,如 AST 升高较 ALT 明显,则提示慢性肝炎可能转为活动期。

3.非病毒性肝病　药物性肝炎、脂肪肝等非病毒性肝病时,转氨酶轻度升高或正常,

ALT/AST<1。酒精性肝病时 AST 升高明显,而 ALT 可能正常。

4.肝硬化　肝硬化时其转氨酶活性取决于肝细胞坏死和肝纤维化的程度,终末期血清转氨酶活性可正常或降低。

5.胆汁淤积　肝内、外胆汁淤积时,转氨酶轻度升高或正常,借此可与肝实质细胞损伤鉴别。

6.急性心肌梗死　急性心肌梗死后 6~8 h,AST 增高,18~24 h 达高峰,可达参考值的4~10 倍,与心肌坏死的范围和程度有关,4~5 天后恢复。

7.其他疾病　因 ALT 和 AST 为非特异性细胞内功能酶,其血清浓度增高还可见于其他疾病,如骨骼肌疾病、肺梗死、肾梗死、胰腺炎及流感病毒感染等。但上述疾病时转氨酶常呈轻度增高。

二、血清碱性磷酸酶测定

碱性磷酸酶(alkaline phosphatase,ALP)为一组在碱性环境中水解单磷酸酯的酶类,存在于身体的各个器官,尤以肝脏、小肠、骨骼、胎盘、白细胞等中含量较高。正常人血清中的 ALP 主要来源于肝脏和骨骼。因此,ALP 的测定主要用于辅助诊断肝胆和骨骼系统疾病。

(一)参考值

连续监测法测定(37 ℃):1~12 岁<500 U/L;15 岁以上 40~150 U/L。

(二)临床意义

1.ALP 生理性增高　见于妊娠中晚期、新生儿骨质生成和正在发育的儿童。

2.病理性增高　见于:①肝胆系统疾病:因肝内或肝外胆管梗阻使胆汁排泄不畅,ALP 滞留血中而增高,其增高程度与梗阻程度、持续时间成正比;②伴有黄疸的急、慢性肝炎、肝硬化、肝坏死等 ALP 活性增高;③原发性或继发性肝癌均能刺激肝细胞产生过多的 ALP,使血中 ALP 活性增高;④骨骼系统疾病时如骨细胞瘤、变形性骨炎、成骨不全症、骨质软化症、骨折恢复期等,血中 ALP 活性也增高。

3.黄疸患者同时测定 ALP 和 ALT 有助于黄疸的鉴别诊断　①胆汁淤积性黄疸 ALP 多明显增高,而 ALT 仅轻度增高;②肝细胞性黄疸时,ALT 活性很高,ALP 正常或稍增高,血清胆红素中度增加;③ALP 明显增高,胆红素不增高,多为肝内局限性胆道梗阻,见于肝癌等;④毛细胆管性肝炎时 ALP 和 ALT 均明显增高;⑤溶血性黄疸时 ALP 可正常。

三、γ-谷氨酰转移酶测定

γ-谷氨酰转移酶(γ-glutamyltransferase,GGT)旧称 γ-谷氨酰转肽酶(γ-GT)是一种肽转移酶,它是催化谷胱甘肽上 γ-谷氨酰基转移另一个肽或另一个氨基酸上的酶。此酶在体内分布较广,在肾脏、胰腺、肝脏、脾中含量丰富,血清中 GGT 主要来自肝胆系统,存在于肝细胞胞质和肝内胆管上皮中,在各种肝胆系统疾病时,血清 GGT 均可明显升高。

(一)参考值

连续检测法:成年男性 11~50 U/L,女性 7~30 U/L。

(二)临床意义

1.胆道阻塞性疾病　肝内或肝外胆管阻塞时,GGT 排泄受阻易随胆汁反流入血,使血中

GGT 明显升高，而且与血清中胆红素、ALP 的变化相一致。阻塞发生越快，上升越迅速，阻塞越重，上升越显著。

2.原发性或转移性肝癌　由于肝癌细胞合成 GGT，同时，肝癌造成肝内阻塞，可使血清中 GGT 显著升高，且 GGT 活性与肿瘤大小及病情严重程度呈平行关系。因此，GGT 的动态观察有助于判断疗效和预后。

3.病毒性肝炎和肝硬化　急性肝炎时，坏死区邻近的肝细胞内此酶合成亢进，引起血清 GGT 中度升高，但上升幅度明显低于 ALT。慢性肝炎、肝硬化的非活动期，GGT 的活性正常，在肝炎恢复期，GGT 仍可升高，提示尚未痊愈，如长期升高，提示病变活动或病情恶化。

4.急、慢性酒精性肝病　酒精性肝病者 GGT 可呈中度以上升高，可达 300~1 000 U/L。该指标对酒精性肝病的诊断有一定的价值。酗酒者戒酒后 GGT 可随之下降。

5.其他　如药物性肝损害、脂肪肝、胰腺炎、阿米巴肝脓肿等 GGT 也可有轻度增高。

四、单胺氧化酶测定

单胺氧化酶(monoamine oxidase，MAO)为一种含铜的酶，分布在肝、肾、胰、心等器官，肝中 MAO 来源于线粒体，在有氧情况下，催化各种单胺的氧化脱氢反应。血清中 MAO 活性与体内结缔组织增生呈正相关，因此，临床上常用 MAO 活性测定来观察肝脏纤维化的程度。

(一)参考值

单胺氧化酶测定为 12~40 U/L。

(二)临床意义

1.肝脏疾病　急性肝炎时 MAO 多正常；近半数中、重度慢性肝炎 MAO 增高，表明有肝细胞坏死和纤维化形成；80%以上的重症肝硬化患者及肝硬化伴肝癌患者 MAO 活性增高，但对早期肝硬化反应不敏感。

2.其他疾病　慢性充血性心力衰竭、甲状腺功能亢进、糖尿病、结缔组织病等都有 MAO 增高。

复习思考题

一、选择题

1.关于阻塞性黄疸的叙述，正确的是(　　)。

A.血清结合胆红素增加　　B.血清总胆红素增加　　C.尿内尿胆原增加

D.尿胆红素阳性　　E.灰白色粪便

2.反映肝细胞损害最敏感的指标为(　　)。

A.ALP　　B.ALT　　C.AST　　D.γ-GT　　E.ALT+AST

3.ALP 明显增高最常见于(　　)。

A.溶血性黄疸　　B.肝细胞性黄疸　　C.阻塞性黄疸

D.骨转移瘤　　E.肝癌

4.GGT 增高最常见于(　　)。
A.胆道阻塞性疾病　　B.病毒性肝炎　　C.肝硬化
D.脂肪肝　　E.药物性肝损害

5.血清清蛋白/球蛋白比值减低最常见于(　　)。
A.严重肝功能损害　　B.多发性骨髓瘤　　C.慢性炎症
D.免疫功能抑制　　E.长期营养不良

6.肝细胞性黄疸患者的胆红素代谢检查,下列错误的是(　　)。
A.总胆红素增加　　B.结合胆红素中度增加　　C.尿胆红素阴性
D.非结合胆红素中度增加　　E.尿胆原多为中度增高

二、简答题

1.反映肝细胞损伤常用的转氨酶有哪两种?

2.如何评价肝功能检查?

（程　娥）

第六章　临床常用血生化检查

学习目标

- 掌握临床常用血生化检查的标本采集方法。
- 熟悉临床常用血生化检查的项目及临床意义。

知识点

- 血清电解质测定、血清脂质测定、血糖及葡萄糖耐量测定、血清心肌酶和心肌蛋白测定。

案例导入

患者，男，45 岁，呕吐、腹泻 3 天。医生考虑患者可能有血清电解质紊乱，医嘱作血清电解质测定。

请思考：如何对患者作血清电解质标本的采集？你能看懂临床血生化检查的结果吗？

第一节　血清电解质测定

血清电解质钾、钠、氯、钙、磷等对维持细胞的正常代谢和功能、酸碱平衡以及细胞内外的渗透压等方面起着重要作用。标本采集：空腹静脉血 3 mL，注入干燥试管中送检，不抗凝，避免溶血。

一、血清钾

98%的钾离子分布于细胞内液，是细胞内的主要阳离子，少量存在于细胞外液，血钾实际反映了细胞外液钾离子的浓度变化。

（一）参考值

血清钾为 3.5~5.5 mmol/L。

(二)临床意义

1.血清钾增高　血清钾>5.5 mmol/L 为高血钾症。见于:①体内钾排出减少:肾衰竭少尿期、肾上腺皮质功能减退症、长期应用潴钾利尿剂等;②摄入量过多:高钾饮食、输入大量库存血、补钾过多过快等;③细胞内钾外移:血细胞破坏(溶血、严重烧伤、组织挤压伤)、胰岛素缺乏、代谢性酸中毒等均可致细胞内钾外流、外逸或重新分布引起血清钾增高;④血浆晶体渗透压增高,使细胞内脱水,导致细胞内钾外移。

2.血清钾减低　血清钾<3.5 mmol/L 为低血钾症。其中,血钾在 3.0~3.5 mmol/L 者为轻度低血钾症;2.5~3.0 mmol/L 者为中度低血钾症;<2.5 mmol/L 者为严重低血钾症。低血钾症见于:①体内钾排出过多:频繁呕吐、长期腹泻、服用排钾利尿剂、肾衰竭多尿期等;②摄入不足:长期低钾饮食或禁食后补钾不足、胃肠功能紊乱、营养不良等;③钾向细胞内转移:胰岛素注射过量、代谢性碱中毒、心功能不全等。

二、血清钠

钠是细胞外液的主要阳离子,44%存在于细胞外液,9%存在于细胞内液,47%存在于骨骼中。血清钠多以氯化钠的形式存在,其主要功能在于保持细胞外液容量、维持渗透压及酸碱平衡,并具有维持肌肉、神经正常应激性的作用。

(一)参考值

血清钠为 135~145 mmol/L。

(二)临床意义

1.血清钠增高　血清钠>145 mmol/L 为高血钠症。见于:①摄入过多:进食过量钠盐或注射高渗盐水,伴有肾功能障碍;②体内水分丢失过多或摄入不足:进食困难、大量出汗、长期腹泻、呕吐、渗透性利尿、甲状腺功能亢进等。

2.血清钠降低　血清钠<135 mmol/L 为低钠血症。见于:①摄取不足:长期低盐饮食、营养不良等;②钠丢失过多:严重呕吐、腹泻、胃肠引流,大量出汗、大面积烧伤,糖尿病酮症酸中毒、服用大剂量利尿剂、肾上腺皮质功能减退,穿刺抽液过多等。

三、血清氯

氯是细胞外液的主要阴离子,但在细胞内外均有分布。

(一)参考值

血清氯为 96~106 mmol/L。

(二)临床意义

1.血清氯增高　血清氯>106 mmol/L 为高血氯症。见于:①摄入过多:如长期高盐饮食、静脉输注过多生理盐水、氯化钙等;②氯排出减少:如急、慢性肾小球肾炎导致的肾功能不全的少尿期、心力衰竭等;③换气过度:使二氧化碳排除增多,导致血清氯增高;④脱水:频繁呕吐、长期腹泻等导致水分丢失,血液浓缩,使血氯增高。

2.血清氯降低　血清氯<96 mmol/L 为低血氯症。见于:①氯排出过多:严重呕吐、腹泻、胃肠引流,肾上腺皮质功能减退、长期应用利尿剂、严重糖尿病等使氯由尿液排出增多;②氯摄入不足:如饥饿、营养不良、出汗过多、低盐治疗等。

四、血清钙

钙是人体含量最多的金属宏量元素。人体内 99%以上的钙以磷酸钙或碳酸钙的形式存在于骨骼中，血液中钙含量甚少，仅占人体钙含量的 1%。血液中的钙以蛋白结合钙、复合钙和游离钙的形式存在。

(一)参考值

血清钙为 2.25~2.75 mmol/L。

(二)临床意义

1.血清钙增高　血清钙>2.75 mmol/L 为高血钙症。见于：①溶骨作用增强，如原发性或继发性甲状旁腺功能亢进、多发性骨髓瘤、转移性骨癌、急性白血病、肺癌等；②钙吸收作用增强，如维生素 A 或 D 摄入过多；③急性肾衰竭、Addison 病等。

2.血清钙降低　血清钙<2.25 mmol/L 称为低血钙症。见于：①摄入不足：长期低钙饮食、阻塞性黄疸等；②成骨作用增强：甲状旁腺功能减退、甲状腺切除术后等；③肾脏疾病：肾病综合征、慢性肾小球肾炎等；④其他：维生素 D 缺乏、妊娠、尿毒症、急性坏死性胰腺炎等。

五、血清磷

人体中 70%~80%的磷以磷酸钙的形式沉积于骨骼中，只有少部分存在于体液中。血液中的磷有无机磷和有机磷两种形式。血磷水平受年龄和季节影响，新生儿与儿童的生长激素水平较高，故血清磷水平较高。另外，夏季紫外线的影响，血清磷的含量也较冬季为高。血磷与血钙有一定的浓度关系，即正常人的钙、磷浓度(mg/dL)乘积为 36~40。

(一)参考值

血清磷为 0.97~1.61 mmol/L(3~5 mg/dL)。

(二)临床意义

1.血清磷增高　血清磷>1.61 mmol/L 为升高。见于：原发或继发性甲状旁腺功能减退症、多发生骨髓瘤、骨折愈合期、肢端肥大症、尿毒症、Addison 病、急性肝坏死、白血病、维生素 D 过多等。

2.血清磷降低　血清磷<0.97 mmol/L 为降低。见于：饥饿、维生素 D 缺乏、甲状旁腺功能亢进、骨软化症、乙醇中毒、妊娠、佝偻病活动期、糖尿病、肾小管性酸中毒、大量呕吐和腹泻、血液透析等。

第二节　血清脂质测定

血清脂质包括胆固醇、三酰甘油、磷脂和游离脂肪酸。血清脂质检查除了可作为脂质代谢紊乱及有关疾病的诊断指标外，还可协助诊断原发性胆汁性肝硬化、肾病综合征、肝硬化及吸收不良综合征等。标本采集：空腹静脉血 2 mL，注入干燥试管中送检，不抗凝。

一、血清总胆固醇测定

胆固醇(cholesterol,CHO)是脂质的组成成分之一。胆固醇中70%为胆固醇酯、30%为游离胆固醇,总称为总胆固醇(total cholesterol,TC)。

(一)参考值

合适水平:2.8~5.2 mmol/L。边缘水平:5.23~5.69 mmol/L。升高:大于5.72 mmol/L。

(二)临床意义

血清TC水平受年龄、家族、性别、遗传、饮食、精神等多种因素影响,且男性高于女性,体力劳动者低于脑力劳动者。因此,很难制定统一的参考值。测定TC常作为动脉粥样硬化的预防、发病估计、疗效观察的参考指标。

1.总胆固醇增高　见于长期大量进食胆固醇食物;长期吸烟、饮酒、过度肥胖,胆结石、胆总管阻塞,冠状动脉粥样硬化,甲状腺功能减退,糖尿病,肾病综合征,某些药物如激素等。

2.总胆固醇降低　见于严重贫血、长期素食、严重营养不良、急性肝坏死、肝硬化、甲状腺功能亢进等。

二、血清三酰甘油测定

三酰甘油(triglyceride,TG)是甘油和3个脂肪酸所形成的酯,又称为中性脂肪。TG是机体恒定的供能来源,主要存在于β脂蛋白和乳糜颗粒中,直接参与胆固醇和胆固醇酯的合成。TG也是动脉粥样硬化的危险因素之一。

(一)参考值

血清三酰甘油测定为0.56~1.70 mmol/L。

(二)临床意义

血清TG受生活习惯、饮食和年龄等的影响,在个体内及个体间的波动较大。由于TG的半衰期短,进食高脂、高糖和高热量饮食后,外源性TG可明显增高。因此,必须在空腹12~16 h后静脉采集血标本,以排除和减少饮食的影响。

1.TG增高　见于高脂饮食、肥胖、原发性高脂血症、冠状动脉粥样硬化、阻塞性黄疸、肾病综合征、糖尿病、甲状腺功能减退、痛风等。

2.TG减低　见于吸收不良、肾上腺皮质功能不全、严重肝病等。

三、血清脂蛋白测定

血清脂蛋白是脂类在血液中运输及代谢的主要形式。一般根据密度不同大致分为乳糜微粒(chylomicron,CM)、极低密度脂蛋白(very low density lipoprotein,VLDL)、低密度脂蛋白(low density lipoprotein,LDL)、高密度脂蛋白(high density lipoprotein,HDL)4种。

(一)参考值

CM阴性;LDL≤3.12 mmol/L为合适水平,3.15~3.16 mmol/L为边缘水平,>3.64 mmol/L为升高。HDL 1.03~2.07 mmol/L,>1.04 mmol/L为合适水平,≤0.91 mmol/L为减低。

(二)临床意义

1.CM　增高常见于引起总胆固醇或三酰甘油升高的各种疾病。

2.HDL　增高对防止动脉粥样硬化、预防冠心病的发生有重要作用，也见于慢性肝炎、肝硬化等；HDL 减低见于动脉粥样硬化、急性感染、糖尿病、慢性肾功能衰竭、肾病综合征以及应用雄激素等。

3.LDL　为致动脉粥样硬化的因子，LDL 水平增高与冠心病发病呈正相关，LDL 增高也见于甲状腺功能减退症、肥胖、肾病综合征、阻塞性黄疸等。LDL 减低常见于无 β 脂蛋白血症、甲状腺功能亢进症、吸收不良、肝硬化以及低脂饮食和运动等。

第三节　血糖及葡萄糖耐量测定

一、空腹血糖测定

空腹血糖(fasting blood glucose，FBG)是诊断糖代谢紊乱的最常用和最重要的指标。以空腹血浆葡萄糖(fasting plasma glucose，FPG)检测较为方便，且结果也最可靠。FBG 易受肝脏功能、内分泌激素、神经因素和抗凝剂等多种因素的影响，且不同的检测方法，其结果也不尽相同。

(一)标本采集

清晨空腹静脉血 1 mL，注入干燥试管中立即送检，不抗凝。标本避免溶血。

(二)参考值

葡萄糖氧化酶法：3.9～6.1 mmol/L，邻甲苯胺法：3.9～6.4 mmol/L。

(三)临床意义

1.空腹血糖增高　FBG 增高而又未达到诊断糖尿病标准时，称为空腹血糖过高。FBG>7.0 mmol/L 为高血糖症。FBG 7.0～8.4 mmol/L 为轻度增高；FBG 8.4～10.1 mmol/L 为中度增高；FBG>10.1 mmol/L 为重度增高。常见原因有：

(1)生理性增高：见于餐后 1～2 h、高糖饮食、情绪激动、剧烈运动等。

(2)病理性增高：各型糖尿病；内分泌疾病如甲状腺功能亢进、皮质醇增多症、垂体瘤、嗜铬细胞瘤；肝硬化、胰腺病变；颅内高压症、脑出血、中枢神经系统感染；妊娠呕吐、严重脱水、缺氧、麻醉等。

2.空腹血糖降低　FBG<3.9 mmol/L 为血糖降低；FBG 3.4～3.9 mmol/L 为轻度降低；FBG 2.2～2.8 mmol/L 中度降低；FBG<1.7 mmol/L 为重度降低。常见原因有：①生理性降低：见于饥饿状态、剧烈运动后、妊娠期、哺乳期等；②病理性降低：见于降糖药使用过量，胰岛功能亢进、胰岛细胞瘤、胰腺癌，甲状腺功能减退；急性肝炎、肝坏死、肝硬化、肝癌；不能进食、长期营养不良等。

二、口服葡萄糖耐量试验

口服葡萄糖耐量试验(oral glucose tolerance test，OGTT)主要用于诊断症状不明显或血糖升高不明显的可疑糖尿病。

（一）标本采集

1.受试前 3 天正常饮食（每日碳水化合物摄入量>150 g），受试前晚餐后禁食或禁食10~16 h。受试前 8 h 停用胰岛素及肾上腺皮质激素类药并卧床休息，注意避免剧烈运动和精神紧张。

2.先采取空腹血糖标本，然后一次饮完配置的葡萄糖液（按葡萄糖 1.75 g/kg 体重计，最多不超过 75 g），在服葡萄糖后 0.5、1、2、3 h，采集静脉血各 1 mL 和各时间的尿标本，分别测定血糖和尿糖。

（二）参考值

FPG 3.9~6.1 mmol/L；口服葡萄糖后 0.5~1 h 血糖达高峰，一般为 7.8~9.0 mmol/L，峰值<11.1 mmol/L；2 h 血糖≤7.8 mmol/L；3 h 时应恢复至空腹血糖水平。各检测时间点的尿糖均为阴性。

（三）临床意义

1.诊断糖尿病　2 次 FPG≥7.0 mmol/L；或服糖后 2 h 血糖≥11.1 mmol/L；或随机血糖≥11.1 mmol/L，有糖尿病临床症状者，均可诊断为糖尿病。

2.糖耐量减低　指 FPG<7.0 mmol/L，服糖后 2 h 血糖为 7.8~11.1 mmol/L，血糖达高峰时间可延至 1 h 后，血糖恢复正常时间延至 2~3 h 后，伴随尿糖阳性。常见于 2 型糖尿病、肥胖症、甲状腺功能亢进、肾上腺皮质功能亢进、腺垂体功能亢进、嗜铬细胞瘤等。

3.葡萄糖耐量曲线低平　指空腹血糖正常或降低，服糖后血糖上升不明显，服糖后 2 h 血糖仍处于低水平。见于甲状腺功能亢进、肾上腺皮质或腺垂体功能减退等。

三、糖化血红蛋白检测

糖化血红蛋白（glycosylated hemoglobin，GHb）是在红细胞生存期间 HbA 与己糖（主要是葡萄糖）缓慢、连续的非酶促反应的产物。由于 HbA 所结合的成分不同，又分为 HbA_1a（与磷酰葡萄糖结合）、HbA_1b（与果糖结合）、HbA_1c（与葡萄糖结合），其中 HbA_1c 含量最高，占 60%~80%，是目前临床最常检测的部分。由于糖化过程非常缓慢，一旦生成不再解离，且不受血糖暂时性升高的影响。因此，GHb 对高血糖，特别是血糖和尿糖波动较大时有特殊诊断价值。

（一）标本采集

空腹静脉血 2 mL，肝素钠抗凝。

（二）参考值

HbA_1c 为 4%~6%，HbA_1 为 5%~8%。

（三）临床意义

GHb 水平取决于血糖水平、高血糖持续时间，其生成量与血糖浓度呈正比。GHb 的代谢周期与红细胞的寿命基本一致，故 GHb 水平反映了近 2~3 个月的平均血糖水平。

1.评价糖尿病控制程度　GHb 增高提示近 2~3 个月的糖尿病控制不良，GHb 越高，血糖水平越高，病情越重。故 GHb 可作为糖尿病长期控制的良好观察指标。糖尿病控制良好者，2~3 个月检测 1 次，控制欠佳者 1~2 个月检测 1 次。妊娠期糖尿病、1 型糖尿病应每月检测 1 次,以便调整用药剂量。

2.筛检糖尿病　HbA_1<8%,可排除糖尿病;HbA_1>9%,预测糖尿病的准确性为 78%,特异性为 94%;HbA_1>10%,预测糖尿病的准确性为 89%,特异性为 99%。

3.预测血管并发症　由于 GHb 与氧的亲和力强,可导致组织缺氧,故长期 GHb 增高,可引起组织缺氧而发生血管并发症。HbA_1>10%,提示并发症严重,预后较差。

4.鉴别高血糖　糖尿病高血糖的 GHb 水平增高,而应激性高血糖的 GHb 则正常。

第四节　血清心肌酶和心肌蛋白测定

心肌缺血损伤时的生物化学指标变化较多,如心肌酶和心肌蛋白等。其中反映心肌缺血损伤的具有高度特异性的是肌酸磷酸激酶同工酶 MB 和肌钙蛋白。标本采集:空腹静脉血 2 mL,注入干燥试管中不抗凝,注意切勿溶血。

一、肌酸激酶测定

肌酸激酶(creatine kinase,CK)主要存在于胞质和线粒体中,以骨骼肌、心肌含量最多;其次是脑组织和平滑肌。肝脏、胰腺和红细胞中的 CK 含量极少。CK 是由两个亚单位组成的二聚体,形成 3 个不同的亚型:①CK-MM,主要存在于骨骼肌和心肌中。②CK-MB,主要存在于心肌中。③CK-BB,主要存在于脑、前列腺、肺、肠等组织中。正常人血清中以 CK-MM 为主,CK-MB 较少,CK-BB 含量极微。检测 CK 的不同亚型对鉴别 CK 增高的原因有重要价值。

(一)参考值

1.CK 总活性　①酶偶联法(37 ℃):男性 38~174 U/L,女性 26~140 U/L。②酶偶联法(30 ℃):男性 15~105 U/L,女性 10~80 U/L。③肌酸显色法:男性 15~163 U/L,女性 3~135 U/L。④连续监测法:男性 37~174 U/L,女性 26~140 U/L。

2.CK 同工酶　CK-MB<5%;CK-MM 94%~96%;CK-BB 无或极少。

(二)临床意义

1.急性心肌梗死　发病 3~8 h,CK 即明显增高,3~4 天恢复正常,其同工酶中 CK-MB 在急性心肌梗死的早期灵敏度明显高于 CK,其阳性率达 100%。心内膜下心肌梗死、病毒性心肌炎等也可引起 CK 增高。

2.肌肉疾病　见于多发性肌炎、进行性肌营养不良、骨骼肌损伤、手术、导管检查等。同工酶中多以 CK-MM 增高为主。

3.脑组织受损　见于脑血管病变、长期昏迷等,同工酶中多以 CK-BB 增高为主。

4.其他　正常人有时可出现 CK 波动,如男性略高于女性,晚间略高于清晨,运动、分娩、新生儿等 CK 也可略高。

二、心肌肌钙蛋白 T 测定

肌钙蛋白(cardiac troponin,cTn)是肌肉收缩的调节蛋白。心肌肌钙蛋白 T(cTnT)有快骨骼肌型、慢骨骼肌型和心肌型。绝大多数 cTnT 以复合物的形式存在于细丝上，而6%～8%的 cTnT 以游离的形式存在于心肌细胞胞质中。当心肌细胞损伤时，cTnT 便释放到血清中。因此，cTnT 浓度变化对诊断心肌缺血损伤的严重程度有重要价值。

（一）参考值

cTnT 为 0.02～0.13 μg/L。cTnT>0.2 μg/L 为临界值。

（二）临床意义

1.诊断急性心肌梗死　cTnT>0.5 μg/L 可确诊急性心肌梗死。急性心肌梗死发病后 3～6 h 的 cTnT 即升高，10～24 h 达峰值，其峰值可为参考值的 30～40 倍，恢复正常需要 10～15 天。

2.判断微小心肌损伤　不稳定型心绞痛患者常发生微小心肌损伤，这种心肌损伤只有检测 cTnT 才能确诊。因此，cTnT 水平变化对诊断微小心肌损伤和判断不稳定型心绞痛预后有重要价值。

3.预测血液透析患者心血管事件　肾衰竭患者反复血液透析可引起血流动力学和血脂异常，因此，所致的心肌缺血性损伤是导致患者死亡的主要原因之一，及时检测血清 cTnT 浓度变化，可预测其心血管事件发生。cTnT 增高提示预后不良或发生猝死的可能性增大。

三、心肌肌钙蛋白 I 测定

心肌肌钙蛋白 I（cardiac troponin I，cTnI）可抑制肌动蛋白中的 ATP 酶活性，使肌肉松弛，防止肌纤维收缩。cTnI 以复合物和游离的形式存在于心肌细胞胞质中，当心肌损伤时，cTnI 即可释放入血液中，血清 cTnI 浓度变化可以反映心肌细胞损伤的程度。

（一）参考值

cTnI<0.2 μg/L。cTnI>1.5 μg/L 为临界值。

（二）临床意义

1.诊断急性心肌梗死　cTnI 对诊断 AMI 与 cTnT 无显著性差异。与 cTnT 比较，cTnI 具有较低的初始灵敏度和较高的特异性。AMI 发病后 3～6 h，cTnI 即升高，14～20 h 达到峰值，5～7 天恢复正常。

2.判断微小心肌损伤　不稳定型心绞痛患者血清 cTnI 也可升高，提示心肌有小范围梗死。

3.其他　急性心肌炎患者 cTnI 水平增高，其阳性率达 88%，但多为低水平增高。

复习思考题

一、选择题

1.具有抗动脉粥样硬化作用的脂蛋白是(　　)。

A.CM　　B.VLDL　　C.LDL　　D.IDL　　E.HDL

2.细胞内液的主要阳离子为(　　)。

A.Na^+　　B.Mg^{2+}　　C.K^+　　D.Ca^{2+}　　E.Mn^{2+}

3.正常成人血钾浓度(mmol/L)为(　　)。

A.3.5~5.5　　B.5.5~7.5　　C.6.5~8.5

D.7.5~9.5　　E.8.5~10.5

4.患者,男,20岁,剧烈呕吐,腹泻2天,未进食,进行性双下肢软瘫,不能行走,应急查的检查项目是(　　)。

A.血钠　　B.血钙　　C.血镁　　D.血钾　　E.血清氯

5.患者平素体健,两次空腹血糖6.9 mmol/L,为进一步明确诊断,应首先查(　　)。

A.糖化血红蛋白　　B.尿糖　　C.OGTT

D.血清酮体　　E.血清胰岛素

6.确诊糖尿病最有价值的检查是(　　)。

A.尿糖定性及定量　　B.空腹血糖　　C.糖化血红蛋白

D.胰岛素水平　　E.餐后2 h血糖

7.下列哪项不会出现高钾血症?(　　)

A.急性肾功能衰竭　　B.肾上腺皮质功能减退　　C.胃肠减压

D.严重溶血　　E.组织损伤

二、简答题

1.何为高血钾症?其临床意义如何?

2.空腹血糖增高可见于哪些情况?

3.口服葡萄糖耐量试验如何进行?

(程　娥)

第七章　临床常用免疫学检查

学习目标

- 掌握免疫学检查的标本采集方法。
- 熟悉临床常用免疫学检查的项目及临床意义。

知识点

- 血清补体检查、肿瘤标志物的检查、自身抗体检查、肝炎病毒标志物检查。

案例导入

患者，男，49 岁，有乙肝病史 10 余年，近期偶有肝区不适，怀疑自己得了肝癌，来医院要求做检查。

请思考：针对患者目前的情况，你认为应做什么检查？你能向患者解释检查的结果吗？

免疫学是基础医学中发展非常快的学科之一，近年来涌现出许多新的技术和方法，衍生出许多新的临床免疫检查项目，这些检查项目为临床诊断、鉴别诊断、疗效观察和预后判断提供客观的依据。本章仅介绍临床常用免疫学检查项目。

免疫学检查采用静脉血清标本，及时送检。如不能及时检查，应将标本置于 4 ℃冰箱保存，但保存时间不应超过 1 周。

第一节　血清补体检查

补体(complement，C)是一组具有酶原活性的糖蛋白，它由传统途径的 9 种成分 $C_1 \sim C_9$，旁路途径的 3 种成分及其衍生物 B、D、P、H、I 等因子组成。补体参与机体的抗感染及免疫调节，也可介导病理性反应。补体系统功能下降及补体成分的减少对某些疾病的诊断与疗效观察有极其重要的意义。

一、总补体溶血活性检查

总补体溶血活性(total hemolytic complement activity,CH_{50})检查的是补体经典途径的溶血活性,主要反映经典途径补体的综合水平。

(一)参考值

试管法:50~100 kU/L。

(二)临床意义

1.CH_{50}增高　见于急性炎症、组织损伤和某些恶性肿瘤。

2.CH_{50}减低　见于各种免疫复合物性疾病(如肾小球肾炎)、自身免疫性疾病活动期(如系统性红斑狼疮、类风湿性关节炎、强直性脊柱炎)、感染性心内膜炎、病毒性肝炎、慢性肝病、肝硬化、重症营养不良和遗传性补体成分缺乏症等。

二、补体 C_3 检查

补体 C_3 是一种由肝脏合成的 β_2 球蛋白,由 α 和 β 两条多肽链组成。C_3 在补体系统各成分中含量最多,是经典途径和旁路途径的关键物质。它也是一种急性时相反应蛋白。

(一)参考值

成人血清 C_3:0.8~1.5 g/L。

(二)临床意义

1.生理性变化　胎儿出生后随着年龄的增长,其血清 C_3 水平逐渐增加,到 12 岁左右达成人水平。

2.病理性变化　①增高:常见于一些急性时相反应,如急性炎症、传染病早期、肿瘤、排异反应、急性组织损伤。②减低:见于系统性红斑狼疮和类风湿性关节炎活动期、大多数肾小球肾炎、慢性活动性肝炎、慢性肝病、肝硬化、肝坏死、先天性补体缺乏(如遗传性 C_3 缺乏症)等。它们或是由于消耗或丢失过多或是由于合成能力降低造成。

第二节　肿瘤标志物检查

肿瘤标志物是由肿瘤细胞本身合成、释放,或是机体对肿瘤细胞反应而产生或升高的一类物质。肿瘤标志物存在于血液、细胞、组织或体液中,反映肿瘤的存在和生长,通过化学、免疫学以及基因组学等方法测定肿瘤标志物,对肿瘤的诊断、疗效和复发的监测、预后的判断具有一定的价值。

一、甲胎蛋白测定

甲胎蛋白(alpha-fetoprotein,AFP)是在胎儿早期由肝脏和卵黄囊合成的一种血清糖蛋白,出生后,AFP 的合成很快受到抑制。当肝细胞或生殖腺胚胎组织发生恶性病变时,有关基因重新被激活,使原来已丧失合成 AFP 能力的细胞又重新开始合成,以致血中 AFP 含量明显升高。因此,血中 AFP 浓度检查对诊断肝细胞癌及滋养细胞恶性肿瘤有重要的临床价值。

(一)参考值

定性:阴性;定量:血清<25 μg/L。

(二)临床意义

1.原发性肝细胞癌　血清 AFP>300 μg/L 有诊断意义。

2.生殖腺胚胎肿瘤(睾丸癌、卵巢癌、畸胎瘤等)、胃癌或胰腺癌　血中 AFP 含量也可升高。

3.病毒性肝炎、肝硬化　AFP 有不同程度的升高,通常<300 μg/L。

4.妊娠　妊娠 3~4 个月,孕妇 AFP 开始升高,7~8 个月达高峰,但多低于 400 μg/L,分娩后 3 周恢复正常。

二、癌胚抗原测定

癌胚抗原(carcinoembryonic antigen,CEA)是一种富含多糖的蛋白复合物。早期胎儿的胃肠道及某些组织均有合成 CEA 的能力,但妊娠 6 个月以后含量逐渐降低,出生后含量极低。CEA 是一种广谱性肿瘤标志物,主要用于辅助恶性肿瘤的诊断、判断预后、监测疗效和肿瘤复发等。

(一)参考值

血清<5 μg/L。

(二)临床意义

1.CEA 升高　主要见于胰腺癌、结肠癌、直肠癌、乳腺癌、胃癌、肺癌等患者。

2.动态观察　一般病情好转时,CEA 浓度下降,病情加重时可升高。

3.结肠炎、胰腺炎、肝脏疾病、肺气肿及支气管哮喘　CEA 轻度升高。

4.吸烟　96%~97%非吸烟健康人血清 CEA 浓度<2.5 μg/L,大量吸烟者中有 20%~40%的人 CEA>2.5 μg/L,少数人>5.0 μg/L。

第三节　自身抗体检查

一、类风湿因子的检查

类风湿因子(rheumatoid factor,RF)是变性 IgG 刺激机体产生的一种自身抗体,主要存在于类风湿关节炎患者的血清和关节液内。主要为 IgM 型,也有 IgG、IgA、IgD 和 IgE 型。用乳胶凝集法测出的主要是 IgM 型;速率法敏感但不能分型。

(一)参考值

乳胶凝集法:正常人 1∶20 稀释血清为阴性。

(二)临床意义

1.类风湿关节炎　RF阳性率为70%。IgG型与患者的滑膜炎、血管炎和关节外症状有关,IgM型与IgA型的效价与病情有关,与骨质破坏有关。

2.其他自身免疫性疾病　如多发性肌炎、硬皮病、干燥综合征、系统性红斑狼疮、自身免疫性溶血、慢性活动性肝炎等也见RF阳性。

3.某些感染性疾病　如传染性单核细胞增多症、结核病、感染性心内膜炎等也多呈现阳性反应。

故本试验的特异性不高,应予鉴别诊断。

二、抗乙酰胆碱受体抗体测定

抗乙酰胆碱受体抗体(anti-acetylcholine receptor antibody,AchRA)测定是针对运动肌细胞上乙酰胆碱受体的一种自身抗体。它可结合到运动肌细胞的乙酰胆碱受体上,破坏运动板,使神经-肌肉间的信号传递发生障碍,致运动无力。

1.诊断重症肌无力　AchRA对诊断重症肌无力有意义,敏感性和特异性高,大约90%的患者阳性,其他眼肌障碍患者全部阴性。

2.可作为重症肌无力疗效观察的指标。

3.肌萎缩侧索硬化症患者用蛇毒治疗后可出现假阳性。

第四节　肝炎病毒标志物检查

病毒性肝炎的病原体为肝炎病毒,目前已经明确的肝炎病毒有甲型肝炎病毒(HAV)、乙型肝炎病毒(HBV)、丙型肝炎病毒(HCV)、丁型肝炎病毒(HDV)和戊型肝炎病毒(HEV)、庚型肝炎病毒(HGV)。肝炎病毒标志物主要包括各型肝炎病毒相关抗原、抗体及核酸。

一、甲型肝炎病毒标志物检查

HAV属微小RNA病毒科,是一种无囊膜正20面体颗粒,直径27~32 nm,内含一条线状单正股RNA基因组,外由衣壳包封而成核壳体。现用于临床的病毒标志物有甲型肝炎病毒抗原(HAVAg)、甲型肝炎病毒抗体(抗HAV-IgM、IgA和IgG)及HAV-RNA。

1.HAVAg阳性　见于甲肝患者。HAVAg于发病前2周可从粪中排出,2周后消失,粪便中HAV或HAV抗原颗粒的检查可作为急性感染的证据。

2.抗HAV阳性　①抗HAV-IgM为阳性:甲肝患者在发病后2周100%抗HAV-IgM为阳性,所以抗HAV-IgM阳性说明机体正在感染HAV,它是早期诊断甲肝的特异性指标。②抗HAV-IgA为阳性:甲肝早期和急性期,由粪便中测得抗HAV-IgA呈阳性反应,是早期诊断甲肝的指标之一。③抗HAV-IgG为阳性:出现于恢复期且持久存在,是获得免疫力的标志,提示既往感染,可作为流行病学调查的指标。

3.HAV-RNA阳性　对诊断甲型肝炎,特别对早期诊断具有特异性。

二、乙型肝炎病毒标志物检查

HBV是一种嗜肝DNA病毒，属于包膜病毒。现用于临床的乙型肝炎病毒标志物有乙型肝炎病毒表面抗原（HBsAg）、乙型肝炎病毒表面抗体（抗-HBs）、乙型肝炎病毒e抗原（HBeAg）、乙型肝炎病毒e抗体（抗-HBe）、乙型肝炎病毒核心抗原（HBcAg）、乙型肝炎病毒核心抗体（抗-HBc）、乙型肝炎病毒DNA。

1.HBsAg　HBsAg阳性见于急性乙肝的潜伏期，发病时达高峰；如果发病后3个月不转阴，则易发展成慢性乙型肝炎或肝硬化。携带者HBsAg也呈阳性。HBAg是HBV的外壳，不含DNA，故HBsAg本身不具传染性；但因其常与HBV同时存在，常被用来作为传染性标志之一。

2.抗-HBs　是一种保护性抗体，可阻止HBV穿过细胞膜进入新的肝细胞。抗-HBs阳性提示机体对乙肝病毒有一定程度的免疫力。抗-HBs一般在发病后3~6个月才出现，可持续多年。注射过乙型肝炎疫苗或抗-HBs免疫球蛋白者，抗-HBs可呈现阳性反应。

3.HBeAg　阳性表明乙型肝炎处于活动期，并有较强的传染性。孕妇阳性可引起垂直传播，致90%以上的新生儿呈HBeAg阳性。HBeAg持续阳性，表明肝细胞损害较重，且可转为慢性乙型肝炎或肝硬化。

4.抗-HBe　乙肝急性期即出现抗-HBe阳性者，易进展为慢性乙型肝炎；慢性活动性肝炎出现抗-HBe阳性者可进展为肝硬化；HBeAg与抗-HBe均阳性，且ALT升高时可进展为原发性肝癌。抗-HBe阳性表示大部分乙肝病毒被消除，复制减少，传染性降低，但并非无传染性。

5.抗-HBc　抗-HBc检出率比HBsAg更敏感，可作为HBsAg阴性的HBV感染的敏感指标。抗-HBc在乙型肝炎中检出率平均为78.8%，在慢性肝炎和肝癌中的检出率分别为97.8%和81.8%，在HBsAg携带者中多为阳性，在HBsAg阴性者中仍有6%的阳性率。此外，抗-HBc检查也可用作乙型肝炎疫苗和血液制品的安全性鉴定和献血员的筛选。抗-HBcIgG对机体无保护作用，其阳性可持续数十年甚至终身。

6.HBcAg　存在于Dane颗粒的核心部位，是一种核心蛋白，被抗原所包裹，因此一般情况下血清中不易检查到游离的HBcAg。HBcAg阳性，提示患者血清中有感染性的HBV存在，其含量较多，表示复制活跃，传染性强，预后较差。

7.HBV-DNA　阳性是诊断乙型肝炎的佐证，表明HBV复制及有传染性。

三、丙型肝炎病毒标志物检查

HCV为黄病毒属、单链正股RNA病毒。临床上诊断HCV感染的主要标志物为正股HCV-RNA、抗HCV-IgM和抗HCV-IgG测定。

1.HCV-RNA　HCV-RNA阳性提示HCV复制活跃，传染性强；HCV-RNA转阴提示HCV复制受抑，预后较好。连续观察HCV-RNA，结合抗-HCV的动态变化，可作为丙肝的预后判断和干扰素等药物疗效的评价指标。

2.抗HCV-IgM　主要用于早期诊断。抗HCV-IgM抗体一般在发病的2~4天出现，最早于发病的第1天即可检查到，7~15天达高峰，其持续时间一般为1~3个月。持续阳性常可作为转为慢性肝炎的指标，或提示病毒持续存在并有复制。

3.抗 HCV-IgG 阳性表明已有 HCV 感染但不能作为感染的早期指标。输血后肝炎有80%~90%的患者抗 HCV-IgG 阳性。经常接受血制品治疗的患者可以合并 HCV 的感染,易使病变转为慢性、肝硬化或肝癌。

复习思考题

一、选择题

1.患者,男,45 岁,体检时发现肝右叶 1.5 cm×2.0 cm 占位性病变,下一步检查应首选(　　)。

A.肝功能检查　B.肝炎病毒标志物检测　C.AFP

D.CEA　E.凝血酶原时间

2.患者,男,55 岁,半年前因原发性肝癌作左半肝切除术,术后 B 超随访,常用来预测癌肿复发的检查是(　　)。

A.ALT、AST　B.B 超检查　C.动态观察 AFP

D.GGT　E.选择性肝动脉造影

3.急性乙型肝炎最早出现的血清学指标是(　　)。

A.HBsAg　B.抗-HBsAg　C.HBeAg　D.抗-HBe　E.抗-HBc

4.测定 HBV 感染最直接、特异和敏感的指标是(　　)。

A.HBsAg　B.HBeAg　C.HBcAg　D.抗-HBe　E.HBV-DNA

5.关于甲型肝炎的特异性诊断,下列错误的是(　　)。

A.大便分离出 HAV 表示现症感染

B.大便检出 HAV 抗原表示现症感染

C.抗-HAV 阳性即可诊断为现症感染

D.抗 HAV-IgM 阳性即可诊断为现症感染

E.抗 HAV-IgM 阴性基本上可排除甲型肝炎

二、简答题

1.何为甲胎蛋白?有何临床意义?

2.简述肝炎病毒标志物检查的临床意义。

(程　娥)

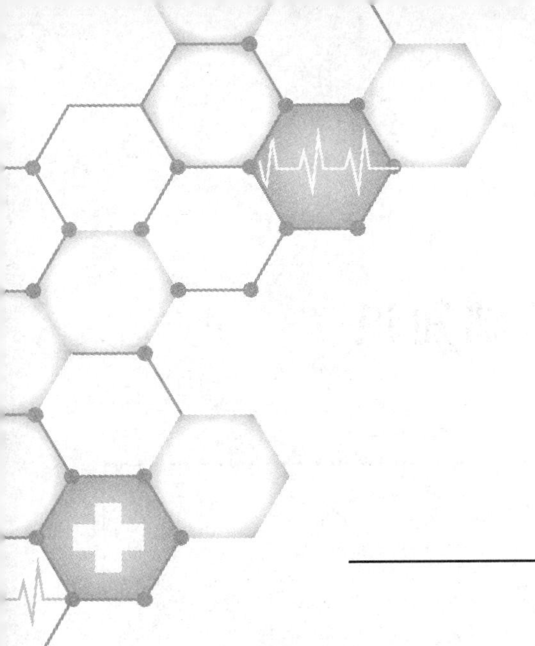

第五篇

心电图检查

● 心电图技术是用以描记和分析心脏电活动的重要方法之一，广泛应用于临床，是心血管疾病诊断中实用、简便无创的检查方法。心房、心室呈顺序收缩与舒张，这种机械性活动取决于心电活动。心肌激动时细胞内发生电位变化，心房和心室的电激动可以经人体组织传导到体表。利用心电图机在体表的不同部位放上探查电极，把这些微弱的生物电活动放大并记录下来，展现出一幅反映心电活动的图形，此即为心电图。

● 心电图检查对各种心律失常的诊断有决定性价值；对心肌梗死的定性、定位诊断能提供可靠依据，对动态演变过程的观察有较大价值；对房室肥大、慢性冠状动脉供血不足、心包炎、心肌炎、心肌病有一定的辅助诊断价值；可以观察某些电解质如血钾、血钙有无紊乱。但心电图不能反映心脏功能及瓣膜情况；心电图正常并不能排除心脏病变的存在。总之，心电图在疾病的诊断上有一定价值，但也有局限性，必须与临床资料密切结合，才能作出比较正确的判断。

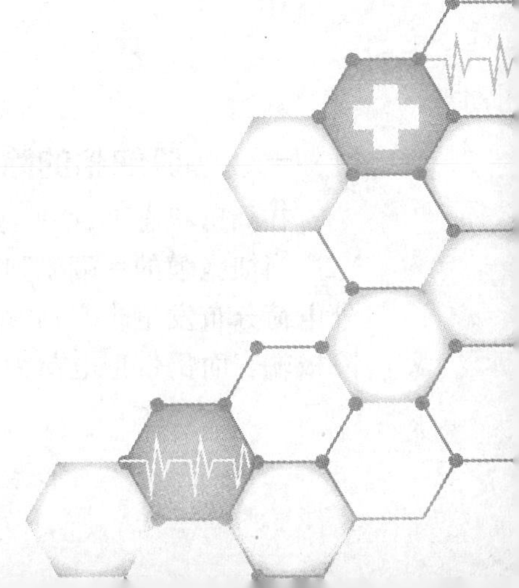

第一章　心电图基础知识

学习目标

- 掌握心电图常规导联的连接方法。
- 熟悉心电图各波段的组成及命名。
- 熟悉导联轴的临床意义。
- 了解心电产生的基本原理。

知识点

- 心肌细胞的除极、复极和电偶、心电向量、心电图导联、导联轴、心电图各波段的组成及命名。

案例导入

患者，男，56 岁，突发心悸 1 h 入院。医生让其作心电图检查。

请思考：如何连接心电图的导联？你能认识心电图各波段、间期的名称吗？

心脏的机械收缩和舒张源于心肌细胞的电活动。心电图(electrocardiogram，ECG)是利用心电图机从体表将心脏每一心动周期心肌细胞的电活动变化记录下来而形成的曲线图。

第一节　心电产生原理

一、心肌细胞的除极、复极和电偶

在静息状态下，心肌细胞膜外带正电荷，膜内带等量负电荷，此时无电位差和电流产生。

当细胞膜的一端受到阈刺激时，细胞膜的通透性发生改变，引起膜内外离子流动，膜内外电荷分布发生改变，此过程称为细胞的除极。此时，细胞除极端表面带负电荷为电穴，未除极端表面仍带正电荷为电源，从而形成一对电偶，其电源在前，电穴在后，两端形成电位差，产生电流（正电荷流向负电荷），沿一定方向迅速扩展，直至整个心肌细胞除极完毕。此时，心肌细胞膜内带正电荷，膜外带负电荷，称为除极状态。

心肌细胞除极后，由于细胞的代谢作用，使细胞膜内外离子逐渐恢复到原来的极化状态，此过程称为复极。先除极部分先复极，细胞外负电荷移入细胞内，细胞内正电荷移至细胞外。故复极时带正电荷的电源在后，带负电荷的电穴在前，直至整个细胞全部复极（图 5.1.1）。

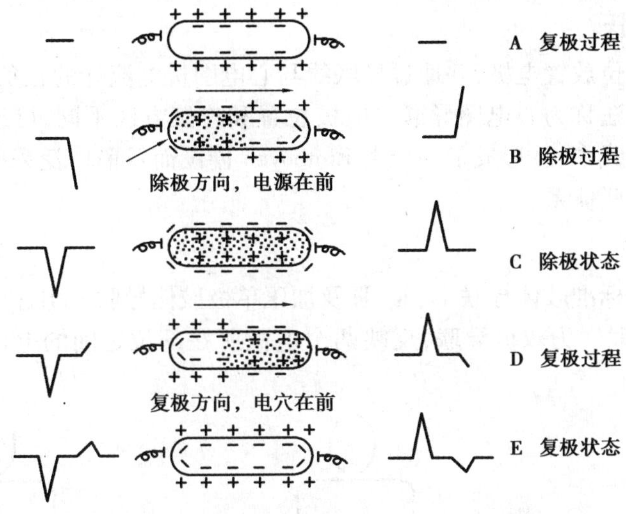

图 5.1.1　心肌细胞除极、复极、电偶及波的形成

二、心电向量

将既有大小、又有方向的量，称为向量。心肌细胞在除极化与复极化过程中所产生的心电位，既有数量大小，又有一定的方向，故称为心电向量。通常用箭矢的指向代表心电向量的方向，其长度代表心电向量的大小，箭头表示正电位（电源），箭尾表示负电位（电穴）。

心电向量的合成（综合心电向量）遵守平行四边形法则，即在同一轴上向量方向一致者其大小相加，向量方向相反其大小相减，两个心电向量的方向构成一定角度者，则取平行四边形对角线求得（图 5.1.2）。

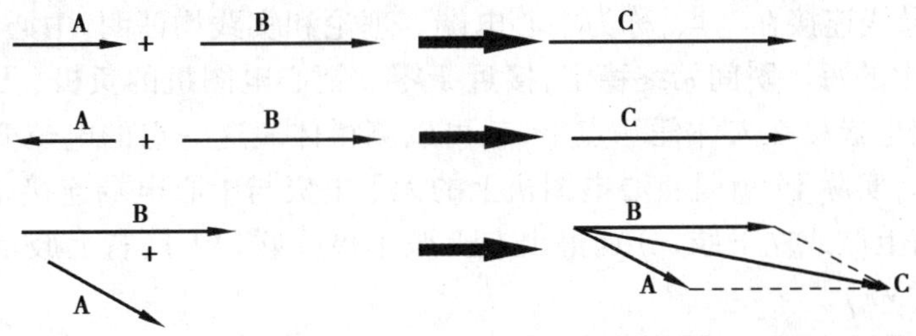

图 5.1.2　心电向量合成示意图

每个瞬间都有不同的心肌部分在除极和复极，形成瞬间心电向量。按照平行四边形法则将各瞬间心电向量合成所形成的向量称为瞬间综合心电向量。将一个心动周期中各瞬间综合心电向量箭头顶点连接起来，形成一环状曲线，称为心电向量环。此环呈立体状，是一个具有大小、空间方位和运行方向的空间心电向量环。

第二节　心电图导联与导联轴

一、常规导联

在人体不同部位放置电极,并通过导联线与心电图机电流计的正负极相连,这种记录心电图的电路连接方法称为心电图导联。电极位置和连接方法不同,可组成不同的导联。在长期临床心电图实践中,已形成了一个由 Einthoven 创设而目前广泛采纳的国际通用导联体系,称为常规 12 导联体系。

(一)肢体导联

肢体导联包括标准肢体导联Ⅰ、Ⅱ、Ⅲ及加压单极肢体导联 aVR、aVL、aVF。

1.标准肢体导联　为双极导联,反映两个电极所在部位之间的电位差变化。导联连接方式如图 5.1.3 所示。

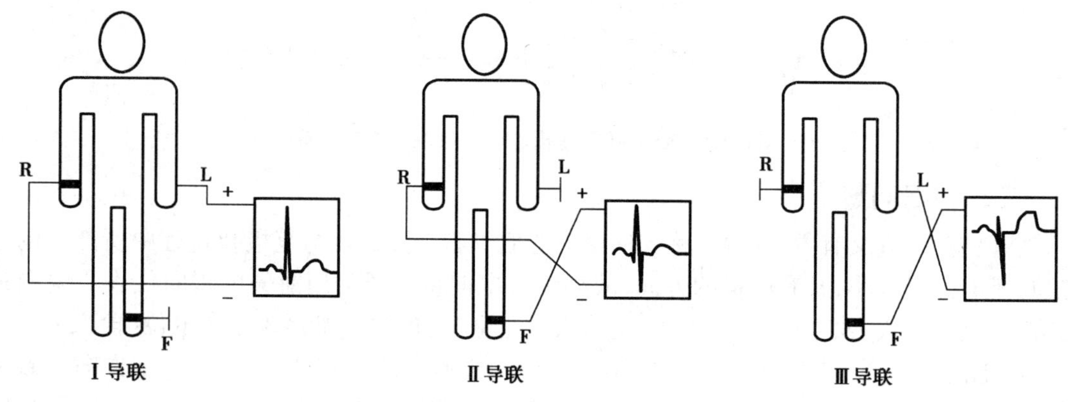

图 5.1.3　标准肢体导联的连接方式

2.加压单极肢体导联　Wilson 提出把左上肢、右上肢和左下肢的 3 个电位各通过 5 000 Ω高电阻,用导线连接在一点,称为中心电端。理论和实践均证明,中心电端的电位在整个心脏激动过程中的每一瞬间始终稳定,接近于零。把心电图机的负极(无干电极)接在中心电端上,把探查电极接在人体任一点上,就可以测得体表这一点的电位变化,这种导联方式称为单极导联。实际上,就是将心电图机上的无干电极与中心电端连接,探查电极连接在人体的左上肢、右上肢或左下肢,分别得出左上肢单极导联(VL)、右上肢单极导联(VR)和左下肢单极导联(VF)。

由于单极肢体导联的心电图形振幅较小,不便于观测,为此,Gold-berger 提出在上述导联的基础上加以修改,方法是在描记某一肢体的单极导联心电图时,将该肢体与中心电端相连接的高电阻断开,这样就可使心电图波形的振幅增加 50%,这种导联方式称为加压单极肢体导联,分别以 aVR、aVL 和 aVF 表示。加压单极肢体导联的连接方式如图 5.1.4 所示。

3.导联轴　在每一个导联正负极间均可画出一条假想的直线,称为导联轴。

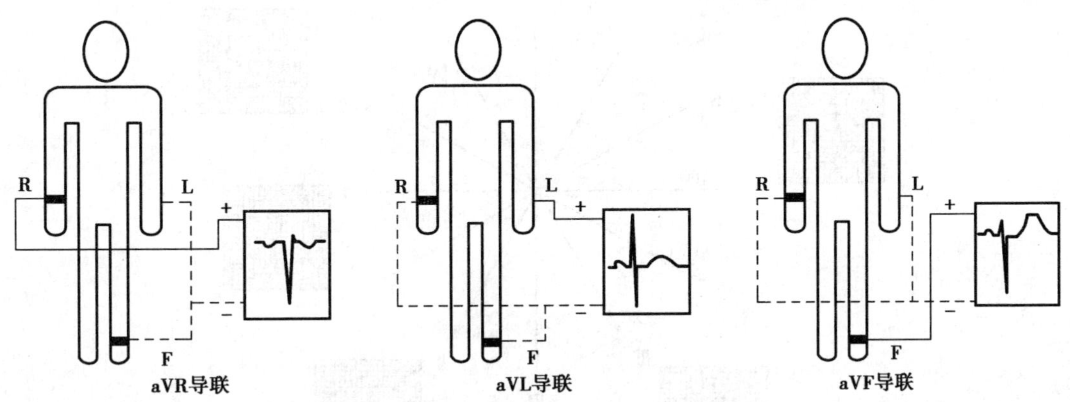

图 5.1.4 加压单极肢体导联的连接方式

肢体导联的导联轴是额面电轴。3 个标准肢体导联的导联轴构成一个等边三角(Einthoven 三角),三角形的 3 个顶点 R、L、F 分别代表右上肢、左上肢和左下肢(图 5.1.5)。在同一等边三角形内也可作 3 条中线,代表 3 个加压单极肢体导联的导联轴。等边三角形的中心"O"相当于零电位点。RR′、LL′、FF′分别代表 aVR、aVL、aVF 导联的导联轴,其中 OR、OL、OF 段为正,OR′、OL′、OF′段为负,如图 5.1.6 所示。

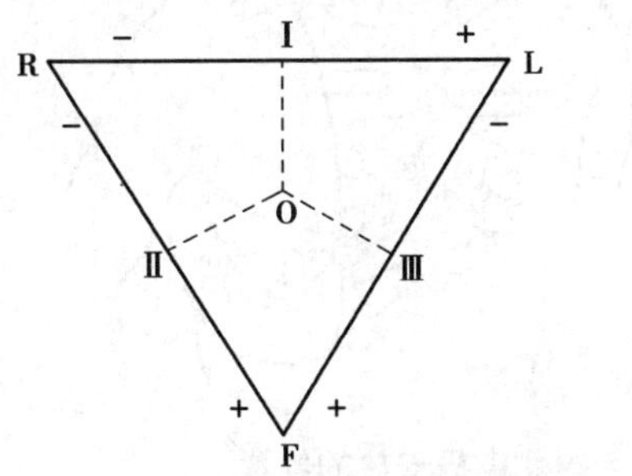

图 5.1.5 标准肢体导联的导联轴

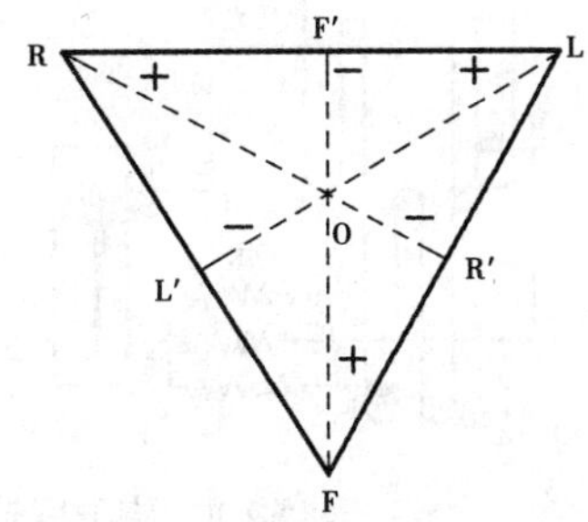

图 5.1.6 加压单极肢体导联的导联轴

为了表明 6 个肢体导联轴之间的方向关系,将Ⅰ、Ⅱ、Ⅲ导联的导联轴平行移动,使之与 aVR、aVL、aVF 的导联轴一并通过坐标图的轴中心点,便构成额面六轴系统(图 5.1.7)。此坐标系统采用±180°的角度标志。以左侧为 0°,顺时针方向的角度为正,逆时针方向者为负。每个导联轴从中心点被分为正负两半,每个相邻导联间的夹角为 30°。此对测定心脏额面心电轴颇有帮助。

(二)胸导联

胸导联属单极导联,包括 V_1 ~ V_6导联。探测电极置于胸前规定的部位与心电图机的正极相连,负极为左、右上肢和左下肢加上高压电阻构成的无干电极。胸导联探测电极具体安放的位置为:V_1位于胸骨右缘第 4 肋间;V_2位于胸骨左缘第 4 肋间;V_3位于 V_2与 V_4两点连线的中点;V_4位于左锁骨中线与第 5 肋间相交处;V_5位于左腋前线与 V_4同一水平处;V_6位于左腋中线与 V_4同一水平处(图 5.1.8)。

二、选用导联

临床上诊断后壁心肌梗死还常选用 V_7 ~ V_9导联:V_7位于左腋后线 V_4水平处;V_8位于左

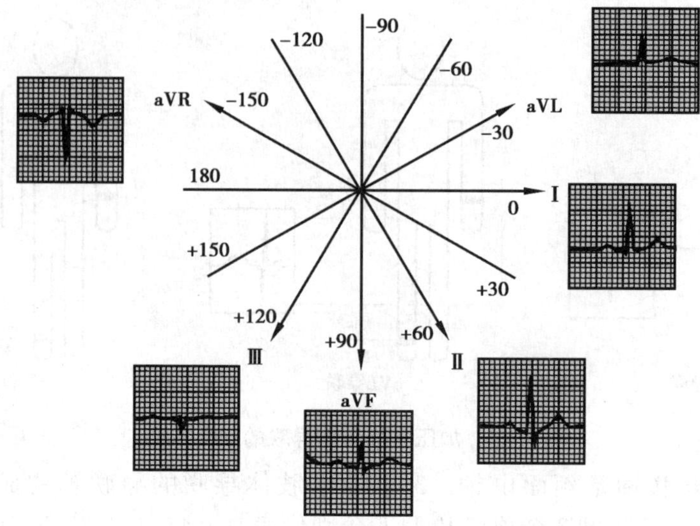

图 5.1.7 额面六轴系统

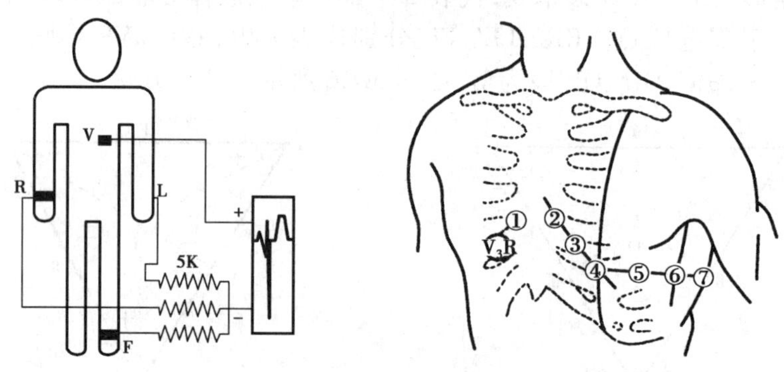

图 5.1.8 胸导联连接方式与探测电极安放的位置

肩胛骨线 V_4水平处;V_9位于左脊旁线 V_4水平处。小儿心电图或诊断右心病变(如右室心肌梗死)有时需要选用 $V_3R \sim V_6R$ 导联,电极放置右胸部与 $V_3 \sim V_6$对称处。

第三节 心电图各波段的组成及命名

正常心电活动起源于窦房结,其电激动传导顺序为:窦房结→结间束→房室结→房室束(希氏束)→左、右束支→浦肯野纤维(图 5.1.9)。这种先后有序的电激动的传播,形成了心电图上的相应波段(图 5.1.10)。

1.P 波 最早出现的小而圆钝的波,是左右心房的除极波。

2.P-R 段(实为 P-Q 段) 为心房开始复极至心室开始除极,从 P 波终点至 QRS 波起始点,通常与基线同一水平。

3.P-R 间期 从 P 波起点到 QRS 波群起点的水平距离,反映房室传导时间。

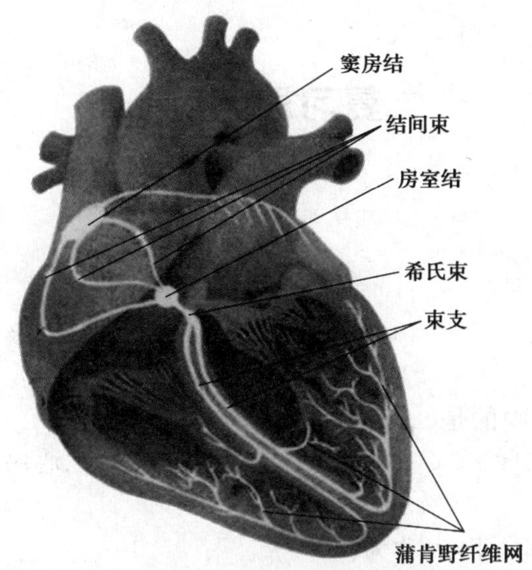

图 5.1.9 心脏传导系统示意图

4.QRS 波群 幅度最大的 QRS 波群,反映心室除极的全过程。QRS 波群的命名原则:首先出现于参考水平线以上的正向波称为 R 波;R 波之前的负向波称为 Q 波;S 波是 R 波之后第一个负向波;R′波是继 S 波之后的正向波;R′波后再出现负向波称为 S′波;如果 QRS 波只有负向波,则称为 QS 波。至于采用 Q 或 q、R 或 r、S 或 s 表示,应根据其幅度大小而定。

5.ST 段 QRS 波群终点到 T 波起点的一段时间,反映心室缓慢复极的过程。

6.T 波 代表心室快速复极的过程。

7.Q-T 间期 从 QRS 波起点至 T 波终点为反映心室除极和复极的全过程。

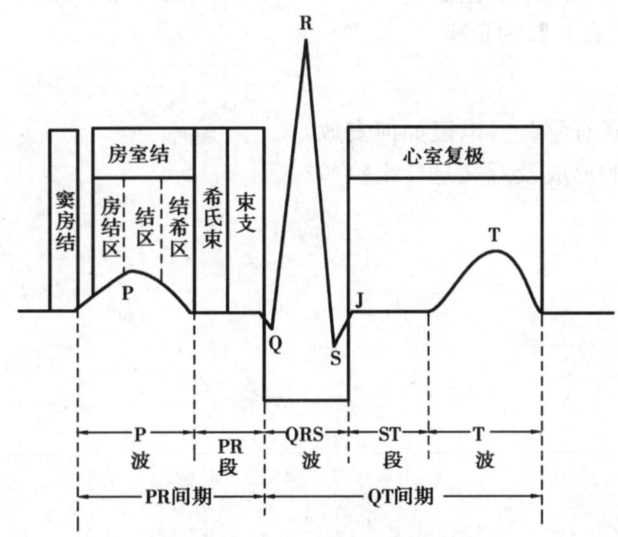

图 5.1.10 心电图各波段名称示意图

复习思考题

一、选择题

1.心电图导联中 aVF 是(　　)。

A.双极标准肢体导联　B.单极肢体导联　C.双极导联

D.单极加压肢体导联　E.单极胸前导联

2.在心电图上 P 波反映的是(　　)。

A.窦房结除极　B.窦房结复极　C.心房除极

D.心房复极　E.房室结除极

3.整个 QRS 波群全部向下者,称为(　　)。

A.Q 波　B.S 波　C.qR 波　D.QS 波　E.S′波

4.胸前导联位置安放正确的是(　　)。

A.V_1位于胸骨左缘第 4 肋间　B.V_2位于胸骨右缘第 4 肋间

C.V_4位于左锁骨中线与第 5 肋间相交处　D.V_5位于左腋前线与第 5 肋间相交处

E.V_6位于左腋中线与第 5 肋间相交处

5.心电图的哪一部分代表心室的除极过程?(　　)

A.P 波　B.T 波　C.QRS 波　D.P-R 段　E.S-T 段

6.标准Ⅱ导联的连接方式是(　　)。

A.左上肢为正极,右上肢为负极　B.左上肢为负极,左下肢为正极

C.右上肢为负极,右下肢为正极　D.右上肢为正极,左下肢为负极

E.左下肢为正极,右上肢为负极

二、简答题

1.心电图常规导联有哪些?电极如何安放?

2.心电图各波段的形成及意义是什么?

(吴小凤)

第二章　正常心电图

学习目标

- 掌握心电图的测量方法。
- 掌握正常心电图波形特点与正常值。

知识点

心电图记录纸；各波段时间的测量；各波段振幅的测量；心率的测量；心电轴；心电图各波段正常值。

案例导入

患者，女，18岁，入学体检做了心电图。

请思考：你能告诉患者其心率是多少？心电图正常吗？

第一节　心电图的测量方法

一、心电图记录纸

心电图多描记在特殊的记录纸上，也可显示在心电示波器上。心电图纸为纵线和横线划分成的方格纸，横线表示时间，纵线表示电压，每个小方格为边长1 mm的正方形，每个大方格为边长5 mm的正方形。横线每小格所表示的时间与记录纸的走纸速度有关，记录纸常规走纸速度为25 mm/s，故横线1 mm表示0.04 s；纵线每小格所表示的电压与标准电压有关，常规标准电压为1 mV，相当于纵线10 mm，故纵线1 mm表示0.1 mV（图5.2.1）。

二、心电图测量

（一）各波段时间的测量

一般规定，测量各波时间应自波形起点的内缘测量至波形终点的内缘。若采用单导联心电图机记录，P波及QRS波群时间测量应选择12导联中最宽的P波及QRS波

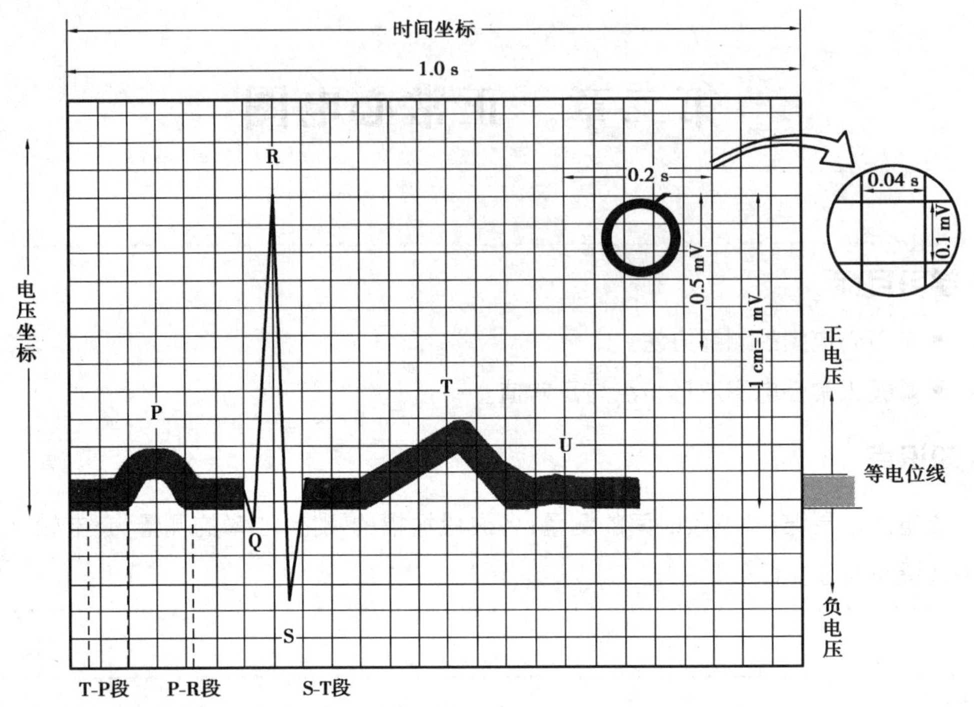

图 5.2.1　心电图记录纸

群进行；P-R 间期应选择 12 导联中 P 波宽大且有 Q 波的导联测量；Q-T 间期应取 12 导联中最长的 Q-T 间期测量。若使用 12 导联同步心电图机记录，测量 P 波和 QRS 波时间，应分别从 12 导联同步记录中最早的 P 波起点测量至最晚的 P 波终点，以及从最早的 QRS 波起点测量至最晚的 QRS 波终点；P-R 间期应从 12 导联同步心电图中最早的 P 波起点测量至最早的 QRS 波起点；Q-T 间期应是 12 导联同步心电图中最早的 QRS 波起点至最晚的 T 波终点的间距（图 5.2.2）。

（二）各波振幅的测量

对向上的波形，应从等电位线的上缘垂直量到波的顶端；对向下的波形，应从等电位线的下缘垂直量到波的底端。P 波振幅测量的参考水平应以 P 波起始前的水平线为准。测量 QRS 波群、J 点、ST 段、T 波和 U 波振幅，统一采用 QRS 起始部水平线作为参考水平。若 QRS 起始部为一斜线，应以 QRS 波起点作为测量参考点（图 5.2.3）。

（三）心率的测量

心率测量有以下 3 种方法：

1.计算法　若心律规则，只需测量一个 R-R（或 P-P）间期，然后用 60/R-R（或 P-P）即可求出心率。例如，R-R 间期为 0.75 s，则心率为 60/0.75 = 80 次/min；若心律不规则，可数 6 s 内的 P 波数或 R 波数乘以 10，即为平均心率。

2.查表法　根据 P-P 或 R-R 间期，通过查表得出结果。

3.直接读数　可使用专门的心率尺直接读出相应的心率数。

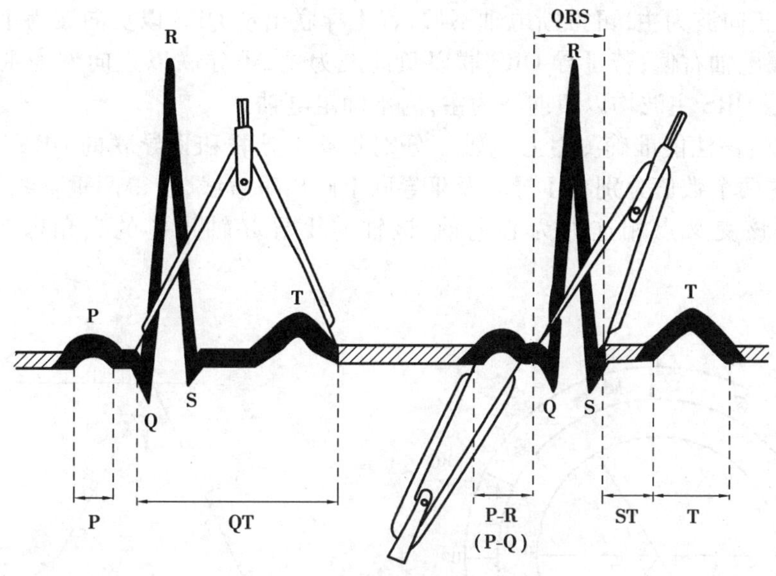

图 5.2.2　心电图各波段时间的测量

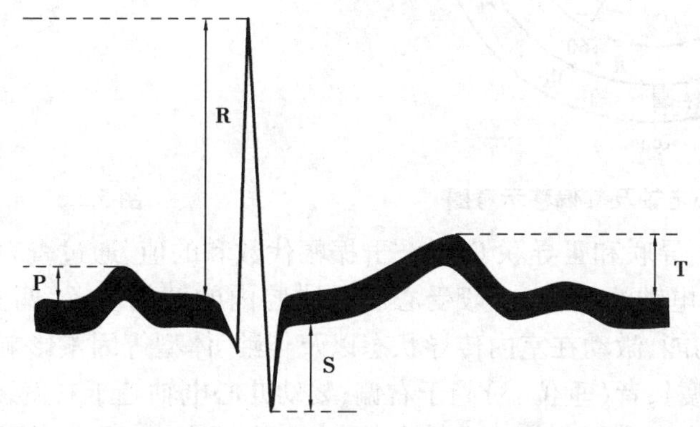

图 5.2.3　心电图各波振幅的测量

(四)心电轴

1.概念　心电轴一般指的是平均 QRS 电轴,它是心室除极过程中全部瞬间向量的综合,借以说明心室在除极过程这一总时间内的平均电势方向和强度。它是空间性的,但心电图学中通常所指的是它投影在前额面上的心电轴。通常可用任何两个肢体导联的 QRS 波群的电压计算出心电轴。

一般采用心电轴与Ⅰ导联左(正)侧端之间的角度来表示平均心电轴的偏移方向。Ⅰ导联左(正)侧端为0°,右(负)侧端为±180°,循0°的顺时针方向的角度为正,逆时针方向为负。心电图额面心电轴对向左下,0°~+90°为正常;+90°~+110°为轻度右偏;+110°~+180°为显著右偏;0°~-30°为轻度左偏,-30°~-90°为显著左偏;-90°~-180°为极度右偏或不确定电轴(图 5.2.4)。

2.测定方法

(1)目测法:根据Ⅰ、Ⅲ导联 QRS 波群的主波方向,估测心电轴是否偏移。若Ⅰ、Ⅲ导联

QRS 主波均以正向波为主,可推断电轴不偏;若Ⅰ导联出现 QRS 以负向波为主,Ⅲ导联以正向波为主,则属电轴右偏;若Ⅲ导 QRS 联以负向波为主,Ⅰ导联以正向波为主,则属电轴左偏;若Ⅰ、Ⅲ导联 QRS 主波均以负向波为主,为不确定电轴。

(2)振幅法:该法能准确测量心电轴。分别测算Ⅰ导联和Ⅲ导联的 QRS 波群振幅的代数和,然后将这两个数值分别在Ⅰ导联及Ⅲ导联上画出垂直线,求得两垂直线的交叉点。电偶中心 O 点与该交叉点相连即为心电轴,该轴与Ⅰ导联轴正侧的夹角即为心电轴的角度(图 5.2.5)。

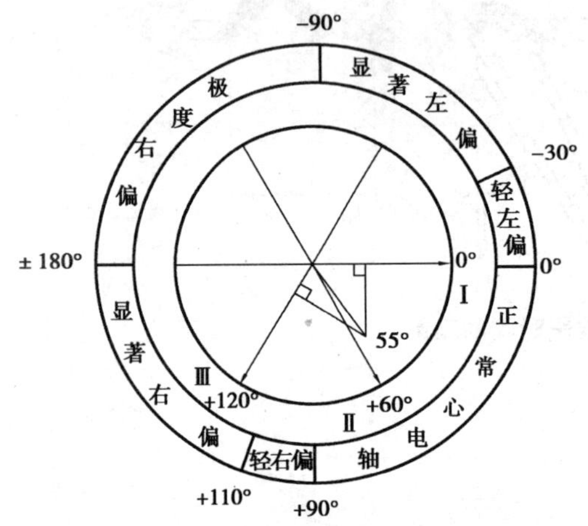

图 5.2.4 正常心电轴及其偏移示意图

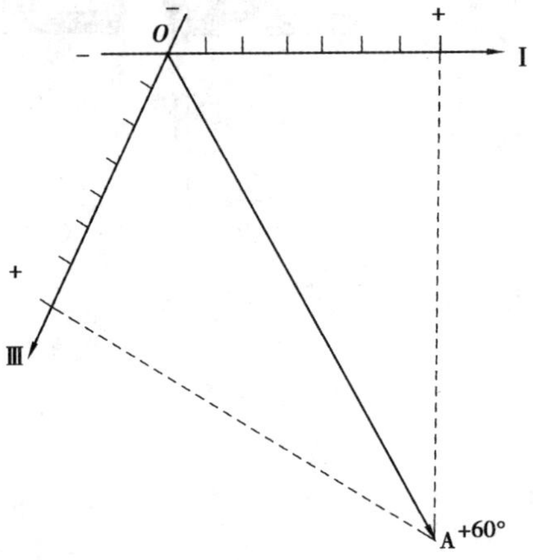

图 5.2.5 心电轴振幅法

(3)查表法:将Ⅰ导联和Ⅲ导联 QRS 波群振幅代数和的值,通过查表直接得出心电轴。

3.临床意义　心电轴的偏移,一般受心脏在胸腔内的解剖位置、两侧心室的质量比例、心室内传导系统的功能、激动在室内传导状态以及年龄、体型等因素影响。矮胖者(横位心)心电轴趋于左偏,而瘦长者(垂位心)趋于右偏;婴幼儿心电轴趋于右偏,老年人则趋于左偏;左心室肥大、左前分支阻滞等可使心电轴左偏;右心室肥大、左后分支阻滞等可使心电轴右偏;不确定电轴可发生在正常人(正常变异),也可见于某些病理情况,如肺心病、冠心病、高血压等。

第二节　心电图的正常值

一、P 波

1.形态与方向　多呈钝圆形,可有轻切迹,但峰距<0.04 s。P 波在Ⅰ、Ⅱ、aVF、V_4 ~ V_6 导联直立,aVR 导联倒置,其余导联可直立、倒置或双向。

2.时间　正常成年人 P 波时间<0.12 s。

3.振幅　在肢体导联<0.25 mV,胸导联<0.2 mV。

二、P-R 间期

正常成年人为 0.12~0.20 s。P-R 间期与年龄及心率有关，幼儿及心动过速时，P-R 间期相应缩短；老年人及心动过缓时，P-R 间期相应延长，但不超过 0.22 s。

三、QRS 波群

1.时间　正常成年人为 0.06~0.10 s，最宽不超过 0.11 s。

2.主波方向

(1)肢导联：Ⅰ、Ⅱ、aVF 导联 QRS 波的主波向上，aVR 导联主波向下，Ⅲ、aVL 导联变化较多。

(2)胸导联：V_1~V_6导联 R 波逐渐变大，S 波逐渐变小。其中，V_1、V_2导联呈 rS 型，R/S<1；V_5、V_6导联多呈 qR 型或 Rs 型，R/S(Q)>1；V_3、V_4导联呈过渡区波形，R/S≈1。

3.振幅

(1)肢导联：$R_Ⅰ<1.5$ mV，$R_{aVL}<1.2$ mV，$R_{aVF}<2.0$ mV，$R_{aVR}<0.5$ mV。

(2)胸导联：$R_{V1}<1.0$ mV，$R_{V1}+S_{V5}<1.2$ mV，$R_{V5}<2.5$ mV，$R_{V5}+S_{V1}<4.0$ mV(男)，$R_{V5}+S_{V1}<3.5$ mV(女)。

6 个肢体导联中，至少有一个肢导联的 QRS 波群振幅(正向波与负向波振幅的绝对值相加)≥0.5 mV；6 个胸导联中，至少有一个胸导联 QRS 波群振幅(正向波与负向波振幅的绝对值相加)≥0.8 mV，否则为低电压。

4.R 峰时间　代表室壁激动时间，指 QRS 起点至 R 波顶端垂直线的间距。如 R 峰呈切迹，应测量至切迹第二峰。正常成人 R 峰时间在 V_1、V_2导联不超过 0.03 s，在 V_5、V_6导联不超过 0.05 s。

5.Q 波　除 aVR 导联可呈 QS 或 Qr 型外，其他导联 Q 波时间<0.04 s，振幅小于同导联 R 波的 1/4，且无切迹；V_1、V_2导联不应有 Q(q)波，但偶可呈 QS。

四、J 点

为 QRS 波群的终点与 ST 段起点的交接点，多在等电位线上，正常上下偏移不超过0.1 mV。

五、ST 段

为 QRS 波群的终点至 T 波起点间的线段，多为等电位线，也可轻微的偏移，但在任何导联 ST 段下移不应超过 0.05 mV；ST 段上抬，在肢体导联及 V_4~V_6导联不应超过 0.1 mV；在 V_1~V_2导联不应超过 0.3 mV；在 V_3导联不应超过 0.5 mV。

六、T 波

1.形态　宽而圆钝的波形，其上升速度较慢而下降速度较快，两支不对称。T 波的方向大多与 QRS 主波的方向一致。T 波方向在Ⅰ、Ⅱ、V_4~V_6导联向上，aVR 导联倒置，Ⅲ、aVL、aVF、V_1~V_3导联可以向上、双向或向下。若 V_1的 T 波方向向上，则 V_2~V_6导联 T 波就不应再向下。

2.振幅　除Ⅲ、aVL、aVF、V_1~V_3导联外，其他导联 T 波振幅一般不应低于同导联 R 波的 1/10。T 波在胸导联有时可高达 1.2~1.5 mV 尚属正常。

七、Q-T 间期

正常范围为 0.32~0.44 s。由于 Q-T 间期受心率影响很大,常采用 R-R 间期校正的 Q-T 间期(Q-Tc),$Q\text{-}Tc=Q\text{-}T/\sqrt{RR}$。Q-Tc 的正常上限值是 0.44 s,超过即为延长。

八、U 波

为 T 波后 0.02~0.04 s 出现的一个振幅很小的波,代表心室后继电位,其产生机制尚未完全清楚。U 方向与 T 波一致,在胸导联较易见到,尤 V_3 导联较明显。U 波明显增高常见于低血钾。

复习思考题

一、选择题

1.在心电图上计算心率,如 P-P(R-R)间距为 0.8 s,其心率是(　　)。

A.75 次/min　B.80 次/min　C.78 次/min　D.85 次/min　E.84 次/min

2.心电图以 25 mm/s 的纸速行进时,每小格横向间距相当于多少秒?(　　)

A.0.02 s　B.0.01 s　C.0.04 s　D.0.05 s　E.0.001 s

3.心电图的定标电压为 1mV 时,电记录器的描笔上下移动每 1 mm,其电位差是多少?(　　)

A.0.1 mV　B.1 mV　C.0.05 mV　D.0.04 mV　E.0.01 mV

4.目测心电轴一般根据下列哪些导联的 QRS 主波方向?(　　)

A.标准导联Ⅰ和Ⅲ　B.标准导联Ⅰ和Ⅱ　C.标准导联Ⅱ和Ⅲ

D.胸导联 V_1、V_3、V_5　E.肢体导联 aVR 和 aVL

5.下列哪项心电轴左偏?(　　)

A.Ⅰ导联主波方向朝上,Ⅱ导联主波方向朝上

B.Ⅰ导联主波方向朝下,Ⅱ导联主波方向朝上

C.Ⅰ导联主波方向朝上,Ⅲ导联主波方向朝上

D.Ⅰ导联主波方向朝下,Ⅲ导联主波方向朝上

E.Ⅰ导联主波方向朝上,Ⅲ导联主波方向朝下

6.在正常人心电图指标中,下列哪项不正确?(　　)

A.V_1导联 R/S<1　B.V_5导联 R/S>1　C.aVR 导联 R 波<0.5 mV

D.aVL 导联 R 波<1.2 mV　E.aVF 导联 R 波<1.0 mV

7.关于 ST 段的阐述,下列哪项不正确?(　　)

A.ST 段是自 QRS 波群的终点至 T 波起点间的线段

B.ST 段表示心室除极刚结束尚处在缓慢复极的一段短暂时间

C.任何导联 ST 段下移均应<0.05 mV

D.V_1、V_2导联 ST 段抬高应<0.3 mV

E.V_5、V_6导联 ST 段抬高应<0.5 mV
8.下列说法不正确的是(　　)。
A.P 波时间小于 0.11 s
B.P-R 间期小于 0.20 s
C.正常 Q 波时间大于 0.04 s
D.QRS 波群时间为 0.6~0.10 s
E.Q-T 间期不超过 0.44 s
9.正常 T 波的形态特点是(　　)。
A.任何导联均直立
B.aVR 导联 T 波总是直立
C.除 aVR 外,其余导联均直立
D.在以 R 波为主的导联中,T 波直立且不应低于同导联 R 波的 1/4
E.在以 R 波为主的导联中,T 波直立且不应低于同导联 R 波的 1/10
10.在正常情况下,ST 段在肢体导联抬高范围不应超过(　　)mV。
A.0.01　B.0.04　C.0.08　D.0.1　E.0.25
11.在正常情况下,ST 段下移范围不应超过(　　)mV。
A.0.01　B.0.02　C.0.05　D.0.08　E.0.1

二、简答题

心电轴的临床意义是怎样的?

(吴小凤)

第三章　异常心电图

学习目标

- 掌握心肌梗死的基本图形。
- 掌握常见心律失常的心电图特点。
- 熟悉房室肥大的心电图特点。
- 了解心肌梗死的心电图定位诊断。

知识点

- 心房肥大、心室肥大、心肌梗死、窦性心律失常、期前收缩、阵发性心动过速、扑动与颤动、房室传导阻滞。

案例导入

患者，男，70 岁，2 年来劳累后时有心前区闷痛，休息后可缓解。1 h 前突然胸痛发作，含服硝酸甘油稍有缓解。入院立即作心电图检查。

请思考：你能对患者的心电图作出诊断吗？该患者目前主要的护理问题是什么？

第一节　心房、心室肥大

一、心房肥大

心房肥大多数表现为心房的扩大而较少表现心房肌肥厚，心电图上主要表现为 P 波振幅增高、时间延长及形态的改变。

（一）右心房肥大

右心房肥大时，右心房除极的电压增高、时间延长。但右心房除极时间的延长，会与左心房除极的时间重叠，很少延长至左心房去极之后，故整个心房除极的时间多不延长，而主要表现为 P 波电压增高（图 5.3.1）。

（1）P 波高尖，肢导联 P 波振幅≥0.25 mV，胸导联 P 波振幅大于≥0.20 mV，Ⅱ、Ⅲ、aVF

导联最明显。

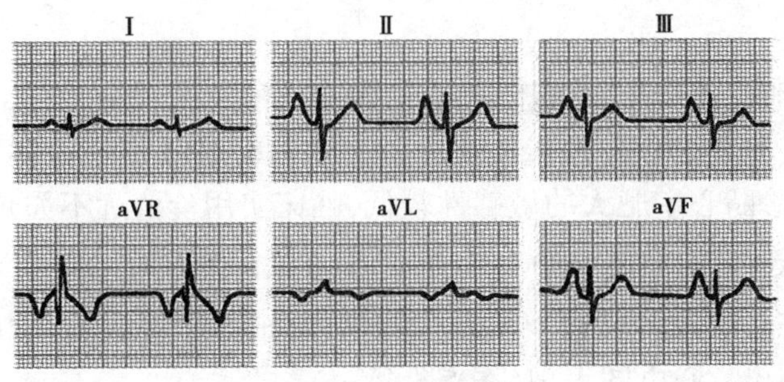

图 5.3.1　右心房肥大

(2) V_1 导联 P 波直立时，振幅≥0.15 mV，如 P 波呈双向时，其振幅的算术和≥0.20 mV。

(3) P 波时间正常。

上述 P 波改变常见于慢性肺源性心脏病，故有时被称为“肺型”P 波，也见于先天性心脏病、肺动脉瓣狭窄、右房室瓣病变等。

(二) 左心房肥大

左心房肥大时，心电图主要表现为心房除极时间延长(图 5.3.2)：

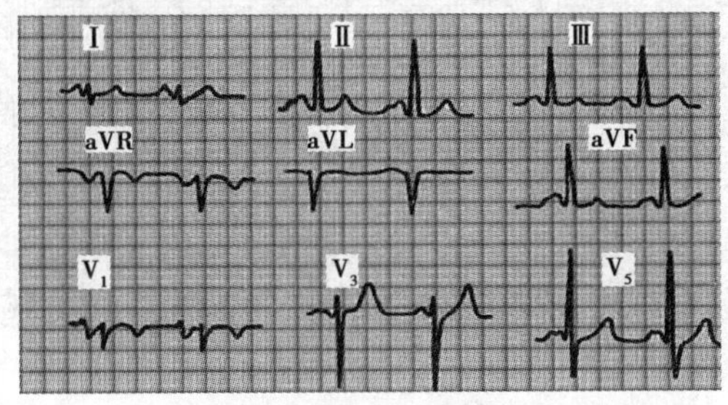

图 5.3.2　左心房肥大

(1) P 波增宽，其时限≥0.12 s，P 波常呈双峰型，峰距≥0.04 s，以Ⅰ、Ⅱ、aVL 导联明显。

(2) P-R 段缩短，P 波时间与 P-R 段时间之比>1.6。

(3) V_1 导联上 P 波常呈先正而后出现深宽的负向波。将 V_1 负向 P 波的时间乘以负向 P 波振幅，称为 P 波终末电势(Ptf)。左房肥大时，PtfV_1(绝对值)≥0.04 mm·s。

上述 P 波改变常见于二尖瓣狭窄，故称“二尖瓣型 P 波”，也可见于冠心病、主动脉瓣病变或慢性左心衰时。

(三) 双心房肥大

双心房肥大的心电图表现(图 5.3.3)：

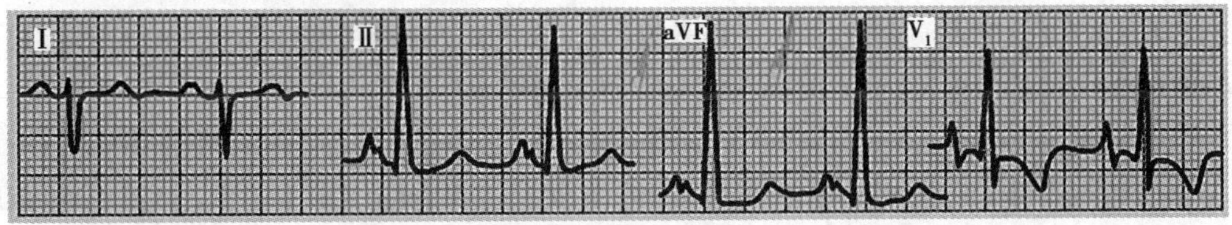

图 5.3.3　双心房增大

(1) P 波增宽≥0.12 s，其振幅≥0.25 mV。

(2) V_1 导联 P 波高大双相，上下振幅均超过正常范围。

二、心室肥大

心室肥大时，心肌除极产生的电压增高，心肌激动的总时程延长，心室壁肥厚、劳损以及相对供血不足引起心肌复极顺序发生改变。但上述改变各项指标往往不会同时出现，且缺乏特异性，故心电图诊断心室肥大的敏感性较低，临床实用价值远不如超声心动图。

（一）左心室肥大

正常左心室位于心脏的左后方，左心室壁明显厚于右心室，左心室肥大时，可使左室优势的情况显得更为突出。心电图表现（图 5.3.4）：

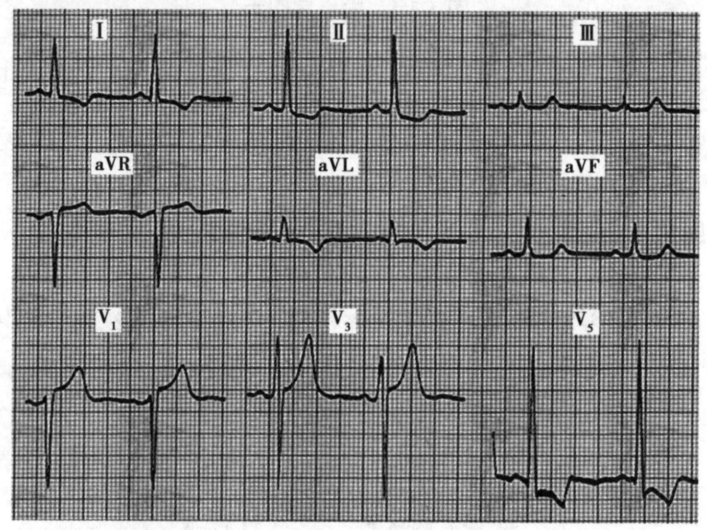

图 5.3.4 左心室肥大

1.QRS 波群电压增高 ①R_{V5}（或 R_{V6}）≥2.5 mV，$R_{V5}+S_{V1}$≥4.0 mV（男）或≥3.5 mV（女）；②R_{I}≥1.5 mV，$R_{I}+S_{III}$≥2.5 mV；③R_{aVL}≥1.2 mV，R_{aVF}≥2.0 mV。

2.心电轴轻度左偏 平均为-10°~-30°，对左室肥厚只有参考价值。

3.QRS 时间稍延长 达0.10~0.11 s，V_5导联的 R 峰时间>0.05 s（对左室肥厚仅有参考价值）。

4.ST 和 T 波改变 以 R 波为主的导联 ST 段下降超过 0.05 mV，T 波倒置。

心电图诊断左心室肥大必须在 QRS 波群电压增高的基础上，另 3 条中至少具备 1 条。具备条件越多、超过正常范围越多，诊断可靠性越大。左心室肥大常见于高血压、主动脉瓣狭窄、主动脉瓣关闭不全及动脉导管未闭等。

（二）右心室肥大

右心室壁厚度仅为左心室壁的 1/3，轻微的右心室肥厚，左心室的除极电势仍然占优势，故右心室壁增厚要达到相当程度时，才会显示右心室肥大图形改变。心电图表现如图 5.3.5 所示。

1.QRS 波电压改变 胸前导联的改变量为突出，为诊断右室肥厚的可靠指标：①R_{V1}增高>1.0 mv，V_1导联 R/S>1；②V_5导联 R/S<1 或 S 波比正常加深；③$R_{V1}+S_{V5}$>1.2 mV；aVR 导联 R/S 或 R/Q>1（或 R>0.5 mV）。少数病例可见 V_1导联呈 QS 型或 qR 型（排除心肌梗死）。

2.心电轴右偏 ≥+110°。

3.QRS 时间　大多数正常；V_1 导联 R 峰时间>0.03 s。

4.继发 ST-T 改变　以 R 波为主的导联中，T 波低平、双向或倒置，伴有 ST 段缺血型压低；以 S 波为主的导联中，反见 T 波直立，表示右心室肥大伴心肌劳损。

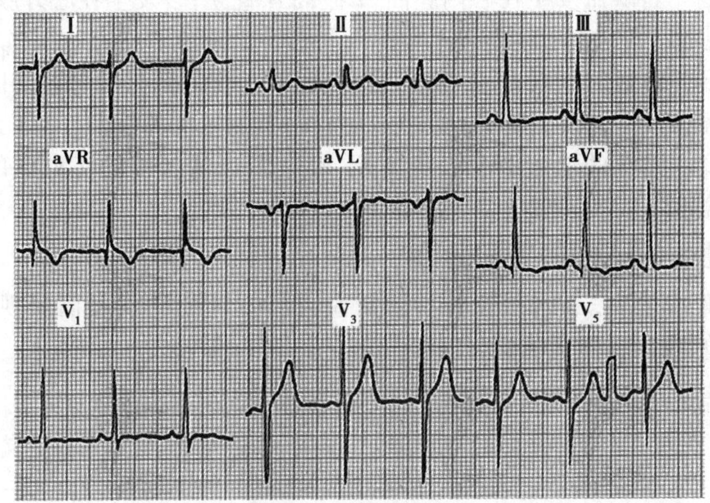

图 5.3.5　右心室肥大

上述诸条标准中，QRS 波电压改变、电轴右偏意义最大。符合条件越多及超过正常范围越多者，诊断越可靠。右心室肥大多见于肺心病、风湿性心脏瓣膜病二尖瓣狭窄、先天性心脏病等。

（三）双心室肥大

当心脏左、右心室同时肥厚时，不能简单地把左、右心室肥大心电图表现相加，心电图形可出现以下几种现象：

1.大致正常心电图　由于两侧心室均发生肥大，综合向量互相抵消所致。有时仅有 QRS 波的增宽、切迹及 T 波低平。

2.只表现一侧心室肥厚　由于左心室壁原比右心室壁厚，因此，双侧心室肥厚时仅显示左室肥厚者为多。

3.同时出现双侧心室肥大图形　①左胸及右胸导联分别出现左、右心室肥大心电图表现；②出现右心室肥大图形同时，至少合并出现左室高电压的一项表现；③出现左心室肥大图形的同时，至少合并出现右心室肥大的一项表现。

第二节　心肌梗死

当冠状动脉某一分支发生闭塞，则受损伤部位的心肌发生缺血、损伤和坏死。体表心电图导联可同时记录到心肌缺血、损伤和坏死的图形改变。心电图对心肌梗死的定性、定位、分期诊断及预后判断均有非常重要的意义。

一、心肌梗死的基本图形

心肌梗死时,可因缺血、损伤、坏死而相应产生特征性的心电图改变。

1.缺血型改变　若缺血发生在心内膜面,T 波高耸直立;若发生在心外膜面,表现为 T 波倒置,典型者呈现冠状 T 波(对称性倒置)。

2.损伤型改变　缺血时间长会引起心肌损伤,心电图表现为面向损伤区的导联上出现 ST 段抬高,若明显抬高并与 T 波融合,可形成弓背向上的单向曲线。

3.坏死型改变　持久的缺血引起心肌坏死,心电图表现为面向坏死区的导联出现异常深而宽的 Q 波(宽度≥0.04 s,深度≥R 波的 1/4)或 QS 型波。

二、心肌梗死的图形演变和分期

急性心肌梗死发生后,心电图随着心肌缺血、损伤、坏死的发展而呈现一定演变规律。根据心电图图形的演变过程和演变时间可分为以下四期(图 5.3.6):

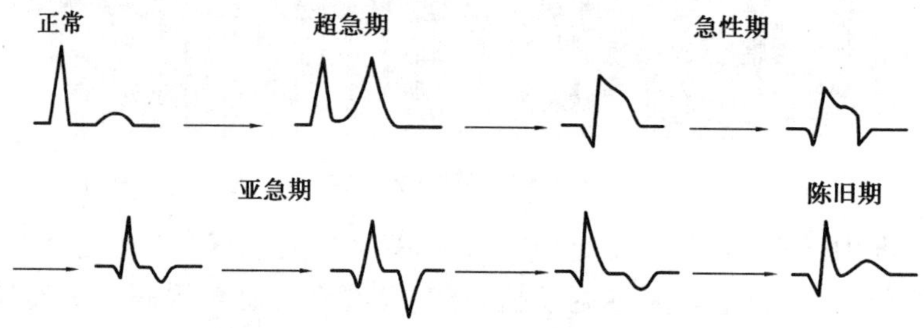

图 5.3.6　心肌梗死心电图演变规律及分期示意图

1.超急性期(早期)　急性心肌梗死发生数分钟后,首先出现短暂的心内膜下心肌缺血,心电图上产生高大的 T 波,以后迅速出现 ST 段呈斜型抬高,与高耸直立 T 波相连。此期持续时间短,仅数小时,临床上不易记录到。

2.急性期　此期开始于梗死后数小时或数日,可持续到数周,心电图呈现一个动态演变过程。ST 段呈弓背向上抬高,抬高显著者可形成单向曲线,继而逐渐下降;心肌坏死导致面向坏死区导联的 R 波振幅降低或丢失,出现异常 Q 波或 QS 波;T 波由直立开始倒置,并逐渐加深。坏死型的 Q 波、损伤型的 ST 段抬高和缺血型的 T 波倒置在此期内可同时并存。

3.亚急性期(近期)　心肌梗死后数周至数月,此期抬高的 ST 段恢复至基线,缺血型 T 波由倒置较深逐渐变浅,坏死型 Q 波持续存在。

4.陈旧期(愈合期)　心肌梗死后 3~6 个月或更久,T 波逐渐恢复正常或持续倒置、低平,趋于恒定不变,残留下坏死型的 Q 波。

三、心肌梗死的定位诊断

心肌梗死的部位可依据心电图上坏死图形出现的导联来确定(表 5.3.1,图 5.3.7)。

表 5.3.1　心肌梗死定位诊断

心肌梗死部位	出现心肌梗死图形的导联
前间壁	V_1、V_2、V_3

续表

心肌梗死部位	出现心肌梗死图形的导联
局限前壁	V_4、V_5、V_6
广泛前壁	V_1、V_2、V_3、V_4、V_5、V_6
高侧壁	Ⅰ、aVL
下壁	Ⅱ、Ⅲ、aVF
后壁	V_7、V_8、V_9

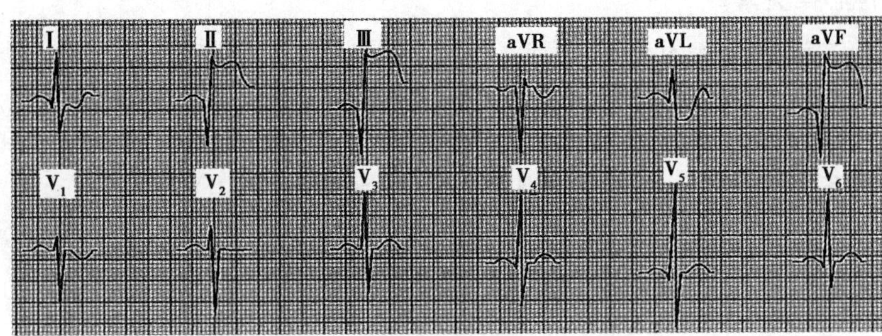

图 5.3.7　急性下壁心肌梗死

第三节　心律失常

一、概述

正常心脏的起搏点位于窦房结，并按正常传导系统顺序激动心房和心室。如果心脏激动的起源异常或/和传导异常，称为心律失常（arrhythmia）。心律失常目前多按形成原因分为冲动形成异常和冲动传导异常两大类：

（一）冲动形成异常

1.窦性心律失常　①窦性心动过速；②窦性心动过缓；③窦性心律不齐；④窦性停搏。

2.异位心律

（1）被动性异位心律：①逸搏（房性、房室交界区性、室性）；②逸搏心律（房性、房室交界性、室性）。

（2）主动性异位心律：①期前收缩（房性、房室交界区性、室性）；②阵发性心动过速（房性、房室交界区性、室性）；③心房扑动、心房颤动；④心室扑动、心室颤动。

（二）冲动传导异常

1.生理性　干扰和脱节。

2.病理性　①窦房传导阻滞；②房内传导阻滞；③房室传导阻滞；④心室内传导阻滞。

3.传导途径异常　预激综合征。

二、窦性心律及窦性心律失常

(一)正常窦性心律

起源于窦房结的心律称为窦性心律。心电图特征:

(1)有一系列规律出现的 P 波,频率 60~100 次/min。

(2)P 波形态表明激动来自窦房结,即 P 波在Ⅰ、Ⅱ、aVF、V_4~V_6导联直立、aVR 导联倒置。

(3)P-R 间期 0.12~0.20 s;

(4)同一导联中 P-P 间期差值小于 0.12~0.16 s。

(二)窦性心律失常

窦性心律失常是指激动仍然起源于窦房结,但其速率及节律有所变异的一类心律失常。包括窦性心动过速、窦性心动过缓、窦性心律不齐及窦性停搏。

1.窦性心动过速　心电图特征:①具有窦性 P 波;②成人心率>100 次/min(1 岁以内>140 次/min,2~6 岁>120 次/min)(图 5.3.8)。

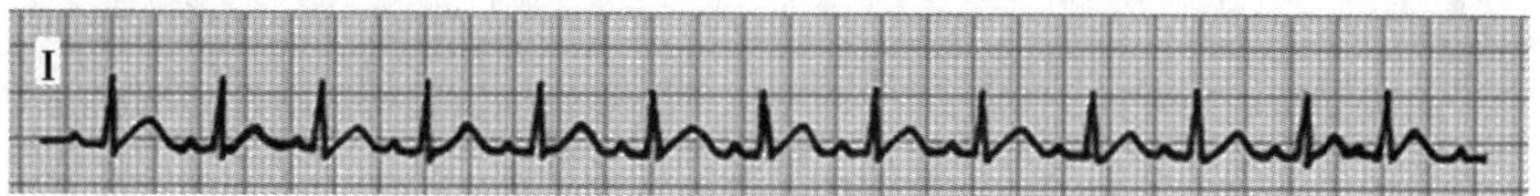

图 5.3.8　窦性心动过速

临床上窦性心动过速常见于体力活动、情绪激动、饮酒、发热、甲状腺功能亢进、贫血、休克、心肌炎及拟肾上腺素类药物作用等情况。

2.窦性心动过缓　心电图特征:①具有窦性 P 波;②P 波频率<60 次/min,多在 40~60 次/min(图 5.3.9)。

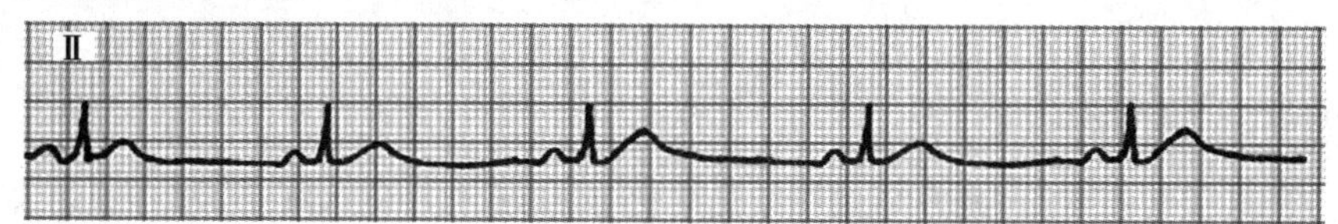

图 5.3.9　窦性心动过缓

窦性心动过缓常见于健康的运动员、老年人、颅内压增高、甲状腺功能减低及服用某些药物(如普萘洛尔)等情况。

3.窦性心律不齐　心电图特征:①具有窦性 P 波;②同一导联上 P-P 间期相差>0.12 s(图 5.3.10)。常与窦性心动过缓同时发生,多见于青少年或自主神经不稳定者,常与呼吸周期有关,多无临床意义。

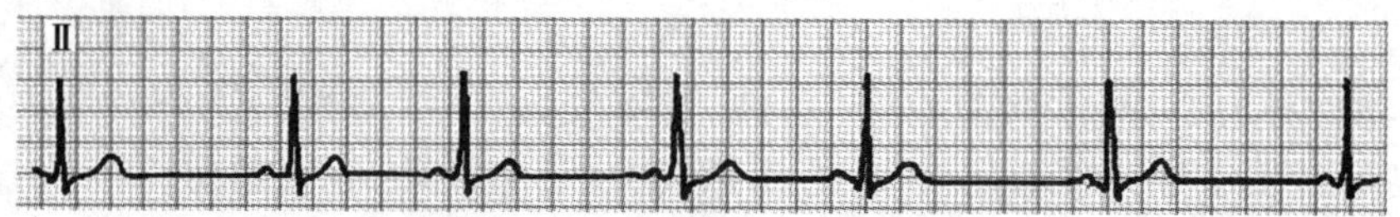

图 5.3.10　窦性心律不齐

4.窦性停搏　也称窦性静止,在规律的窦性心律中,有时因迷走神经张力增大或窦房结功能障碍,在一段时间内窦房结停止发放激动,心电图上见规则的 P-P 间距中突然出现 P 波脱落,形成长 P-P 间距,且长 P-P 间距与正常 P-P 间距不成倍数关系(图 5.3.11)。可发生于迷走神经张力过高、颈动脉窦过敏、急性心肌梗死、窦房结病变及洋地黄等药物影响。

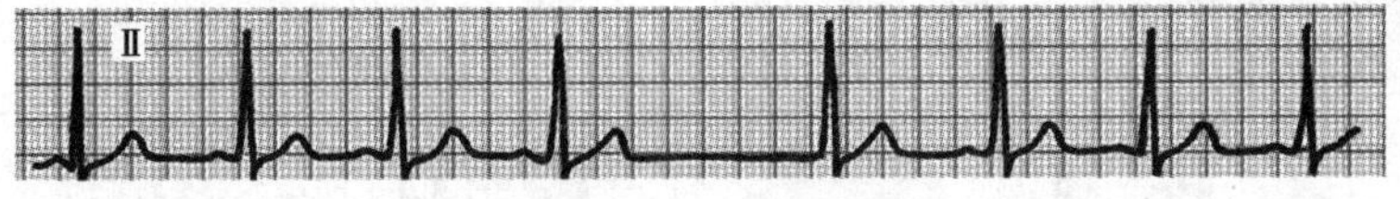

图 5.3.11　窦性停搏

5.病态窦房结综合征　简称病窦综合征或病窦，是由于窦房结或其周围组织的器质性病变，产生一系列缓慢性心律失常，并引起头昏、黑蒙、晕厥等临床表现。心电图特征：①严重的窦性心动过缓，少于 50 次/min，不易用阿托品等药物纠正；②窦性停搏和（或）窦房阻滞；③窦性心动过缓与心动过速（室上性心动过速，心房颤动或扑动）交替出现，即心动过缓-过速综合征；④如病变同时累及房室交界区，则窦性停搏时，可长时间不出现交界性逸搏，或伴有房室传导阻滞，称为双结病变（图 5.3.12）。临床上，常见于起搏传导系统的退行性病变以及心肌病、冠心病、心肌炎，不少病例病因不明。

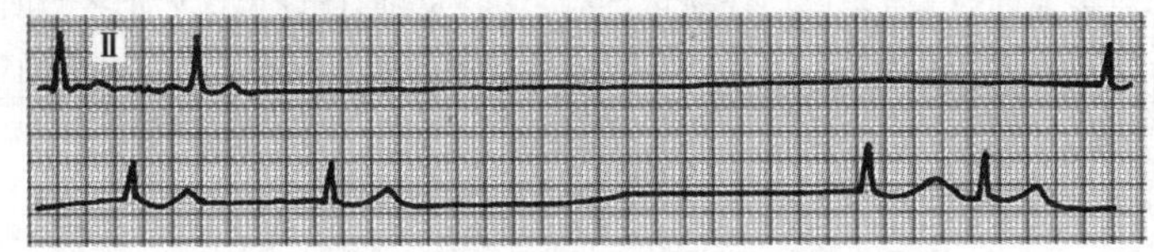

图 5.3.12　病态窦房结综合征-双结病变

三、期前收缩

期前收缩是指起源于窦房结以外的异位起搏点提前发出的激动，又称过早搏动，是临床上最常见的心律失常。根据异位起搏点的不同，分为房性、房室交界性和室性，其中以室性期前收缩最为常见，房性次之。期前收缩与其前正常搏动的间距称为联律间期，期前收缩之后的长间歇称为代偿间歇。期前收缩可偶发或频发（超过 5 次/min），可呈联律形式出现，如二联律（1 次窦性搏动后有 1 次期前收缩）、三联律（2 次窦性搏动后有 1 次期前收缩）。

期前收缩可见于各种器质性心脏病，如冠心病、心肌炎、心肌病，如低血钾、高血钾、低血钙、高血钙等电解质紊乱，如洋地黄、奎尼丁等药物中毒。也可见于无器质性心脏病患者，多与精神紧张、劳累、饮酒及吸烟等有关。

1.房性期前收缩　心电图特征：①期前出现的异位 P′波，其形态与窦性 P 波不同；②P′-R 间期>0.12 s；③大多为不完全性代偿间歇，即期前收缩前后两个窦性 P 波的间距小于正常 P-P 间距的 2 倍（图 5.3.13）。某些房性期前收缩的 P′-R 间期可以延长；如异位 P′后无 QRS-T 波，则称为未下传的房性期前收缩；有时 P′波下传心室引起 QRS 波群增宽变形，多呈右束支阻滞图形，称房性期前收缩伴室内差异性传导。

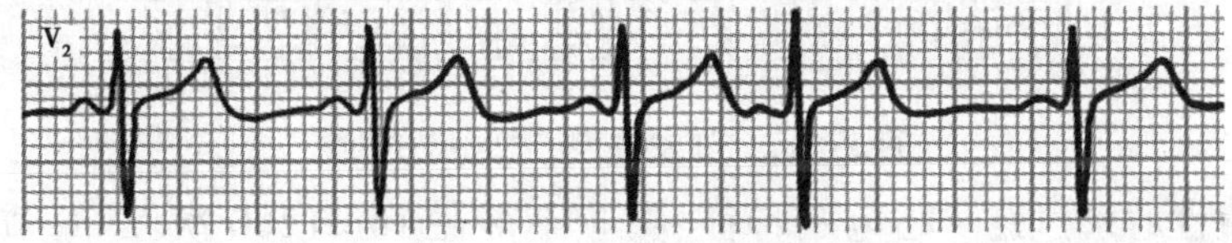

图 5.3.13　房性期前收缩

2.交界性期前收缩　心电图特征：①提前出现的 QRS-T 波群，其前无窦性 P 波，QRS-T 形态与窦性下传者基本相同；②出现逆行 P′波（Ⅱ、Ⅲ、avF 导联 P 波倒置，aVR 导联 P 波直立),可发生于 QRS 波群之前(P′-R 间期<0.12 s)或 QRS 波群之后(R-P′间期<0.20 s),或与 QRS 相重叠;③大多数为完全性代偿间歇(图 5.3.14)。

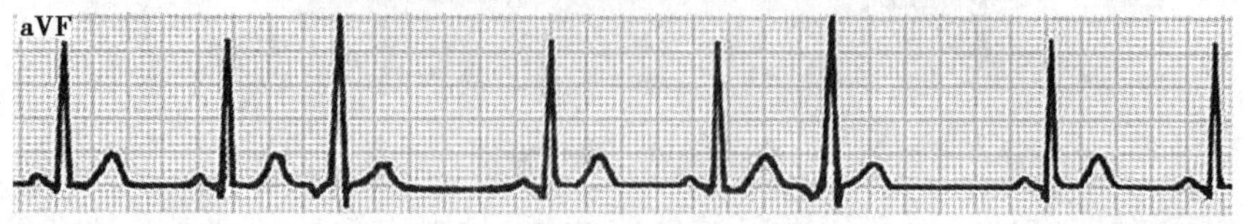

图 5.3.14 交界性期前收缩

3.室性期前收缩　心电图特征:①提前出现宽大畸形的 QRS 波群,QRS 通常时限>0.12 s;②期前收缩的 QRS 波前无 P 波;③T 波与 QRS 波群主波方向相反;④有完全代偿间歇(期前收缩前后两个窦性 P 波之间的间期等于正常 P-P 间期的 2 倍),如图 5.3.15 所示。

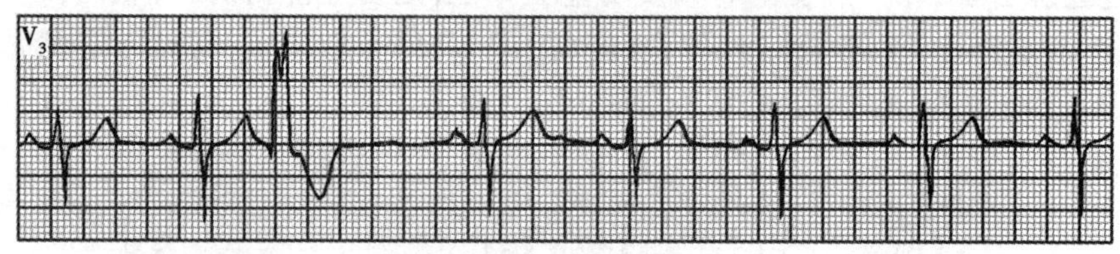

图 5.3.15 室性期前收缩

如心室内有两个或两个以上的异位起搏点,将在同一导联上出现两种或两种以上形态联律间期互不相同的异位搏动形态的早搏,称为多源性期前收缩(图 5.3.16)。

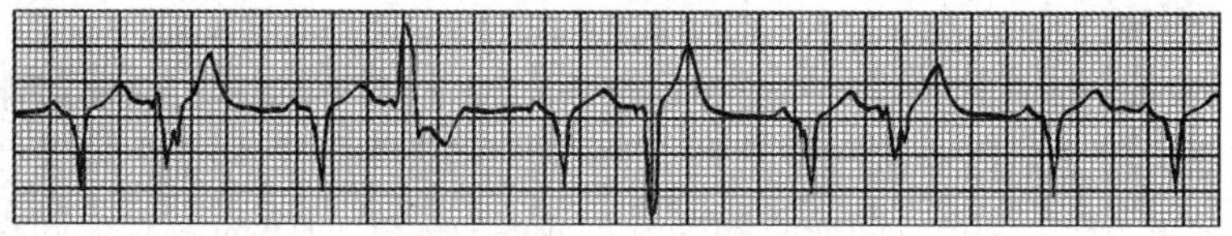

图 5.3.16 多源性期前收缩

四、阵发性心动过速

阵发性心动过速,是一种阵发性主动性快速异位心律失常,其实质是期前收缩 3 次或 3 次以上连续出现,即为阵发性心动过速。根据起搏点可分为房性、房室交界性和室性,因房性和交界性心动过速发作时心率过快,P′波不易辨认,故可将二者统称为阵发性室上性心动过速。

1.阵发性室上性心动过速　心电图特征:①QRS 波群节律匀齐,时间、形态多正常(伴有束支传导阻滞或因差异性传导时出现增宽变形);②每个 QRS 波之前或之后均有 P′波或均无 P′波,P′波不易辨认;③频率多在 150~240 次/min(图 5.3.17)。

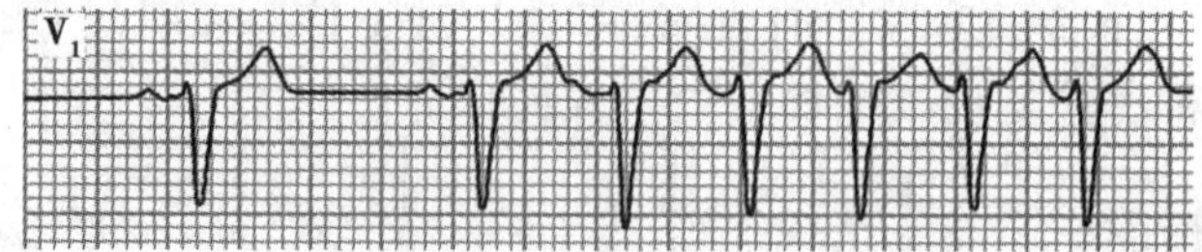

图 5.3.17 阵发性室上性心动过速

2.阵发性室性心动过速　心电图特征:①频率多在 140~200 次/min,节律可稍不齐;②QRS 波群形态宽大畸形,时限通常>0.12 s;③如能发现 P 波,并且 P 波频率慢于 QRS 波频率,P-R 无固定关系(房室分离),则可明确诊断;④偶尔心房激动夺获心室或发生室性融合波,也支持室性心动过速的诊断(图 5.3.18)。心室夺获是指在室性心动过速期间,偶尔来自室上性的激动能完全地传导至窦房结,从而夺获一个 QRS 波,产生一个形态于正常窦性下传的 QRS 波几乎相同的“夺获波”(至少 QRS 波起始部分正常)(图 5.3.19)。

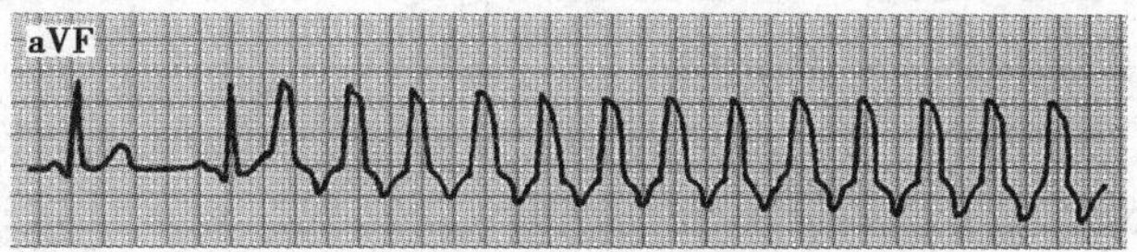

图 5.3.18　阵发性室性心动过速

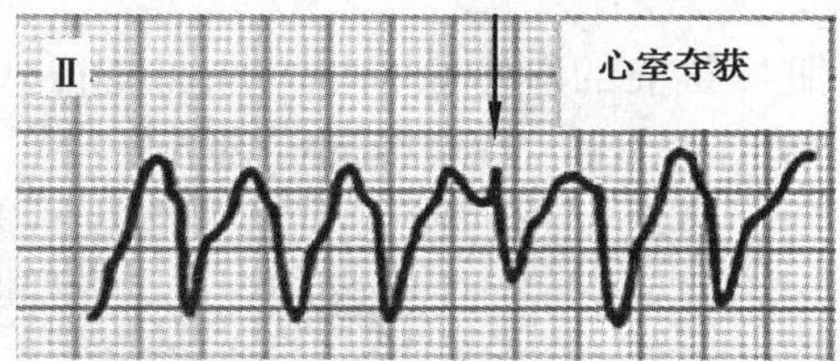

图 5.3.19　心室夺获

五、扑动与颤动

扑动与颤动可发生在心房或心室,是一种较阵发性心动过速频率更快的主动性异位心律失常,根据发生的部位不同将扑动与颤动分为房性与室性。

(一)心房扑动与颤动

1.心房扑动　房扑大多为短阵发性,少数可呈持续性。总体而言,心房扑动不如心房颤动稳定,常可转为心房颤动或窦性心律。房扑心电图特征:①窦性 P 波消失,代之以连续的大锯齿状扑动波(F 波),F 波间无等电位线,波幅大小一致,间期规整,多数在Ⅱ、Ⅲ、aVF 导联中清晰可见;②F 波频率为 250~350 次/min,常以 2∶1 或 4∶1 比例下传;③QRS 波时间一般不增宽;心室率规则或不规则,取决于房室传导比例是否恒定(图 5.3.20)。

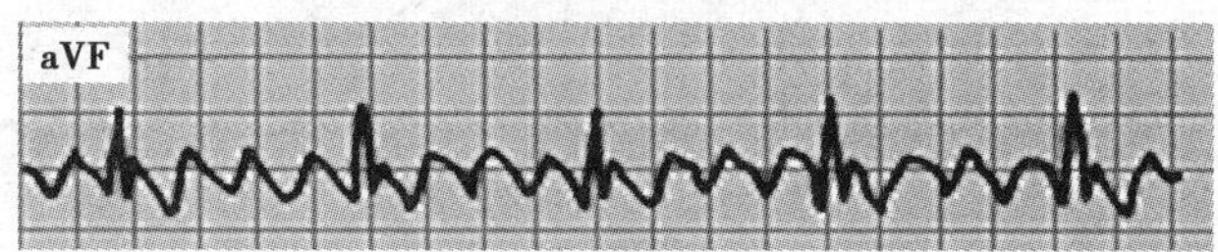

图 5.3.20　心房扑动

2.心房颤动　心房颤动是临床上很常见的心律失常。心房颤动可以是阵发性或持续性,大多发生在器质性心脏病基础上,多与心房扩大、心肌受损、心力衰竭等有关。但也有少部分房颤患者无明显器质性心脏病。心电图特征:①窦性 P 波消失,代之以大小不等,形状各异的颤动(f 波),以 V_1 导联最明显;②f 波频率为 350~600 次/min;③心室律绝对不规则,心室率为 120~180 次/min;④QRS 波群大多与窦性相同(图 5.3.21)。

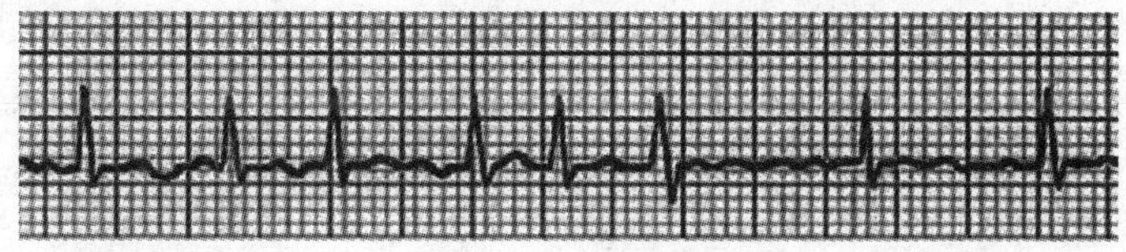

图 5.3.21　心房颤动

(二)心室扑动与颤动

心室扑动和心室颤动均是极严重的致死性心律失常,常见于冠心病(尤其是急性心肌梗死)、洋地黄中毒、严重低血钾或高血钾时。

1.心室扑动 出现心室扑动一般具有两个条件:①心肌明显受损、缺氧或代谢失常;②异位激动落在易颤期。心电图特征:无正常 QRS-T 波,代之以连续快速而相对规则的大振幅波动,频率达 200~250 次/min,心脏失去排血功能。室扑常不能持久,不是很快恢复,便会转为室颤而导致死亡。

2.心室颤动 往往是心脏停跳前的短暂征象。心电图特征:QRS-T 波完全消失,出现大小不等、极不匀齐的低小波,频率为 200~500 次/min(图 5.3.22)。

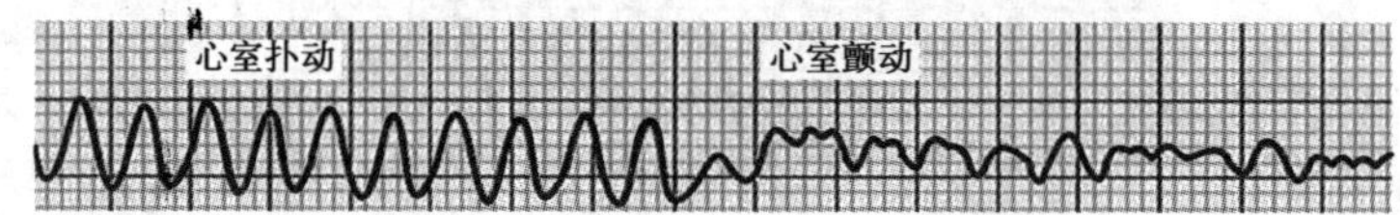

图 5.3.22 心室扑动和心室颤动

六、房室传导阻滞

房室传导阻滞是指窦房结发出的冲动,在从心房传到心室的过程中发生阻滞。根据阻滞程度不同,分为不完全性和完全性两类,前者包括一度和二度房室传导阻滞,后者又称三度房室传导阻滞。阻滞部位可在心房、房室结、希氏束及双束支。房室传导阻滞大多数是由器质性心脏病所致,少数可见于迷走神经张力增高的正常人。

(一)一度房室传导阻滞

心电图特征:①每个 P 波后均有 QRS 波,P-R 间期延长,多为 0.21~0.40 s;②或 P-R 间期虽未超过正常范围,在心率无明显改变时,P-R 间期较前增加 0.04 s 及以上(图 5.3.23)。

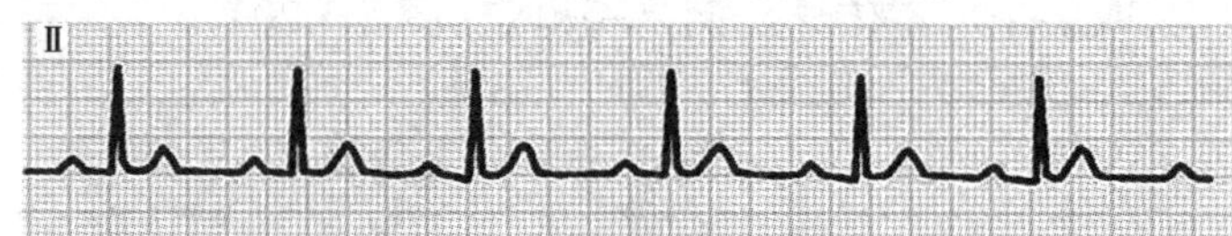

图 5.3.23 一度房室传导阻滞

(二)二度房室传导阻滞

心电图主要表现为部分 P 波后 QRS 波脱漏,分二度Ⅰ型和二度Ⅱ型两种类型。

1.二度Ⅰ型 又称莫氏Ⅰ型,心电图特征:①P 波规律出现;②P-R 间期逐渐延长,直至一个 P 波后漏脱一个 QRS 波群;③QRS 漏脱后,P-R 间期缩短,之后又逐渐延长,这样周而复始,称为“文氏现象”(Wenckebach phenomenon)(图 5.3.24)。多为功能性或房室结或房室束近端的损害,预后较好。

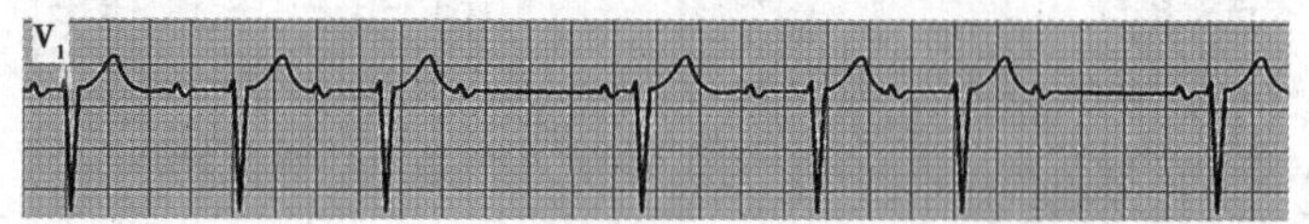

图 5.3.24 二度Ⅰ型房室传导阻滞

2.二度Ⅱ型 又称莫氏Ⅱ型,心电图特征:①P-R 间期恒定不变,P-R 间期时限可正常或延长；②长的 P-P 间期为短 P-P 间期的整数倍；③房室传导比例一般为 3∶2 或 4∶3 等(图 5.3.25)。凡连续出现两次或两次以上的 QRS 波群脱落，称为高度房室传导阻滞。本型多见于器质性心脏病，易发展为完全性房室传导阻滞，预后差。

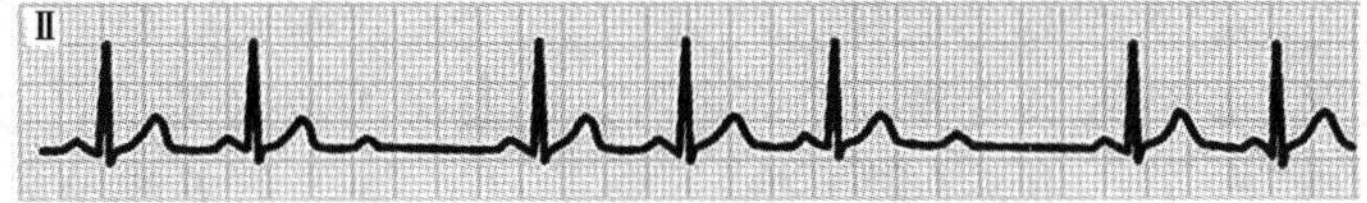

图 5.3.25　二度Ⅱ型房室传导阻滞

(三)三度房室传导阻滞

三度房室传导阻滞又称完全性房室传导阻滞。当来自房室交界区以上的激动完全不能通过阻滞部位时，在阻滞部位以下的潜在起搏点就会发放激动，出现交界性逸搏心律(QRS 形态正常，频率一般为 40～60 次/min)或室性逸搏心律(QRS 形态宽大畸形，频率一般为 20～40 次/min)，以交界性逸搏心律为多见。

心电图特征：①P 波与 QRS 波群无关，各按自己规律出现；②P-R 间期不固定，P 波频率快于 QRS 波群频率，P-P 间期与 R-R 间期各有其固定规律；③心室率慢而规则，起源于希氏束分叉以上的节律点频率多为 40～60 次/min，起源于希氏束分叉以下的节律点频率为 20～40 次/min；④QRS 波形态可正常或宽大畸形(图 5.3.26)。

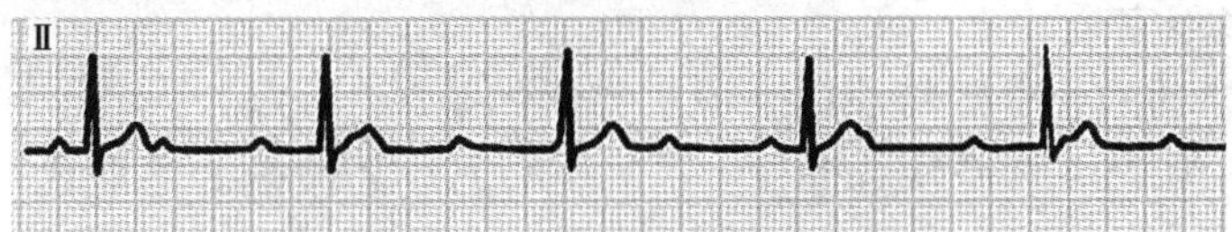

图 5.3.26　三度房室传导阻滞

复习思考题

一、选择题

1.心电图检查示 P 波增宽，P 波双峰样，峰距≥0.04 s，多见于(　　)。

A.慢性肺源性心脏病　B.风湿性心脏病二尖瓣狭窄　C.高血压性心脏病

D.冠状动脉粥样硬化　E.甲亢性心脏病

2.心肌梗死的坏死性波型是(　　)。

A.深而宽的 Q 波　B.S-T 抬高　C.S-T 段压低

D.T 波高耸　E.T 波倒置

3.有关窦性 P 波的描述，下列哪项是错误的？(　　)

A.P 波时限小于 0.12 s　B.在大部分导联呈钝圆形，可有轻度切迹

C.P 波方向在Ⅱ导联可向下　D.P 波方向在 aVR 导联向下

E.心率在正常范围时，成人 P-R 间期为 0.12～0.20 s

4.右房肥大的心电图表现为(　　)。

A.P 波高而宽　B.P 波增宽　C.P 波出现切迹

D.P 波尖锐高耸　E.P 波呈双峰状

5.心电图上 U 波明显增高临床上见于(　　)。

A.高血钾　B.高血钙　C.低血钾

D.低血钙　E.低血镁

6.心电图对区别心肌梗死和变异心绞痛最有诊断意义的改变是(　　)。

A.频发室性早搏　B.S-T 段上抬　C.T 波异常高耸

D.病理性 Q 波　E.T 波呈冠状,T 波倒置

7.心肌梗死的“损伤型”心电图改变主要表现在(　　)。

A.R 波电压降低　B.异常 Q 波　C.T 波直立高耸

D.ST 段抬高　E.T 波对称性

8.下壁心肌梗死时,出现典型梗塞波形的导联是(　　)。

A.Ⅰ、aVL　B.Ⅱ、Ⅲ、aVF　C.V_1、V_2

D.V_3、V_4　E.V_1、V_2、V_3、V_4

9.下列哪项不是室性期前收缩的心电图表现?(　　)

A.提前出现的 QRS 波宽大畸形　B.期前出现的 QRS-T 波前无相关的 P 波

C.QRS 时限>0.12 s　D.T 波方向多与 QRS 的主波方向相反

E.代偿间歇多不完全

10.关于心房扑动的心电图特征以下说法错误的是(　　)。

A.扑动波频率为 250~350 次/min　B.正常 P 波被 F 波取代

C.F 波间无等电位线,波幅大小不一,间隔不规则

D.F 波常常不能全部下传　E.一般心室率规则

11.最严重的心律失常是(　　)。

A.多源性早搏　B.多形性室早　C.三度房室传导阻滞

D.房扑、房颤　E.室扑、室颤

12.关于心房纤颤的心电图改变,下列哪项是错误的?(　　)

A.心室律绝对不齐　B.P 波消失　C.R-R 不规则

D.V_1的颤动波最清楚　E.心室率大于心房率

13.P 波与 QRS 波群无关,心房率大于心室率见于(　　)。

A.一度房室传导阻滞　B.二度Ⅰ型房室传导阻滞　C.二度Ⅱ型房室传导阻滞

D.三度房室传导阻滞　E.高度房室传导阻滞

二、简答题

1.肺性 P 波的心电图特点是怎样的?

2.二尖瓣型 P 波的心电图特点是怎样的?

3.试述心肌梗死基本的心电图表现。

4.室性期前收缩的心电图特点是怎样的?

5.房颤的心电图特点是怎样的?

(何荣华)

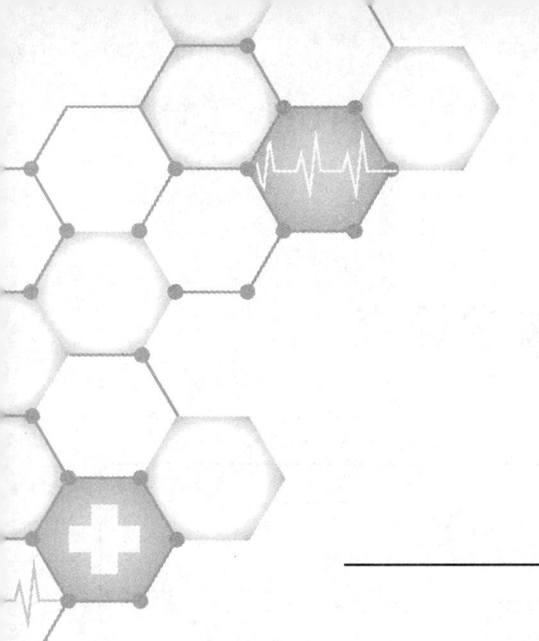

第六篇

影像学检查

●当今的医学影像检查包括X线检查、CT检查、MRI检查、超声检查、核医学检查等。不同成像技术在诊断中都有各自的优势与不足。对某一疾病的诊断,可能用一种检查就可明确诊断,例如,外伤性骨折,X线检查大多就可作出诊断;也可能是综合几种成像手段与检查方法才能明确诊断。因此,就需要了解不同的成像手段在不同疾病诊断中的作用与限度,以便能恰当的选择一种或综合应用几种成像手段和检查方法来进行诊断。护生学习本篇的重点是了解影像学的基本知识和临床应用范围,掌握一些项目检查前的准备工作,对被评估者检查前、检查中和检查后出现的健康问题能及时作出正确的评估。

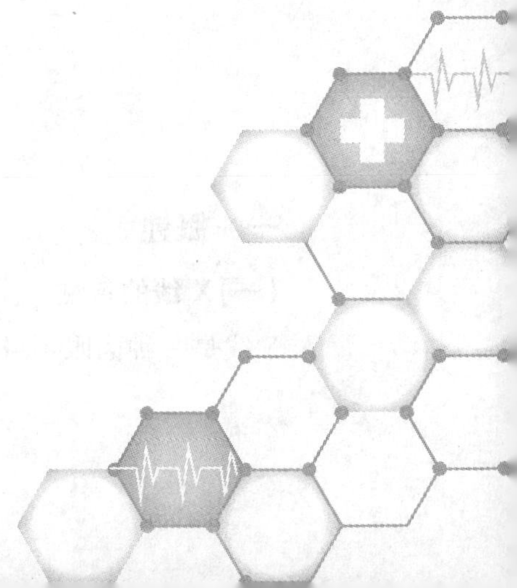

第一章　放射影像学检查

学习目标

- 掌握 X 线检查和 CT 检查前的准备。
- 熟悉 X 线检查和 CT 检查的方法与临床应用范围。
- 了解 X 线检查和 CT 检查的图像特点。

知识点

- X 线的特性、X 线成像的基本原理、X 线检查方法、X 线检查的防护、X 线检查前的准备、呼吸系统 X 线表现、循环系统 X 线表现、消化系统 X 线表现、骨与关节 X 线表现、CT 成像基本原理、CT 图像特点、CT 检查方法、CT 检查前患者的准备、CT 检查的临床应用。

案例导入

患者，男，65 岁，有慢支、肺气肿病史 10 余年，1 h 前因用力咳嗽后出现右侧胸部剧痛，呼吸困难、口唇发绀，右侧胸部叩诊呈鼓音，呼吸音消失。

请思考：该患者最可能的诊断是什么？为明确诊断，应首选哪项检查？

1895 年，德国物理学家伦琴发现了 X 线，不久 X 线被用于对人体进行检查和诊断疾病，由此形成了放射诊断学，并奠定了医学影像学的基础。

第一节　X 线检查

一、概述

（一）X 线的特性

X 线是一种肉眼不可见的电磁波，具有穿透性、荧光效应、感光效应和电离生物效应。

1.穿透性　X 线波长短，因此穿透力强，在贯穿物体的过程中会有一定的吸收和衰减。波长的长短与管电压的高低有关，管电压越高，产生的 X 线波长越短，穿透力越强；反之，穿透力越弱。当 X 线穿过越厚、密度越高的物体，被吸收得越多，通过得越少。X 线穿透性是 X 线成像的基础。

2.荧光效应　X 线是肉眼不可见的射线，它可激发铂氢化钡、钨酸钙等荧光物质，将波长短的 X 线转换为波长较长的可见荧光，称为荧光效应。荧光效应是透视的基础。

3.感光效应　当 X 线照射涂有溴化银的胶片时，感光的银离子还原成金属银，为黑色颗粒，沉积在胶片中，使胶片显示为黑色；未感光的溴化银在显影和定影的过程中被冲洗掉，露出胶片的透明本色。从而使胶片显示出从黑至白不同灰度的影像。感光效应是 X 线摄影的基础。

4.电离生物效应　X 线照射人体，在机体内产生电离，引起生物学方面的改变。利用 X 线对空气的电离效应，可以测定 X 线的量。电离生物效应既是放疗的基础也是防护的基础。

(二)X 线成像的基本原理

X 线成像一方面是基于 X 线的特性，包括穿透性、荧光效应和感光效应；另一方面是基于组织器官密度与厚度的差别。

当 X 线穿过高密度组织(如骨骼)时，被吸收 X 线多，剩余的 X 线就少，胶片的感光弱，呈白影；荧光效应弱，荧光屏呈暗影。这就可以解释同一组织在 X 线摄影时呈白色而在透视时呈黑色的原因了。当 X 线穿过低密度组织(如呼吸道、胃肠、鼻窦、乳突)时，被吸收的 X 线就少，剩余的 X 线多，胶片的感光强，呈黑影；荧光效应弱，荧光屏呈亮影。当 X 线穿过中等密度组织(如皮肤、肌肉、实质器官、体液及软骨等)时，图像则呈灰影。

人体组织器官的厚度也对 X 线图像产生影响，相同密度的组织，厚的部分吸收 X 线多，剩余的 X 线少；薄的部分则相反。于是在胶片和荧光屏上显示出黑白对比和明暗差别的影像。

(三)X 线的检查方法

如前所述，人体组织结构的密度不同，这种组织结构密度上的差别，是产生 X 线影像对比的基础，称为自然对比。对于缺乏自然对比的组织或器官，可人为地引入一定量的在密度上高于或低于它的物质，使之产生密度上的对比，称为人工对比。自然对比和人工对比是 X 线检查的基础。

1.荧光透视　X 线照射人体受检部位后，在荧光屏或监视器上形成黑白不同的影像。主要用于具有良好自然对比的部位，如胸部、四肢骨骼等，其优点是透视下可转动患者体位，从不同角度进行观察；可观察器官的动态变化，如心脏、大血管的搏动，膈运动及胃肠蠕动等；操作方便；费用低；可立即得出结论；透视还可用于导管插入、经皮穿刺的导向等。然而透视的影像对比度及清晰度较差，且图像不能记录和保存，因此应用价值有限。

2.X 线摄片　X 线照射人体受检部位后，在胶片或摄影板上形成潜影，经显影、定影或干式打印机处理，在照片上形成黑白不同的影像。其图像可保存，清晰度及对比度均优于透视，广泛应用于人体各部位，是较常用的 X 线检查方法之一。

3.造影检查　对于缺乏自然对比的结构或器官，可将高于或低于该结构或器官的物质引入器官内或其周围间隙,使之产生对比以显影,又称为人工对比。引入的物质称为造影剂或对比剂。

(四)X 线检查的防护

X 线穿过人体将产生一定的电离和生物效应,如接受过多的 X 线照射,将对人体造成不同程度的损害。因此,日常工作中要注意防护。

1.常规防护方法

(1)屏蔽防护:用铅或含铅的物质作为屏障,如铅屏风、铅墙等可以吸收过多的 X 线。

(2)距离防护:通过增加 X 线源与人体间距以减少 X 射线暴射量。

2.患者的防护　合理选择 X 线检查方法,控制检查次数,准确选择照射部位及范围,尽量保护周围组织和器官,必要时(如相邻的性腺)可用铅橡皮遮盖。

3.工作人员的防护　严格执行国家有关放射防护的规定,制订必要的防护措施,认真执行保健条例。如工作时可选择穿戴含铅防护衣、采用屏障设备、远离隔室操作等措施,定期做体格检查和所受 X 射线量的监测。

二、X 线检查前的准备

1.透视检查　应简单向患者说明检查的目的和需要配合的姿势,以消除患者进入暗室的恐惧心理。应尽量除去透视部位的厚层衣物及影响 X 线穿透的物品,如发夹、金属饰物、膏药、敷料等,以免干扰检查结果,影响诊断治疗。

2.摄影检查　应向患者解释摄影的目的、方法、注意事项,如充分暴露投照部位、摄片时需屏气等,使患者在摄片时合作。除急腹症外,腹部摄片前应先清理肠道,以免气体或粪便影响摄片质量。创伤患者摄片时,应尽量少搬动,危重患者摄片必须有临床医护人员监护。

3.造影检查　由于造影检查部位、选用造影剂种类及造影方法不同,检查前所需要的准备及注意事项也不同。因此,要求护士应掌握各种造影检查的具体要求,协助患者作好各项准备工作,并能及时处理检查中出现的问题。造影检查前须作好以下准备工作:

(1)了解患者有无造影检查的禁忌证,如严重的心、肝、肾疾病或过敏体质等。

(2)检查前向患者解释有关检查的目的、方法、注意事项及可能出现的不适反应等。

(3)凡需用碘造影剂进行造影检查,必须提前做碘过敏试验,过敏试验阴性才能进行造影检查。碘过敏试验方法:①眼球结膜试验:用 35%的碘造影剂滴入眼球结合膜,15 min 后观察结果,如结膜充血视为阳性。②皮内试验:用 3%碘剂 0.1 mL 注入皮内,10~15 min 后观察结果,如局部皮肤出现红肿、硬结,直径达 1 cm 以上者,视为阳性。③静脉注射试验:用 30%的碘造影剂 1 mL 静脉注射,15 min 后观察结果,如有胸闷、心慌、气促、恶心、呕吐、头晕、头痛、荨麻疹等为阳性。④舌下试验:将数滴造影剂置于舌下,5 min 后观察结果,如有舌麻、舌厚感或舌肿胀等,视为阳性。

(4)作好抢救准备:检查前备好抢救药品和器械;在过敏试验或造影过程中如出现过敏反应时,应根据反应的轻重及时处理。轻者(如头晕、面潮红、胸闷、气促、恶心、呕吐、皮疹等),一般休息或吸氧后可好转,必要时使用抗过敏药物。严重者(如惊厥、喉水肿、肺水肿、周围循环衰竭、心律失常、心脏停搏等),应立即停止检查并进行抗休克、抗过敏抢救和对症处理。当出现呼吸困难时应给予吸氧,周围循环衰竭应给予去甲肾上腺素,心脏停搏则需立即进行心脏按压等,并监测生命体征。

(5)常用部位造影检查前的准备如下:

①胃肠钡餐造影前的准备:检查前3天禁服X线不能穿透的药物(如钡剂、铁、钙剂)及或影响胃肠蠕动的药物(如甲氧氯普胺、阿托品等);检查前1天,无渣半流质饮食;检查前1天晚上12时后禁水、禁食;有幽门梗阻者检查前应排出胃内容物;如需在较短时间内观察小肠,可先用增加胃肠道张力、促进胃肠蠕动的药(如口服甲氧氯普胺等);需显示黏膜上微小病变时,可肌注抗胆碱药(如阿托品等),以便降低肠道张力,易于观察。

②钡剂灌肠检查前的准备:检查前1天摄少渣半流质饮食,下午至夜间饮水1 000 mL左右;检查当天禁早餐;如作气钡双重造影者,检查前1日晚服泻药导泻,如用番泻叶;检查前2 h清洁灌肠。

③静脉肾盂造影前的准备:检查前3天禁服重金属药物(如钙、铁、铋剂等);检查前2天无渣半流质饮食;检查前一日晚服用泻药,如番泻叶或清洁灌肠;检查当天禁食早餐,限饮水6 h;检查前排空小便,并做碘过敏试验。

④支气管造影前的准备:痰多者检查前3天每天体位引流排痰并服祛痰药;检查前1天做碘过敏试验;检查前禁食6 h;精神紧张者检查前1 h给少量镇静剂(如地西泮)。

⑤心血管造影前的准备:检查前1天做碘过敏试验及在穿刺部位备皮;禁食6 h以上;检查前为患者连接好心电监护仪,准备好其他抢救设备及药品;指导患者学会做配合动作,如深吸气、憋气、用力咳嗽等。

⑥子宫输卵管造影检查前的准备 造影时间以月经干净后3~7天为宜,禁性生活;检查前1天做碘过敏试验;检查前1晚服泻药导泻,必要时进行清洁灌肠;检查前排空膀胱、备皮及冲洗阴道。

⑦脑血管造影检查前的准备 检查前抽血检查出凝血时间;检查前1天做碘过敏试验;检查前禁食4~6 h;在穿刺部位进行常规备皮;检查前0.5 h肌注苯巴比妥0.1 g,皮下注射阿托品0.5 mg。

三、呼吸系统X线表现

(一)正常胸部X线表现

正常胸部X线影像是胸腔内、外各种组织和器官重叠的复合影像(图6.1.1)。

1.胸廓 正常胸廓两侧对称,由软组织与骨骼组成。在正位胸片上可看到肌肉和乳房等软组织影像。骨性胸廓由脊柱、胸骨和肋骨、肩胛骨和锁骨共同组成。

2.胸膜 胸膜由壁层胸膜和脏层胸膜构成。正常情况下胸膜不显影,仅X线束在胸膜返折处与胸膜走行方向平行时,胸膜才显示为薄层状或线状致密影。

3.气管及支气管 气管起始于环状软骨下缘,向下进入胸腔,长11~13 cm,宽1.5~2 cm,在第5~6胸椎平面分为左、右主支气管。

4.肺 肺的各解剖结构投影在X线片上表现为肺野、肺门和肺纹理。肺野是含气的肺在胸片上所显示的透亮区域。两侧肺野透亮度与肺含气量成正比,与肺的血流量成反比。正常肺门影是肺动脉、肺静脉、伴行支气管及淋巴组织的总投影。肺纹理为自肺门向肺野呈放射状分布的树枝状阴影。主要由肺动脉、肺静脉、支气管和淋巴管形成。肺纹理由肺门向外围延伸，逐渐变细，越到肺外带越细小而稀少。

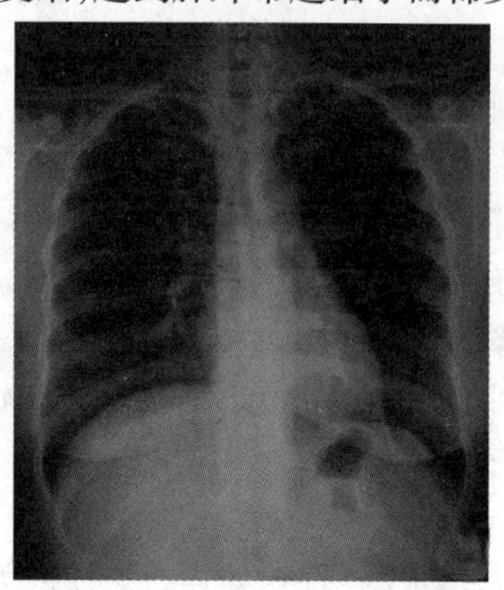
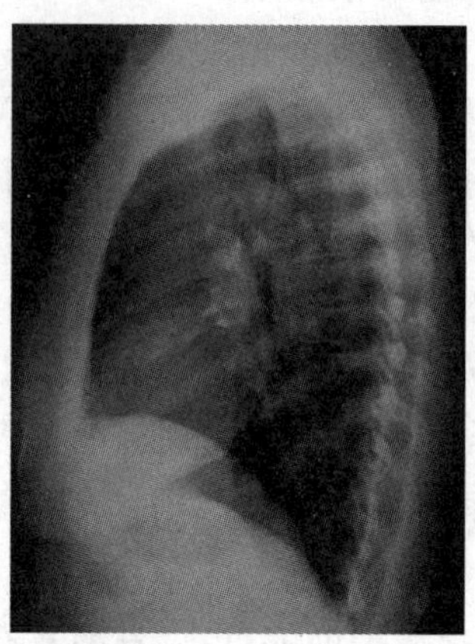

图 6.1.1 正常胸部 X 线影像

5.纵隔 纵隔由心脏、大血管、气管、主支气管、食管、神经、淋巴结、胸腺、神经及脂肪等组成。正常胸片上，气管和支气管可清楚显示，其余结构因缺乏对比而难以分辨。

6.膈 正常呈圆顶型，左右两叶。膈在外侧及前、后方与胸壁相交形成肋膈角，在内侧与心脏形成心膈角。

（二）呼吸系统常见疾病的 X 线表现

1.大叶性肺炎 多见于青壮年，大多数患者发病前有受凉、过度劳累或上呼吸道感染史。临床上以突然高热、寒战、胸痛、咳嗽、咳铁锈色痰为临床特征，白细胞总数及中性粒细胞明显增高。X 线表现通常较临床症状出现晚。①充血期：可无阳性发现，仅表现为肺野透亮度降低。②实变期：肺叶实变表现为以叶间裂为边界的大片致密阴影，其内可见含气的支气管形成的树枝状透亮影，称为"空气支气管征"。肺段实变表现为尖端指向肺门，基底朝肺外缘的三角形致密影（图 6.1.2）。③消散期：表现为实变密度减低，吸收为散在的斑片状高密度影，边界模糊。

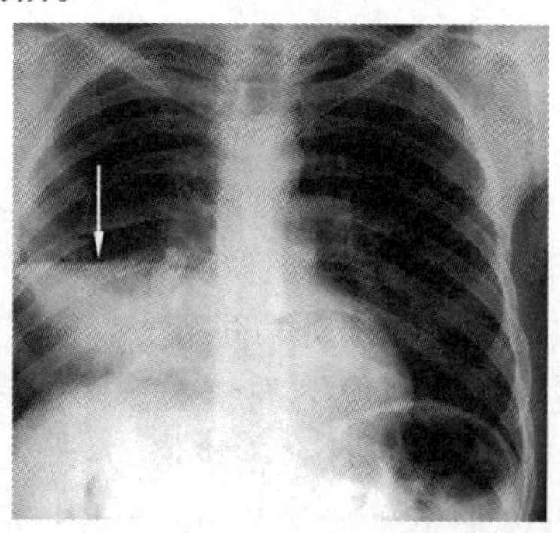
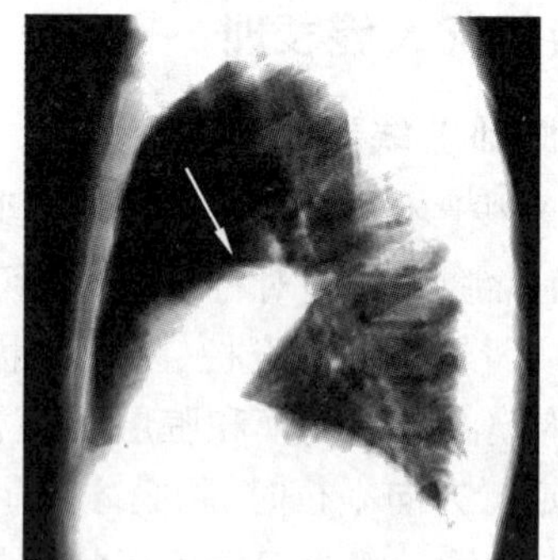

图 6.1.2 右肺实变

2.小叶性肺炎 又称支气管肺炎，是指发生在细支气管及肺小叶内的急性化脓性炎症，常见的致病菌有链球菌、葡萄球菌和肺炎双球菌。临床表现为发热、咳嗽、呼吸困难及胸痛，多见于婴幼儿、老年人和免疫力低下的患者。X 线表现：病变多位于两肺中下野的内中带，肺纹理增粗、增多、模糊，沿肺纹理分布着斑点、斑片状高密度影（图 6.1.3）。

3.气胸 胸膜腔由胸膜壁层和脏层构成,是不含空气的密闭的潜在性腔隙。任何原因使胸膜破损,空气进入胸膜腔,称为气胸。气胸的典型 X 线表现为外凸弧形的细线条形阴影,称为气胸线,线外透亮度增高,无肺纹理,线内为压缩的肺组织(图 6.1.4)。

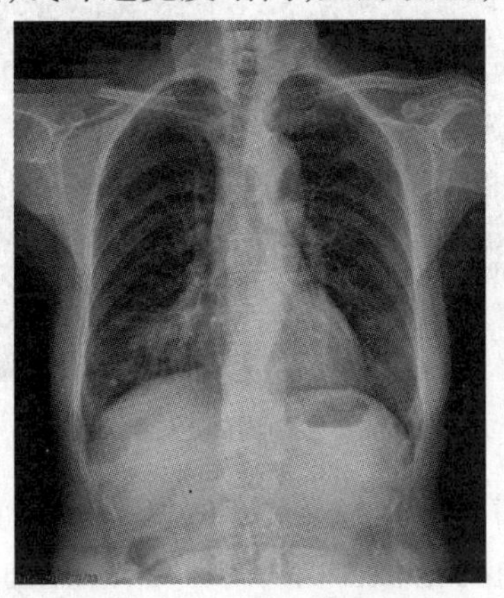

图 6.1.3 小叶性肺炎

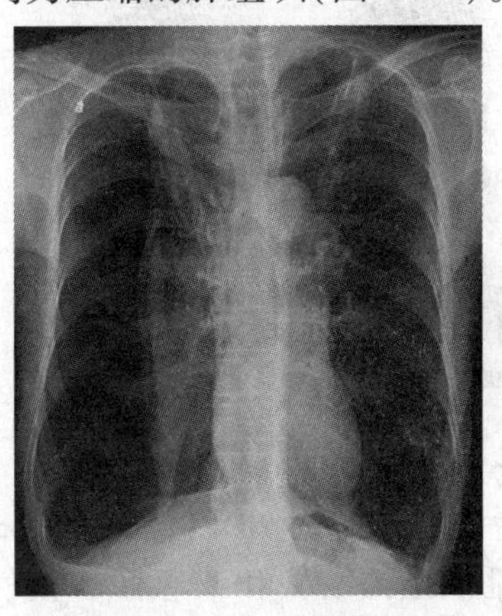

图 6.1.4 右侧气胸

4.胸腔积液 可由炎症、肿瘤、肺结核、外伤、癌转移、心肾疾病、血浆蛋白过低等引起。站立位时,当积液达到 300 mL,平片上表现为肋膈角变钝;中等量积液时,积液上缘呈外高内低的弧形影,达第 4 前肋以上,其下肺野呈均匀的高密度影(图 6.1.5)。大量胸腔积液时,患侧肺野均匀致密影,肋间隙变宽,膈肌下降,纵隔向对侧移位。

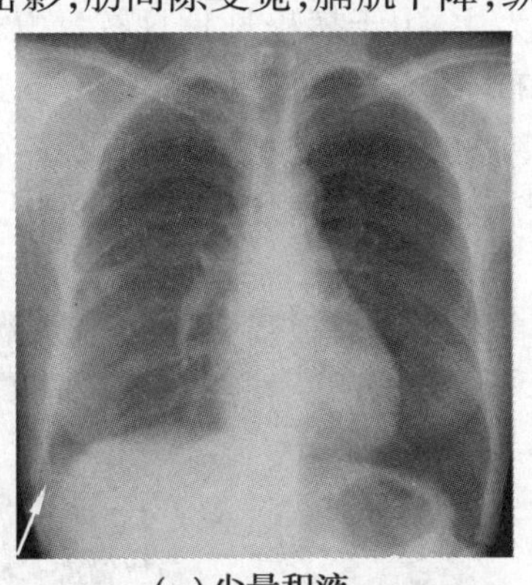

(a)少量积液

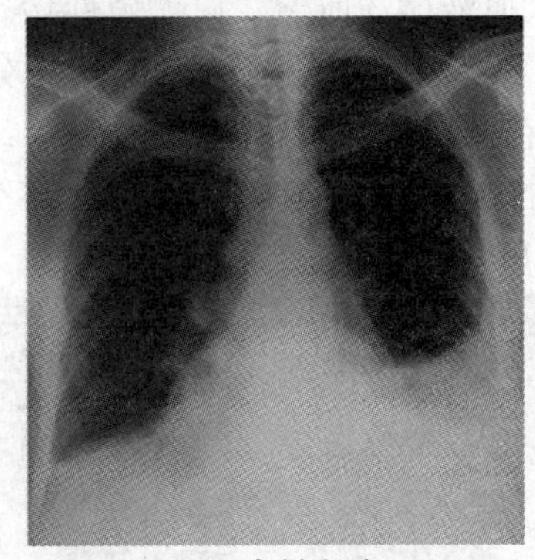

(b)中量积液

图 6.1.5 少量及中量胸腔积液

5.肺结核 是由结核杆菌引起的一种肺部慢性传染性疾病。分为 5 种类型,即原发型肺结核(Ⅰ型)、血行播散型肺结核(Ⅱ型)、继发型肺结核(Ⅲ型)、结核性胸膜炎(Ⅳ型)、其他肺外结核(Ⅴ型)。

(1)原发型肺结核(Ⅰ型):为机体初次感染结核菌所引起的肺结核,最常见于儿童。分为原发综合征和胸内淋巴结结核。肺部原发病灶、淋巴管炎、淋巴结炎三者形成的一个哑铃状阴影,称为原发综合征(图 6.1.6)。胸内淋巴结结核以肺门或纵隔淋巴结肿大表现为主,X 线表现为突出肺门、纵隔轮廓之外的结节状影,若伴有淋巴结周围炎时,则边缘模糊(图 6.1.7)。

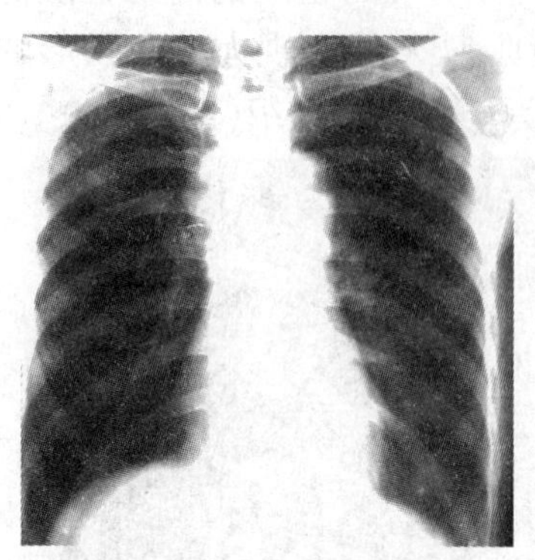

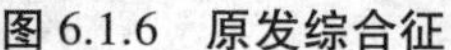

图 6.1.6　原发综合征

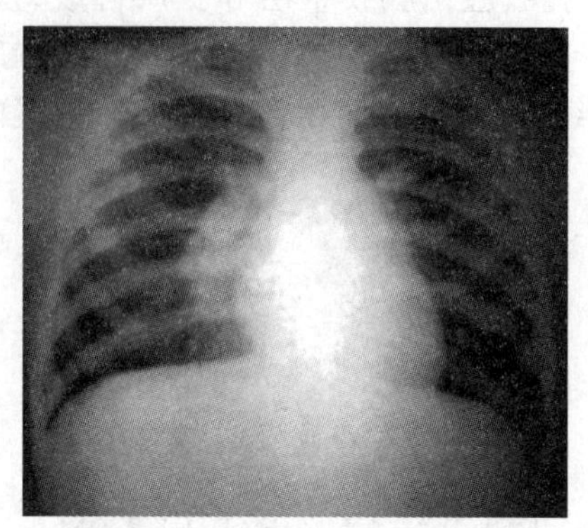

图 6.1.7　胸内淋巴结结核

（2）血行播散型肺结核（Ⅱ型）：根据结核杆菌侵入血液循环的间隔时间、次数和数量，分为急性血行播散型肺结核和亚急性或慢性血行播散型肺结核。①急性血行播散型肺结核。又称急性粟粒型肺结核。是由于结核杆菌一次大量或短时间内多次侵入血液循环所致。结核杆菌在肺间质内形成大量粟粒大小的结核结节，均匀分布在支气管血管束、小叶中心、小叶间隔、胸膜下间质区域。X 线表现为双肺均匀分布的、密度均匀、大小均匀的粟粒状阴影，直径为 1～2 mm。肺纹理显示不清，肺野透亮度降低。病变进展，结节融合呈小片或大片状实变影，并可形成空洞（图 6.1.8）。②亚急性或慢性血型播散型肺结核。由少量结核杆菌长期反复进入血液循环所致。以增殖性病灶为主，由于病程长且具有反复性，因此肺内新旧病灶并存。X 线表现为“三不均”，即病灶分布不均，两肺中上野密集，下野较少；密度不均，新老病灶并存，既有渗出灶、增殖灶，又有纤维化和钙化，少数还可形成空洞；陈旧病灶多位于肺尖和锁骨上下区，而渗出和增殖灶多分布在下部；病灶大小不等，从粟粒状阴影至 10 mm病灶皆可（图 6.1.9）。

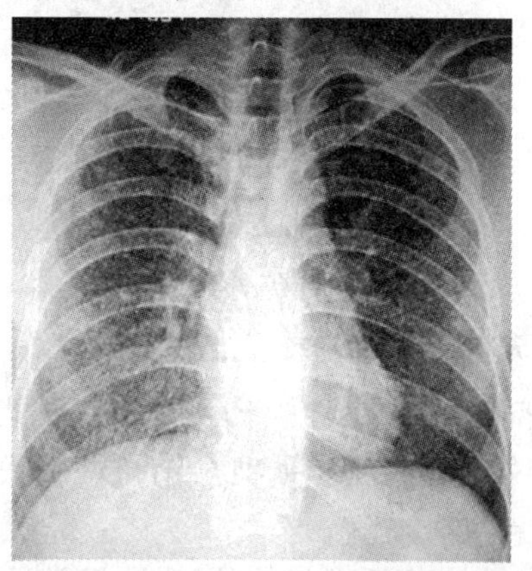

图 6.1.8　急性粟粒型肺结核

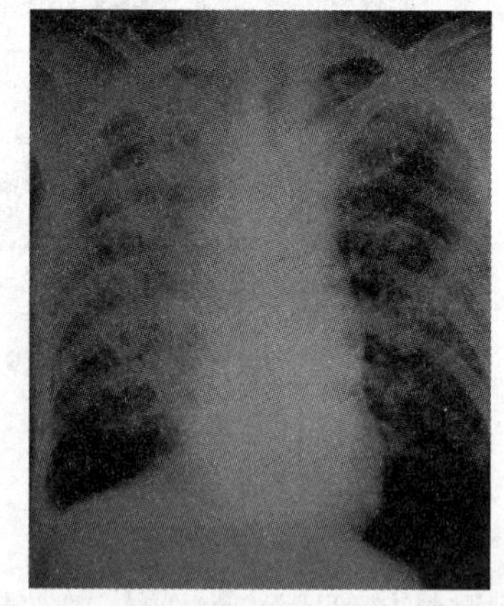

图 6.1.9　亚急性血行播散型肺结核

（3）继发型肺结核（Ⅲ型）：是肺结核中最常见的类型，成人多见。此类型中包括多种病变，如浸润病灶、干酪病灶、增殖性病灶、空洞病灶、结核球以及纤维化、钙化等不同性质的病灶。X 线表现：①渗出性病变表现为局限性斑片状影，病灶可相互融合成大片状。坏死物可经支气管排出形成空洞，表现为薄壁空洞、厚壁空洞或纤维空洞。②增殖性病变表现为结节状高密度影，边界较清楚。③结核球：圆形或类圆形高密度影，直径2～3 cm，边缘清楚，轮廓光滑，偶可见分叶，内部常见点状钙化，周围常伴增殖性病灶或纤维化，称为“卫星灶”。④干酪性肺炎：表现为肺叶或肺段的实变影中可见多个不规则的无壁透光区，称为“虫蚀样空洞”。⑤纤维化和钙化。

(4)结核性胸膜炎(Ⅳ型)：多见于儿童与青少年，可见于原发型或继发型结核。临床上分为干性及渗出性结核性胸膜炎。X 线表现为胸膜肥厚、粘连、钙化和胸腔积液。

6.原发性支气管肺癌　根据肿瘤的发生位置不同，分为以下 3 种类型：

(1)中央型肺癌：是指发生在肺段及以上支气管的肺癌。X 线表现：①早期中央型肺癌：是指肿瘤局限于支气管腔内，且无转移者。在胸片上可无异常改变，或仅见阻塞性肺炎、阻塞性肺气肿和阻塞性肺不张(三阻征)之间接征象。②进展期中央型肺癌：可见肺门肿块，是中央型肺癌的直接征象，也可见支气管阻塞引起的间接征象。右上叶中央型肺癌可引起右上叶肺不张，将肺不张的下缘与肺门肿块的边缘连接起来，可形成一个反“S”形弧线影，称为反“S”征，是右上叶中央型肺癌的特征性表现(图 6.1.10)。

(2)周围型肺癌：是指发生在肺段以下支气管内的肺癌。表现为肺内结节和肿块，较大的肿块内部可坏死，形成厚壁空洞，多见于鳞癌。发生于肺尖的周围型肺癌称为肺尖癌。X 线表现：①早期周围型肺癌：肺内孤立结节影，直径<2 cm，其内可见“小泡征”，结节边缘有“分叶征”和“毛刺征”，毛刺可牵拉局部胸膜向内凹陷，称为“胸膜凹陷征”(图 6.1.11)。②进展期周围型肺癌：除上述表现外，较大的肿块内可见癌性空洞，壁厚，偏心性，内壁凹凸不平，洞内多无液平。

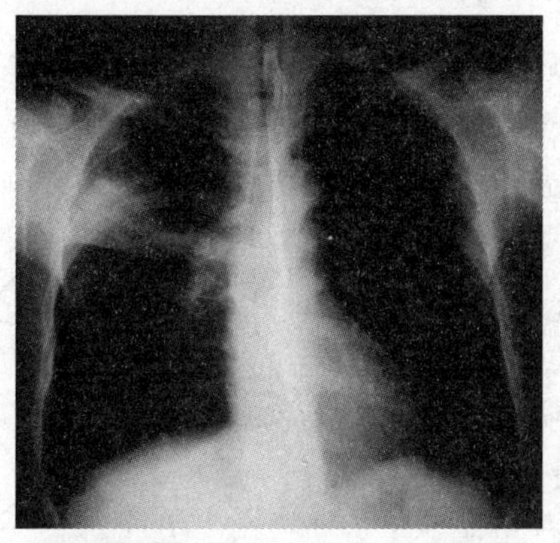

图 6.1.10　中央型肺癌

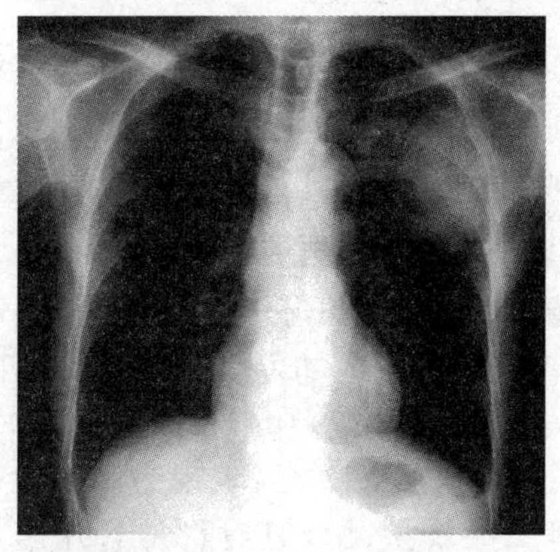

图 6.1.11　周围型肺癌

四、循环系统 X 线表现

(一)正常表现

1.心脏、大血管在后前位上的投影　平片上，心脏的 4 个心腔和大血管在 X 线上的投影彼此重叠，仅能显示各房室和大血管的部分轮廓，不能显示心内结构和分界。正常情况下心包缺乏对比，不显影。后前位见心脏有左、右两个缘，各部分组成如图 6.1.12 所示。心左缘分为上、中、下 3 段：上段呈向左凸出的弧形影，为主动脉结或主动脉球，由主动脉弓构成；中段走行较平直，为肺动脉段，由肺动脉主干与左肺动脉构成，又称心腰部；下段呈向左下方凸出的最大弧形影，由左心室构成，其下方最凸出点称心尖。左心室与肺动脉段之间有一小段，约 1.0 cm 长，由左心耳构成，正常时难以与左心室区分。左心室与肺动脉段的搏动方向相反，两者相交的点称为相反搏动点。心缘与膈顶相交的角称为心膈角。

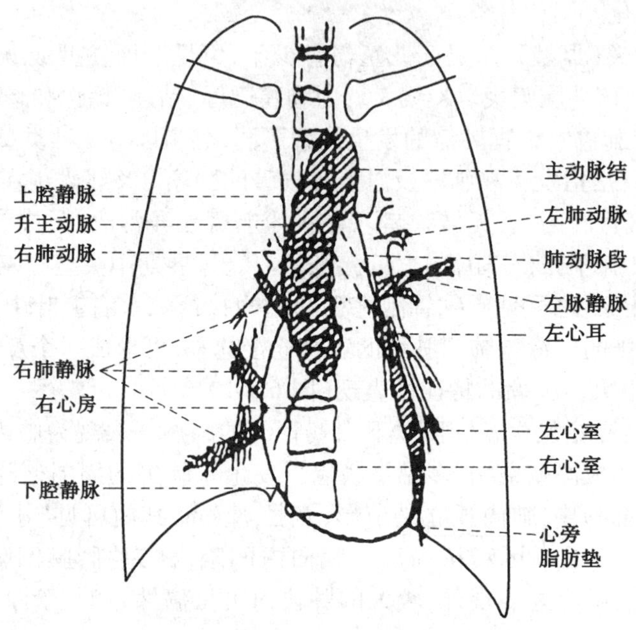

图 6.1.12　正常心影后前位示意图

2.心脏大小　测量心胸比率是确定心脏有无增大最简单的方法。心胸比率是心脏最大横径（分别从心左缘和心右缘最突出的一点到前正中线的垂直距离之和）与胸廓最大横径（经右膈顶水平胸廓内径）之比（图 6.1.13）。正常成人心胸比率≤0.50。

（二）循环系统常见疾病的 X 线表现

1.风湿性心脏病　风湿性心脏病是风湿性心脏炎遗留的瓣膜病，多发生在 20~40 岁，女性略多。瓣膜损害以二尖瓣为最多，其次是主动脉瓣及三尖瓣，肺动脉瓣少见。X 线表现：①二尖瓣狭窄时，表现为肺淤血，可伴有肺水肿，心影呈二尖瓣型，肺动脉段突出，左房及右室增大；②二尖瓣关闭不全所致中度以上反流时，可见左室增大；③主动脉瓣狭窄时，左室不同程度增大，左房可轻度增大，大多数患者升主动脉中段局限性扩张；④主动脉瓣关闭不全时，左室增大，升主动脉、主动脉弓普遍扩张；⑤联合瓣膜损害时，心脏常呈高度增大，X 线常仅显示受累较重的瓣膜病变的征象。

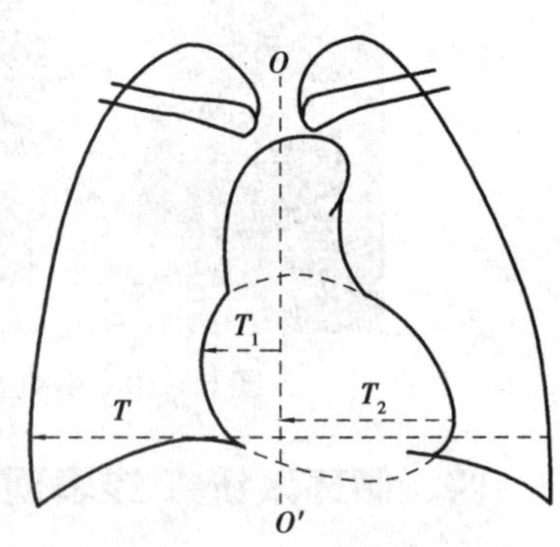

图 6.1.13　心胸比率
［心胸比率=$(T_1+T_2)/T$］

2.慢性肺源性心脏病　是由于支气管、肺或肺血管慢性疾病引起肺动脉高压,导致右心室肥大,最后出现右心衰竭。X 线表现:①肺部原发疾病的表现:最多见为肺气肿,其次为慢性支气管炎、肺组织纤维化等。②肺动脉高压:表现为肺动脉段凸出,右肺下动脉干扩张或中心肺动脉扩张与外围分支纤细两者形成明显对比。③右心室增大(结合不同体位判断)。

五、消化系统 X 线表现

(一)正常表现

由于腹腔脏器缺乏密度的对比,因此普通 X 线检查对腹腔脏器的检查价值有限,主要用于排除气腹及肠梗阻,若透视发现异常,应进一步摄片检查。腹部平片 X 线表现:

1.腹壁与盆壁　腹膜外间隙及器官周围有脂肪组织,于平片上显示为灰黑影。腹部前后位片上,在两侧胁腹壁内侧,可见腹膜外脂肪影,上起第 10 肋骨外下端,向下延伸到髂凹而逐渐消失,称胁腹线。肾周脂肪线是肾囊内、肾周间隙的脂肪组织投影。腰大肌、腰方肌位于腹横筋膜以前,闭孔内肌、提肛门肌等处于盆腹膜外。由于肌鞘内脂肪组织的对比,摄影条件好的腹部前后位平片也可显示出它们的边缘。正常腹部平片,还可显示腹腔及盆腔的骨性支持结构及胸膜壁软组织。

2.实质器官　肝、脾、胰、肾等是中等密度,但借助于器官周围或邻近的脂肪组织和相邻充气胃肠的对比,于腹部平片上,可显示器官的轮廓、大小、形状及位置。正位片在部分患者可显示肝下缘,微向上突或较平直。肝下缘与肝外缘相交形成肝角,一般呈锐角。脾上极与左膈影融合,下极较圆钝。两肾沿腰大肌上部排列。胰腺于平片上不易显示。子宫偶尔显影,位于膀胱上缘上方,呈扁圆形软组织影。

3.空腔器官　空腔器官(如胃肠道、胆囊、膀胱的脏壁)为中等密度,依腔内的内容物不同而有不同的 X 线表现。胃、十二指肠球部及结肠内可含气体,于腹部平片上可显示其内腔。小肠除婴幼儿可有积气外,一般充满食糜及消化液,与肠壁同属中等密度,因缺乏对比而不能显示。如胃内有较多固态食物,结肠或直肠内有较多粪便,由于它们周围有气体衬托,故可显出软组织密度斑片或团块影。结肠分布于腹部四周。膀胱和胆囊周围如有较多脂肪,也可显示部分边缘。

(二)消化系统常见疾病的 X 线表现

1.肠梗阻　多由肠粘连、扭转、肿瘤和蛔虫等引起,其中以肠粘连最常见。其 X 线检查通常采用普通透视或平片,一般禁用钡餐检查。肠梗阻的基本 X 线征象是肠管积气扩张和肠腔内气液平面形成。由于肠梗阻的病因不同,形成梗阻类型不同,因而 X 线表现各异。

(1)单纯性小肠梗阻:梗阻发生后早期多无 X 线异常征象,3~6 h 后可见梗阻近端肠曲胀气扩张,立位胀气肠曲一般呈弓拱形,进一步出现高低不等和长短不一多个气液平面,呈阶梯状排列(图 6.1.14)。

(2)绞窄性小肠梗阻:常见于肠扭转、内疝、肠套叠和粘连。肠曲向某一固定部位聚集,导致肠壁血循环障碍。典型 X 线表现是多个气液平面形成,透视下气液平面无升降表现。当绞窄肠曲内充满大量液体时,在周围胀气肠管的衬托下可见球形软组织影,称“假肿瘤征”。胀气肠曲可呈马蹄形、同心圆形、“8”字形、花瓣形及香蕉形等,部分患者小肠内充满液体而无上述特征(图 6.1.15)。

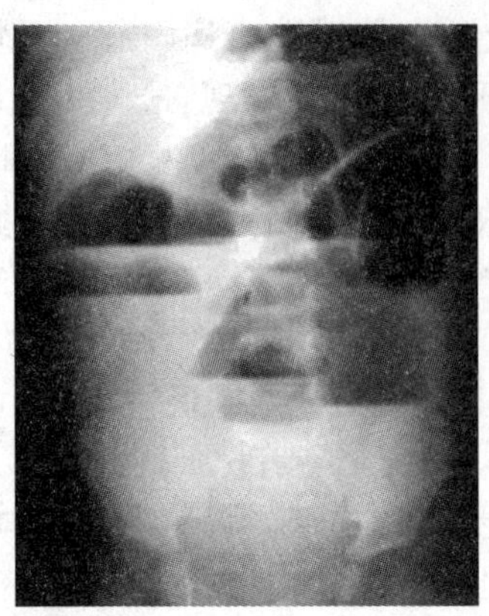

图 6.1.14 低位小肠完全梗阻

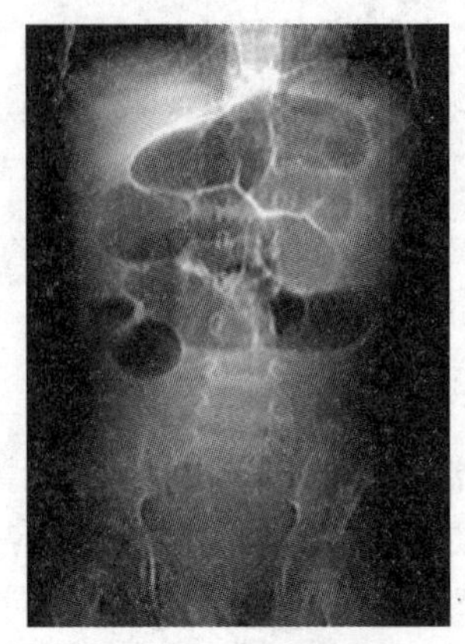

图 6.1.15 绞窄性肠梗阻

(3)麻痹性肠梗阻:常见于腹膜炎、腹部手术后、胸腹部外伤及感染等。系肠运动力减弱或消失所致。主要表现小肠、大肠均胀气扩张,气液平面短小且分布广泛。肠内气体多液体少,致肠内液面较低。腹腔内有渗出液体,致胀气肠曲间距增宽,梗阻无定位征象为其特征。

2.胃肠穿孔 多见于消化性溃疡、消化道外伤及肿瘤,以胃和十二指肠溃疡穿孔最多见。胃肠腔内气体经穿孔处进入腹腔形成游离气体,游离气体始终位于腹腔最高处,随体位变化而移动为其特点。

胃肠穿孔 X 线表现:立位或坐位,游离气体积存于膈与肝或膈与胃之间,少量气体沿膈下呈弧线样分布,形如眉弓,称“眉弓征”,中等量气体在膈下呈带状新月形透亮影,大量气体可伴气液平面(多并发腹膜炎),气体也可位于右侧腹部最高处呈“半月征”,膈下游离气体可位于单侧或双侧。

六、骨骼与关节 X 线表现

由于骨皮质、骨松质、骨髓腔之间及与周围软组织之间有良好的自然对比,故 X 线平片能清楚显示病变的范围和程度,且检查简便、费用较低,目前仍是骨、关节疾病常用的首选检查方法。

(一)正常表现

1.骨的结构(以长骨为例) 成人长骨分为骨干与骨端,骨干的结构由外向内分别为:①骨膜:位于骨干表面,X 线检查正常时不能显影。②骨皮质:为密质骨,X 线表现为均匀致密影,骨干中央部位最厚,向两端逐渐变薄,一般完整连续,外缘光整,内缘与骨松质连续。③骨髓腔:位于骨干中央呈管状,X 线表现为骨干包绕的无结构的半透明区。骨的两端膨大称为骨端,骨皮质薄而光滑锐利,骨松质由骨小梁和其间的小梁间隙构成,X 线上显示为网格状骨纹理,密度低于骨皮质。

2.关节的结构 ①关节面:X 线平片所见的关节面是骨性关节面,其表面还附着一层关节软骨,平片上不能显示。骨性关节面光滑致密,由一薄层密质骨构成。②关节间隙:X 线片上的关节间隙是指两个骨端的骨性关节面之间的透亮间隙,包括关节软骨、少量滑液和窄的解剖间隙。新生儿关节间隙宽,骨骼发育完成后,则为成人的固定宽度。

3.脊柱 由脊椎和其间的椎间盘所组成。脊椎包括7个颈椎、12个胸椎、5个腰椎、5个骶椎和3~5个尾椎。其中骶椎和尾椎分别连成骶骨和尾骨。除第1颈椎外,成人脊柱由椎体和附件构成,附件包括椎弓、椎弓板、横突、棘突和关节突。

(二)骨骼与关节常见疾病的X线表现

1.骨折 指骨的连续性与完整性中断,包括骨小梁和(或)骨皮质的断裂(图6.1.16)。

(1)骨折X线表现:①骨折线:骨折断端的裂隙表现为不规则透明线,称为骨折线。②致密线:骨折断端相互嵌入时,表现为条带状高密度影,呈致密线。患肢缩短变形。③骨小梁扭曲紊乱:多见于松质骨骨折或青枝骨折。④碎骨片:表现为主骨附近边缘锐利的游离骨片。⑤软组织改变:骨折周围软组织不同程度的肿胀或气肿,这是骨折的间接征象。

(2)骨折的类型:①按骨折的原因可分为外伤性骨折、病理性骨折、疲劳骨折。②按骨折的程度可分为完全性骨折和不完全性骨折(包括青枝骨折)。③按骨折的时间可分为新鲜骨折和陈旧性骨折。④按骨折线的形状和走向可分为线形、星形、横形、斜形、纵形和螺旋形骨折等。⑤按骨折碎片的情况又可分为撕脱性、嵌入性、压缩性和粉碎性骨折等。

2.关节脱位

(1)肩关节脱位:可分为前脱位和后脱位。前脱位又分为盂下、喙突下和锁骨下脱位,以前下方脱位常见。X线易显示肩关节脱位,常伴有肱骨大结节撕脱骨折,但肱骨头前后方向移位则在前后位片上容易漏诊,必要时需加照肩关节下上位或穿胸位片。

(2)肘关节脱位:分后脱位、前脱位和侧脱位,前者多见(图6.1.17)。因过伸或向后冲击的外力引起尺、桡骨向肱骨后方脱位,常合并骨折、关节囊及韧带损伤,还可并发血管和神经损伤。

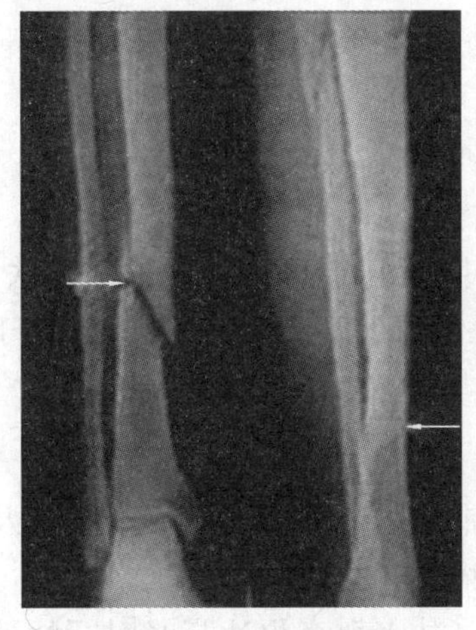

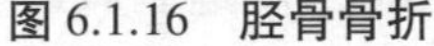

图6.1.16 胫骨骨折

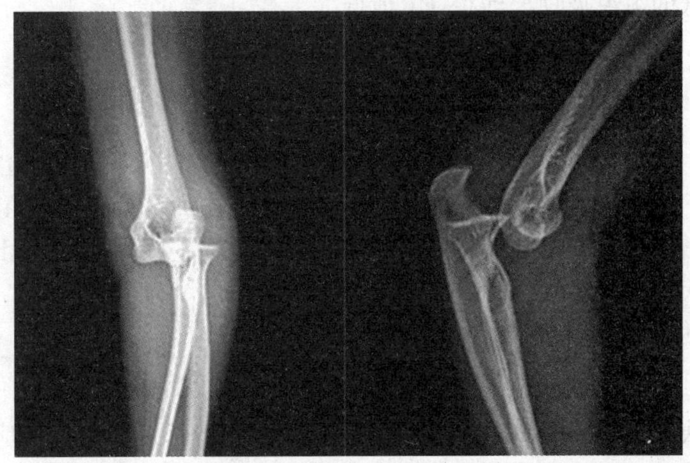

图6.1.17 肘关节后脱位

(3)髋关节脱位:分后脱位、中心脱位和前脱位,后脱位多见。X线平片容易诊断髋关节脱位。髋关节后脱位常伴有髋臼后上缘骨折;中心脱位则合并髋臼粉碎性骨折,股骨头突入盆腔。

第二节 计算机体层成像

计算机体层成像(CT)是计算机技术与X线检查相结合的产物,1969年研制成功,于1972年应用于临床。CT的问世开创了医学影像学数字化的先河,有力推进了医学影像学的发展。

一、CT成像基本原理

CT是用X线束从多个方向对人体检查部位进行扫描,用探测器接受透过该层面的X线,转变为可见光后,由光电转换器转变为电信号,再经模拟/数字转换器转为数字,输入计算机处理。CT图像是由一定数目像素组成的灰阶图像,是重建的断层图像。

二、CT图像特点

1.CT图像是模拟数字化灰阶图像　CT图像是由一定数目从黑到白不同灰度的像素按照矩阵排列而成的黑白图像。黑色表示X线低吸收区,即低密度影;白色表示X线高吸收区,即高密度影。

2.CT图像是横断面图像　CT检查大多数是沿人体长轴进行扫描,通常获得的是横断面的图像。所得的横断面图像可通过计算机后处理技术重建为冠状面、矢状面及三维图像。

3.CT的图像分辨率　CT图像分辨率极高,能分辨人体组织器官之间细小的密度差别,而空间分辨率相对较低。

4.CT值　CT值是组织对X线的吸收系数。密度高的组织吸收X线多,CT值高;密度低的组织吸收X线少,CT值低。

三、CT检查方法

(一)常规扫描

1.平扫　指不用对比剂进行的扫描,是CT最基本的检查方法。

2.增强扫描　指经静脉注射水溶性有机碘对比剂后在不同时间点再进行扫描的方法。增强以后组织器官的密度增高称为强化。不同性质的病灶强化的程度和方式不同,常用于疾病的鉴别诊断。

(二)特殊扫描

1.薄层放大扫描　选用层厚2~5 mm,小视野,主要用于肺孤立小结节、肾上腺、垂体及胰头等部位的扫描。能明显提高空间分辨率,减少容积效应对图像的影响。

2.CT血管成像(CTA)　是经静脉团注对比剂,在靶血管内对比剂充盈达高峰时行快速扫描,连续采集容积数据,经计算机后处理重建出靶血管的三维立体图像。常用于头颈部血管、冠状动脉、四肢血管等的检查。

3.螺旋CT图像重建　三维CT是将扫描获取的原始容积信息经计算机软件处理合成三维图像,可向任意方向旋转。利用剪影功能可选择性地消除部分重叠的组织结构,使病灶显示更清晰。多用于头颅、颌面部、骨盆等部位。

4.CT 仿真内镜　是将 CT 扫描的容积数据进行计算机后处理，重建出空腔脏器内表面的立体结构，并赋予伪色彩，具有真实感的腔内表面影像，类似纤维内镜所见。常用于气管、支气管、鼻窦等。

四、CT 检查前患者的准备

1.常规准备　患者须携带有关的病史资料，如病历、超声检查、X 线片和已作过的 CT 检查等各种资料，以便对比参考。增强 CT 检查患者检查日要带家属，以便签字。检查前需去除检查部位的所有金属物品，以免产生伪影，干扰图像。对于烦躁不安、幼儿哭闹不能配合检查者，须遵医嘱给予镇静剂。所有注射对比剂者，检查前 4 h 禁食，以免注射对比剂后发生呕吐。检查完后，须在候诊厅休息 30 min，如有不适，立即告诉医务人员。

2.腹部 CT 扫描前的准备　检查前禁食 6～12 h，最好前一天晚上起空腹；扫描前饮水 500～1 000 mL，部分腹部以观察消化道为主的患者需口服 1.5%～2%复方泛影葡胺造影剂（到 CT 室服，服法和剂量因部位而异）。3 日内不服用含重金属的药物，不作胃肠钡剂 X 线检查。已作钡剂检查的患者，须待钡剂完全排空后方可进行，最好于 CT 扫描前行腹部透视观察胃肠腔内有无钡剂残留。

3.盆腔 CT 扫描前的准备　应嘱患者饮水、憋尿，待膀胱胀满、患者有尿意时再检查。对观察直肠和乙状结肠病变的患者，检查前应清洁肠道。

4.CT 增强扫描前的准备　需了解患者心、肝、肾功能，甲状腺增强检查者还需了解甲状腺功能（有异常者请注明），各部位需作增强 CT 扫描者于检查前须空腹 4～6 h；预先在科室内给检查患者留置 18 号静脉套管针，于增强检查前到 CT 室做碘过敏试验，静脉注射碘造影皮试剂 1 mL，观察 15 min，无反应方可作增强扫描。患者需签署《CT 接受静脉注射含碘造影剂的同意书》，所以最好有家属陪同。

五、CT 检查的临床应用

CT 检查的突出优点是具有较高的分辨力，能较早地发现小病变和准确地显示病变范围。目前 CT 检查的应用范围几乎涵盖了全身各个系统，尤其对中枢神经系统疾病的诊断价值较高，应用普遍。CT 对头颈部疾病的诊断也很有价值。随着高分辨力 CT 的应用，对胸部疾病的诊断日益显示出它的优越性。腹部及盆部疾病的 CT 检查，应用日益广泛，主要用于肝、胆、胰、脾、腹膜腔、腹膜后间隙以及泌尿和生殖系统的疾病诊断，尤其是占位性病变、炎症性和外伤性病变等。胃肠病变向腔外侵犯以及邻近和远处转移等，CT 检查也有很大价值。骨关节疾病，大多数情况可通过简便、经济的常规 X 线检查确诊，因此，使用 CT 检查相对较少。

复习思考题

一、选择题

1.X 线最易穿透下列哪种组织？（　　）

A.骨骼　　B.肌肉　　C.肺脏

D.胃肠　　E.液体

2.孕妇应避免 X 线检查，是因为 X 线的(　　)。

A.穿透作用　　B.感光作用　　C.电离生物效应

D.荧光作用　　E.光学特性

3.中心型肺癌的间接征象是(　　)。

A.肺门区肿块　　B.阻塞性肺炎　　C.支气管壁不规则或残缺

D.支气管腔内充盈缺损　　E.支气管狭窄、闭塞或中断

4.胸片观察主动脉各部的最佳位置是(　　)。

A.左侧位　　B.左前斜位　　C.右侧位　　D.右前斜位　　E.后前位

5.钡餐检查前哪项准备通常是不需要的？(　　)

A.禁食 12 h　　B.清洁灌肠　　C.停服各类药物 3 天

D.有幽门梗阻时须抽出胃内容物

E.肠梗阻和胃穿孔不能作钡餐检查，大出血期间暂缓进行

6.以下 X 线检查前的准备，不正确的是(　　)。

A.透视检查者，需除去透视部位的厚层衣物

B.腹部摄片者应先清洁肠道

C.心血管造影前穿刺部位需备皮

D.胃肠钡餐检查者应先做碘过敏试验

E.钡餐灌肠检查者当日禁早餐

7.某患者需做静脉肾盂造影检查，检查前准备工作，下列不妥的是(　　)。

A.做碘过敏试验　　B.向患者作必要解释　　C.清洁肠道

D.不必限制饮水　　E.了解患者有无严重心、肝、肾疾病

8.胃肠穿孔主要的 X 线征象是(　　)。

A.胃泡增大　　B.膈下游离气体　　C.麻痹性肠梗阻

D.肠管充气扩张　　E.气液平出现

9.X 线在体内各部的穿透力，由大到小排列正确的是(　　)。

A.气体，液体及软组织，脂肪，骨骼　　B.骨骼，脂肪，液体及软组织，气体

C.气体，脂肪，液体及软组织，骨骼　　D.脂肪，气体，液体及软组织，骨骼

E.骨骼，液体及软组织，脂肪，气体

10.X 线透视的缺点是(　　)。

A.操作方便，费用低　　B.可多位置观察　　C.能观察器官的动态情况

D.无客观纪录　　E.马上有结果

二、简答题

1.X 线有哪些特性？

2.X 线检查前患者应作好哪些准备？

3.CT 检查前患者应作好哪些准备？

（李　莲　张齐亮）

第二章 超声检查

📖 **学习目标**

- 掌握超声检查前的准备。
- 熟悉超声检查的方法与临床应用范围。
- 了解超声检查的图像特点。

📖 **知识点**

- 超声波的特点、人体组织的声学分型、超声诊断仪的种类、超声检查前的准备、常见疾病的超声声像图。

案例导入

患者，男，45岁，右上腹隐痛2周，有慢性乙肝病史6年，有嗜酒史。查体：生命征正常，巩膜无明显黄染，心肺无异常，腹平软，肝肋下2.5 cm，轻压痛，余无异常。

请思考：患者最可能的诊断是什么？为明确诊断，应做哪些检查？

超声检查具有操作简便、无创伤、无痛苦、可多次重复检查，能动态地观察脏器的运动和功能，能及时获得结论，是现代医学影像诊断中的重要检查方法。

第一节 概 述

一、超声波的物理特性

超声波是指振动频率大于20 000 Hz，是超过人耳听阈上限的一种声波。临床常用的频率范围为2.2~10 MHz。超声检查是利用超声波的物理特性与人体器官组织的声学特性相互作用后产生的信息，将其接收、放大和信息处理形成波型、曲线、图像或频谱，借此进行疾病诊断的检查方法。超声波具有以下物理特性：

1.束射特性　由于超声波的波长短，接近红外线的波长，因此和光线一样，具有较强的方向性，所发射的超声波能量集中成束状向前传播，形成超声束，称为超声波的束性。在超声技术中，超声波由探头发出并进入人体后，在距离探头较近的一段区域内，形成一条宽度近似探头直径的超声束，此区称为近场。在近场的远侧超声束逐渐增宽，此区称为远场。

2.反射、透射与折射　当超声波从一种介质向另一种介质传播时，由于两者的声阻抗不同，一部分超声波就会在两种介质的分界面上产生反射、折射和透射现象，反射使一部分能量返回第一种介质，透射使另一部分能量穿过分界面进入第二种介质。如果两种不同的介质声阻抗的差值较大时，就会产生超声波折射现象。

3.吸收与衰减　超声波在各种介质中传播时，由于介质要吸收掉它的一部分能量，所以，随着传播距离的增加，超声波会出现衰减现象。吸收衰减是由于超声波传播的介质具有黏滞性，声波在传播时出现质点之间的摩擦，此时声能转化成热能，造成声波的损耗。

4.多普勒效应　当声源与接收体静止不动时，接收体收到的声波频率不改变。当接收体向着声源靠近时，收到的声音频率就变大，而接收体远离声源时，收到的声音频率就变小。这种随着物体的运动方向不同，反射的声波频率会发生改变的现象称为多普勒效应。

二、人体组织的声学分型

根据各种组织的声学特性，可将人体组织器官分为以下 4 种类型：

1.无反射型(无回声型)　血液、腹水、羊水、尿液、脓汁等液体物质，结构均匀，其内部没有明显声阻抗差异，反射系数近似为零，所以无反射波。这种液体的声像图特点是无回声暗区或称为液性暗区。由于无反射，声能透射好，所以后壁回声增强。

2.少反射型(低回声型)　实质均匀的软组织，声阻抗差异较少，反射系数小，回声幅度低。声像图上表现为均匀细小的弱回声反射光点，即少反射型或低回声区。

3.多反射型(高回声型)　结构复杂的实质性组织，声阻抗差异较大，反射较多且强，声像图上表现为多个粗大均匀的强回声光点、光斑或光团或光束。

4.全反射型(强回声型)　软组织与含气组织间的声阻抗差异极大，接近全反射，并在此界面与探头表面之间形成多次反射和杂乱的强反射，或称强回声，致使界面后的组织无法显示。因此，超声不能进入正常肺泡。胀气的胃肠亦如此。

三、超声诊断仪的种类

1.A 型超声诊断仪　这是一种幅度调制超声诊断仪，把接收到的回声以波的振幅显示，振幅的高低代表回声的强弱，以波形形式出现，称为回声图。现已被 B 型超声取代。

2.B 型超声诊断仪　这是辉度调制型超声诊断仪，把接收到的回声，以光点显示，光点的灰度等级代表回声的强弱。通过扫描电路，最后显示为断层图像，称为声像图。B 型超声诊断仪是目前临床上最常用的超声诊断仪。

3.M 型超声诊断仪　是 B 型超声诊断仪的一种变化，介于 A 型和 B 型之间，得到的是一维信息。用以观察心脏瓣膜活动等，现在 M 型超声已成为 B 型超声诊断仪中的一个功能部分，不作为单独的仪器出售。

4.D 型超声诊断仪　在二维图像上某点取样，获得多普勒频谱加以分析，获得血流动力学的信息，对心血管的诊断极为有用。

5.彩色多普勒超声诊断仪　具有彩色血流图功能，并覆盖在二维声像图上，可显示脏器和器官内血管的分布、走向,并借此能方便地采样,获得多普勒频谱,测得血流的多项重要的血流动力学参数,供诊断之用。

第二节 超声检查前的准备

超声检查前患者的准备:

(1)超声检查前作必要的解释和说明,缓解患者紧张心理,配合检查。

(2)常规肝脏、胆囊、胆道及胰腺检查,需空腹进行,必要时饮水 400~500 mL。

(3)胃的检查前需饮水及服胃造影剂,显示胃黏膜及胃腔。

(4)早孕、妇科、膀胱及前列腺的检查,患者于检查前 2 h 饮水 400~500 mL 以充盈膀胱。

(5)心脏、大血管及外周血管、浅表组织器官和颅脑检查,一般不需特殊准备。

(6)对婴幼儿、检查不合作者,可予水合氯醛灌肠,待安静入睡后再进行检查。

(7)超声引导下穿刺,疑有出血倾向者,术前检测血小板计数、凝血酶原时间及活动度。

第三节 超声检查的临床应用

一、超声检查的主要用途

(1)检查实质性脏器的大小、形态及物理特性。

(2)检测囊性器官的大小、形状、走向及某些功能状态。

(3)检测心脏、大血管及外周血管的结构、功能与血流力学状态。

(4)鉴定脏器内占位性病变的物理特性,部分可鉴别良、恶性。

(5)检测积液存在与否,并对积液量作出初步估计。

(6)随访经药物或手术治疗后各种病变的动态变化。

(7)引导穿刺、活检或导管置入,进行辅助诊断及某些治疗。

二、常见疾病的超声诊断

(一)肝脏疾病的超声诊断

1.正常肝脏的声像图 肝外形近似楔形,右叶厚而大,左叶外缘呈锐角;肝被膜光滑而连续;肝实质呈均匀的细小光点的中等回声。可显示肝脏各叶,三支肝静脉,门静脉左、右分支,左右肝管及胆囊等结构。

2.肝脓肿声像图 初期局部出现低回声区,其内回声不均匀。进展期脓肿呈液性无回声暗区,边缘不光滑,或有由周边开始液化所致的无回声环。恢复期可见不规则强回声钙化区,呈点状或斑片状。

典型肝脓肿(图 6.2.1)可见单发或多发的低回声或无回声肿块,常呈圆形或类圆形,伴后方回声增强效应。脓肿壁表现强回声，厚薄不等，外壁光滑，内壁不平整；脓腔的无回声、脓肿壁的强回声和周围的低回声形成了所谓“环中环”征。

3.肝硬化声像图　肝脏形态失常，早期肝脏可正常或轻度肿大，边缘变圆钝；后期肝脏体积缩小，肝叶比例失调。肝表面不平滑，呈锯齿状或波浪状。肝实质回声弥漫性增强、增粗、不均，可有结节状区域。肝内正常纹理结构紊乱、减少或显示不清（图6.2.2）。门静脉高压征象，包括脾大，脾、门静脉主干增粗，腹水，侧支静脉开放。彩色多普勒示门静脉血流速度减慢、频谱低平等。

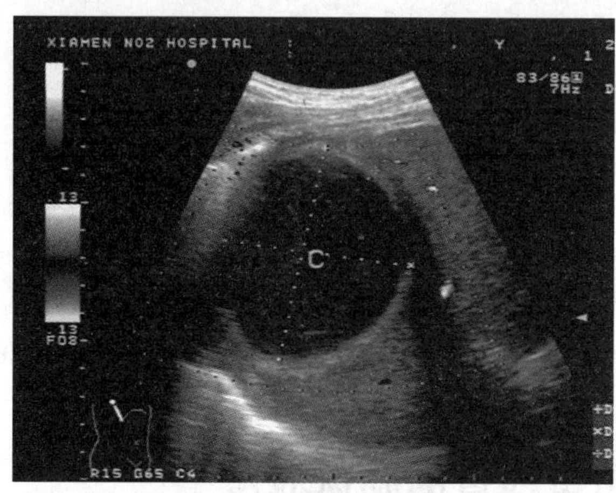

图 6.2.1　肝脓肿声像图

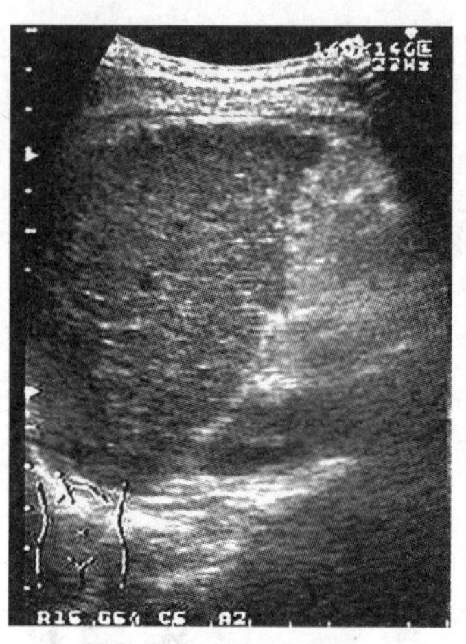

图 6.2.2　肝硬化声像图

4.原发性肝癌声像图　依肿瘤的部位、多少、大小及病程等可呈现不同的声像图。通常小肝癌多表现为低回声团块。肝脏大小可正常或不同程度肿大。肿瘤邻近肝脏表面时，可见局限性隆起，呈“驼峰征”。肿瘤常呈不均质回声，伴液化坏死时，中心可见无回声区。

（二）胆系疾病的超声诊断

1.正常胆囊声像图　纵切面胆囊呈梨形，颈部指向肝门，为典型的囊性结构，壁光滑，曲线自然，壁厚约2 mm，长径<9.0 cm，宽径<3.5 cm。

2.胆囊结石声像图　典型胆囊结石的三大主要征象：胆囊腔内出现形态稳定的强回声团；强回声团后方伴声影；强回声团依重力方向移动。

3.急性胆囊炎声像图

（1）急性单纯性胆囊炎：胆囊肿大，囊壁模糊，壁轻度增厚。

（2）急性化脓性胆囊炎：胆囊肿大，囊壁增厚模糊，可呈“双边”；炎性物质较多时，可见囊内散在的中等强度回声光点。

（3）急性坏疽性胆囊炎：胆囊壁明显增厚，可达5 mm以上，厚薄不均匀。气性坏疽时可见胆囊壁内出现气体强回声。

（4）合并胆囊穿孔：可见胆囊周围积液。如与十二指肠形成内瘘，可见胆囊腔内积气。

（三）胰腺疾病的超声诊断

1.正常胰腺声像图　于胰腺的长轴切面上，胰腺常见蝌蚪形、哑铃形及腊肠形。胰腺呈均匀的中等偏强回声，边缘光滑整齐。胰管呈纤细的双线样回声，内径<2.0 mm。胰头厚

径<3.0 cm,测量时应不包括钩突。胰体、尾厚径<2.0 cm。

2.急性胰腺炎声像图　胰腺体积增大,多呈弥漫性或局限性,轮廓模糊。胰腺实质呈不均匀回声甚至不规则无回声,夹杂有颗粒状光点,重者胰腺周围及腹腔内探及不规则液性暗区,常提示出血坏死型胰腺炎。胰腺局限性炎性包块。

3.慢性胰腺炎声像图　常由急性胰腺炎反复发作而来。典型的慢性胰腺炎声像图:胰腺回声增强或减低,不均质。主胰管轻度扩张,走行迂曲或呈串珠样改变。当合并胰管内结石时,对诊断帮助较大。可伴发假性胰腺囊肿。

(四)泌尿系统疾病的超声诊断

1.正常肾脏声像图　纵切面上肾呈椭圆或扁圆形,肾被膜呈光滑、清晰的强回声带,肾实质呈低回声,中央部分为肾窦强回声,包括肾集合系统,血管和脂肪等。横切面上于肾门水平呈马蹄形,肾血管为肾门的标志,肾门上、下部分肾脏横断面也为椭圆形。肾脏测量的正常值:成人长径 9~11 cm,宽径 5~6 cm,厚径 4~5 cm。儿童依年龄及身高的不同而有差异。

2.多囊肾声像图　①成人型:双肾增大,外形不规整,呈分叶状,肾内正常结构消失,代之以难以计数的大小不等的无回声区,囊壁常不规整。部分囊内可见钙化。②婴儿型:少见,超声常难以显示其内的微小囊肿,部分图像类似于肾发育不全。

3.肾积水声像图　肾盏扩张,呈无回声区,如合并输尿管上段扩张,于肾脏长轴切面可呈烟斗型或花朵型无回声区。轻度:肾形态无改变,集合系统无回声区宽度>1.0 cm。中度:肾体积轻度增大,集合系统扩张明显,无回声最大宽度>2 cm。重度:肾明显增大,集合系统显著扩张,宽度>3 cm。肾实质明显受压,当肾实质厚度<1.0 cm 时,常提示肾功能受损。

4.泌尿系统结石声像图　肾结石表现的是肾窦区点状或团状强回声,后方伴有声影(图 6.2.3);输尿管结石表现为在扩张输尿管的下端强回声,后方伴声影;膀胱结石表现为膀胱内强光团,后方伴声影,并随体位改变而移动。

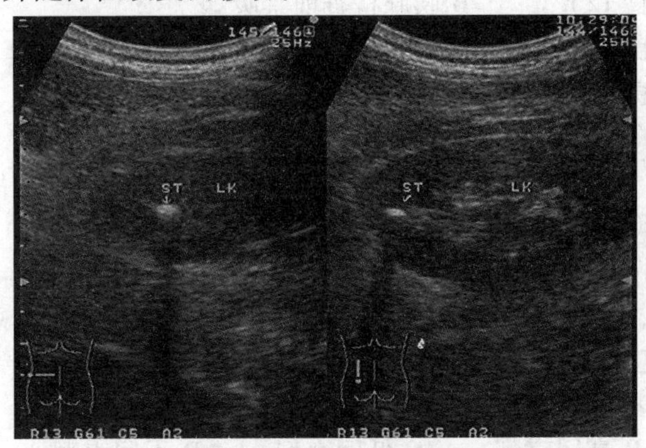

图 6.2.3　肾结石声像图

5.肾癌声像图　表现为肾表面常有隆起,可见边缘不整齐的肿块,呈强弱不等回声或混合性回声,可有坏死、囊性变所致的局灶性无回声区。发生淋巴结转移时,于肾动脉和主动脉周围可见低回声结节;血管内有癌栓时,腔内有散在或稀疏回声团块。

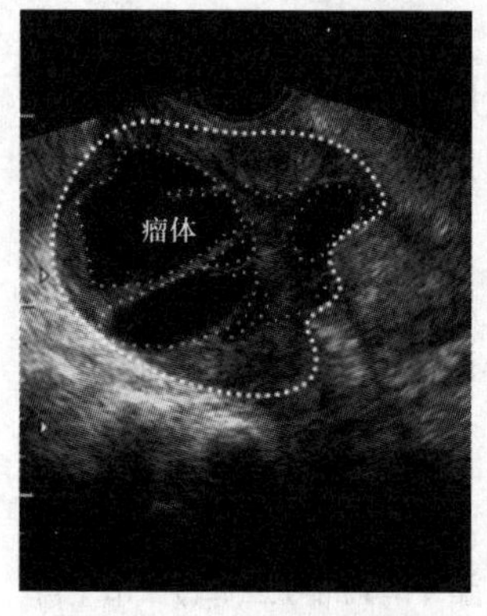

图 6.2.4 子宫肌瘤声像图

（五）妇科常见疾病的超声诊断

1.子宫肌瘤声像图　表现为子宫增大，形态不规则，尤见于多发者；肌瘤结节呈圆形低回声或等回声，周边有假性包膜形成的低回声晕；在壁间肌瘤时子宫内膜移向对侧且发生变形，黏膜下肌瘤时内膜显示增宽、增强或显示出瘤体（图 6.2.4）。

2.子宫腺肌病声像图　①弥漫型：子宫呈球形增大，肌层回声普遍不均，常伴栅栏状衰减。②局灶型：子宫不规则增大，病灶呈不均质高回声，伴少许衰减，病灶与正常肌层之间界限不清。

3.子宫内膜增生症声像图　子宫内膜增厚，子宫内膜回声可表现为均匀高回声、多个小囊状回声或不均质斑块状回声，内膜基底层与子宫肌层分界清晰。

4.子宫内膜癌声像图　早期病变无明显声像改变；中晚期子宫内膜增厚，呈局灶性或弥漫性不均匀回声；病变累及肌层时，局部内膜与肌层分界不清，肌层呈低而不均匀回声。

5.卵巢单纯性囊肿声像图　呈单房性囊肿，壁薄，内为无回声，一般大小不超过 5 cm，囊肿较小时，可见正常卵巢结构呈半月形附于囊肿周边，内见小卵泡。

复习思考题

一、选择题

1.超声检查前准备，不正确的是（　　）。

A.胆囊检查前禁食 12 h　　B.胰腺检查前禁吸烟

C.肝脾检查前禁食 12 h　　D.前列腺检查前饮水 500~1 000 mL

E.血管检查前休息 10 min

2.胆囊超声检查前需（　　）。

A.禁食 12 h　　B.清洁灌肠　　C.做造影剂过敏试验

D.饮水 500~1 000 mL　　E.禁服重金属药物

3.下列超声检查的说法，错误的是（　　）。

A.具有操作简便、无创伤　　B.无放射性损伤　　C.有严格的禁忌证

D.应用广泛，重复性强　　E.现代医学影像诊断检查方法之一

4.人体组织的声学分型为（　　）。

A.强回声型　　B.高回声型　　C.低回声型　　D.无回声型　　E.以上均是

二、简答题

1.什么是超声波？超声波有哪些特点？

2.超声检查前患者需做哪些准备？

（吴小凤）

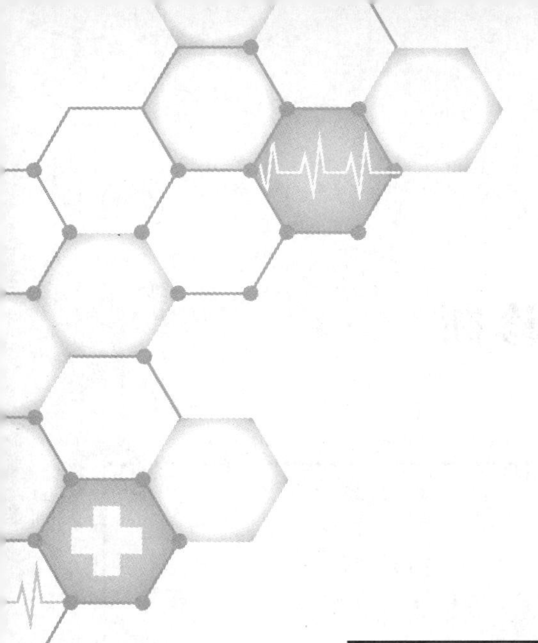

第七篇

护理诊断与护理病历书写

●护理诊断这一概念最先出现于20世纪50年代，我国于20世纪80年代初引入护理诊断并在临床护理实践中逐渐得以广泛使用。护理诊断是护士针对个人、家庭、社区对现存的或潜在的健康问题以及生命过程的反应所做的临床判断。护理诊断涉及与人的生命有关的生理、心理、社会、文化、发展和精神等各个方面的问题。

●护理病历是护理人员在医疗、护理活动过程中形成的文字、符号、图标等资料的总称，是护士记录病人的病情变化、治疗情况和所采取的护理措施，是护士运用护理程序为病人解决实际问题与其过程的具体体现及凭证。护理病历主要包括体温单、医嘱单、入院护理评估单、一般护理记录单、手术护理记录单、手术病人核查表等，它们是病历的重要组成部分。

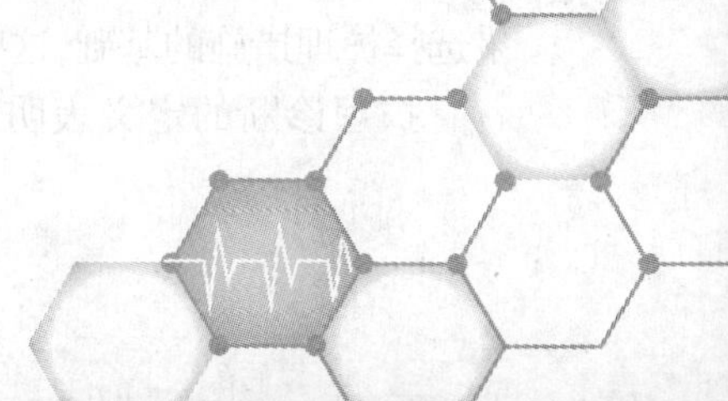

第一章　护理诊断

学习目标

- 掌握护理诊断的构成与陈述方式。
- 熟悉合作性问题与医疗诊断的区别。
- 熟悉护理诊断的步骤。
- 了解护理诊断的分类法。

知识点

- 护理诊断的定义、护理诊断的分类、护理诊断的构成、护理诊断的陈述方式、合作性问题、护理诊断的步骤。

案例导入

患者，男，76岁，R 36次/min，P 142次/min，强迫坐位，桶状胸，血气分析结果提示动脉血氧分压下降，动脉血二氧化碳分压升高，血氧饱和度下降。

请思考：请对上述资料按功能性健康形态进行分类和分析，其主要护理诊断是什么？

第一节　概　述

一、护理诊断的定义

随着护理学专业的发展，曾经提出过多个护理诊断（nursing diagnosis）的定义，目前较为常用的是北美护理诊断协会（NANDA）在1990年提出并通过的定义。护理诊断是护士针对个人、家庭、社区对现存的或潜在的健康问题以及生命过程的反应所作的临床判断。是护士为达到预期结果选择护理措施的基础，这些预期结果是应由护士负责的，属于护理职责范围以内的。

护理诊断的定义表明，随着医学模式的转变，护理服务对象不再仅仅是患者，还包括健康人,服务的范围也从个体扩展到群体,如家庭和社区中的人群。此外,护理诊断不仅关注服务对象现有的健康问题,同时也关注尚未发生的潜在健康问题,反映出护理工作的预见性。护理诊断涉及与人的生命有关的生理、心理、社会、文化、发展和精神等各个方面的问题。护士之所以要根据收集到的资料作出护理诊断,其目的在于为进一步制订护理计划、确立预期目标、选择护理措施和进行评价提供依据。

二、护理诊断与医疗诊断的区别

护理诊断与医疗诊断是两个不同的概念,但又相互联系。

1.诊断的目的和性质不同　医疗诊断是医疗工作的范畴,是对一个疾病、一组症状体征的本质作出的判断,是用一个名称来说明疾病的病因、病理解剖或病理生理的改变,以便指导治疗。护理诊断是护理工作的范畴,用以说明个体或人群现存的或潜在的健康问题或对疾病的反应,是制订护理措施的依据。

2.诊断的依据不同　医疗诊断是以病史、体格检查、实验室检查、病理方面的改变作为诊断依据。护理诊断是以疾病不同时期护理对象的反应或影响身体达到并保持最佳状况的内外变化的因素为诊断依据。

3.诊断的范围不同　医疗诊断着重于患者的病理改变,以指导如何治疗。护理诊断则注重评估对象生理、心理、社会和精神等方面的改变,通过综合归纳,找出主要问题、次要问题及潜在性问题,依次排列,并针对所提出的护理问题制订出护理目标与护理措施。

4.诊断的数目和稳定性不同　医疗诊断的数目少,且诊断确定一般不变。而护理诊断数目较多,并可随患者病情、病程的变化而变化。同一种医疗诊断下的患者,因对健康状态有不同的反应,也就会有不同的护理诊断,因而产生了同病异护、异病同护的现象。

三、护理诊断的分类方法

护理诊断的分类方法主要有 4 种:字母顺序分类法、人类反应形态分类法、功能性健康形态分类法、马洛斯的需要层次分类法。

1.字母顺序分类法　是 1973 年第一次全美护理诊断分类会议上确定的分类。严格地说,这不是分类法,只是按英文字母顺序排列的护理诊断。这种排列方法对中国护士不适用,主要用于护理诊断的检索。

2.人类反应形态分类法　是 1986 年 NANDA 第 6 次会议上与会者一致通过的分类方法,又称“NANDA 护理诊断分类Ⅰ”。包括交换、沟通、关系、赋予价值、选择、移动、感知、认知、感觉/感情 9 种人类反应形态,这 9 种反应形态较为抽象,不易于在临床实践中应用。

3.功能性健康形态分类法　是 1982 年美国学者戈登提出的,共有 11 个功能形态,主要涉及人类生理健康、身体功能、心理健康和社会适应等方面。包括健康感知与健康管理形态、营养与代谢形态、排泄形态、活动与运动形态、睡眠与休息形态、认知与感知形态、自我概念形态、角色与关系形态、性与生殖形态、应对与应激耐受形态、价值与信念形态。此分类法作为健康评估的理论框架,已被广泛应用于指导护士系统地收集、分类和组织资料,是目前临床上最常使用的一种分类方法。

4.马洛斯的需要层次分类　是 1943 年美国学者马斯洛提出的,包括生理需要、安全需要、爱及归属的需要、自尊的需要、自我实现的需要。

第二节　护理诊断的构成与陈述方式

护理诊断分为现存的护理诊断、危险的护理诊断、健康的护理诊断、可能的护理诊断和综合的护理诊断5种类型。不同类型的护理诊断，其构成不同，陈述方式也不同。

一、现存的护理诊断

（一）现存的护理诊断的构成

现存的护理诊断是护士对个体、家庭或社区目前正出现的健康状况或疾病的反应所作的判断。由名称、定义、诊断依据、相关因素4部分组成。

1.名称　即问题陈述部分，是对护理对象、对健康状态或疾病反应的概括性描述。它以简明扼要的文字描述护理对象的健康状况，主要以改变、受损、障碍、缺失、无效、紊乱等几个特定词语描述健康状态的变化，但无法表明变化的程度。例如，体液过多，气体交换受损，个人应对无效等。

2.定义　是对护理诊断的一种清晰、精确的描述，有助于将一个特定的护理诊断与其他类似的护理诊断相区别，帮助护士准确使用诊断名称。

每个护理诊断都有自己特征性的定义，如“体温过高”的定义是指个体处于体温高于正常范围的状态；“便秘”的定义是指个体正常排便习惯发生的改变，表现为排便次数减少和（或）排干硬粪便的状态。有的护理诊断名称相似，但定义不同。如“压力性尿失禁”的定义是指个体在腹内压力增加时立即无意识排尿的一种状态；“急迫性尿失禁”的定义是个体在突发的强烈排尿欲望下无意识排尿的一种状态。

3.诊断依据　是作出护理诊断的临床判断标准。根据诊断依据的重要性将诊断依据分为主要依据和次要依据。

（1）主要依据：是作出某一护理诊断必须具备的依据。如“体温过高”这一护理诊断的诊断依据中，口温、腋温或肛温明显高于正常范围是必须具备的条件。

（2）次要依据：对作出某一护理诊断有支持作用，但不是必须具备的依据。如“皮肤发红”相对于“体温过高”这一护理诊断而言有支持作用，但并不是不可或缺的条件。

4.相关因素　是指影响健康状况或引起健康问题并与护理诊断相关的各种因素，通常可从4个方面分析：①病理生理方面的因素：如疾病引起的各种改变。②治疗方面的因素：由于治疗措施引起的改变，如用药、检查、手术创伤等。③情境方面的因素：指环境、情境等方面改变，如陌生环境、压力、住院、考试、离婚、迁居等。④成熟方面的因素：成长过程中的因素，如同伴的压力、青春期、更年期、初当父母等。护理诊断的相关因素往往不只来自于一个方面，可以有多个相关因素，如“焦虑”可以是身体疼痛引起的，可以是知识缺乏引起的，也可能是疾病引起家庭经济负担过重引起的。

（二）现存的护理诊断的陈述方式

护理诊断的陈述包括3个要素：问题（problem，P），即护理诊断的名称；原因（etiology，

E)，即相关因素；症状或体征(signs or symptoms，S)，也包括实验室检查及其他辅助检查的结果。

现存的护理诊断的陈述方式用三部分陈述法，即 PES 公式。例如，营养失调(P)：肥胖(S)：与进食过多有关(E)。但目前临床上趋向将护理诊断简化为两部分，即 PE 或 SE。例如，皮肤完整性受损(P)：与局部组织长期受压有关(E)。

二、有危险的护理诊断

(一)有危险的护理诊断的构成

有危险的护理诊断是护士对一些易感的个体、家庭或社区对健康状况或生命过程可能出现的反应所作的临床判断。由名称、定义和危险因素 3 个部分组成。

1.名称　是对护理对象的健康状态或疾病可能出现的反应的描述，冠以"有……的危险"，例如，"有窒息的危险"，"有体液不足的危险"等。

2.定义　与现存的护理诊断相同。

3.危险因素　是指可能使个体、家庭或社区健康状况发生改变的因素。

(二)有危险的护理诊断的陈述方式

有危险的护理诊断用两部分陈述法，即 PE 或 SE。例如，有感染的危险：与白细胞减少、身体抵抗力下降有关。

三、健康的护理诊断

健康的护理诊断是护士对个体、家庭或社区从某一特定的健康水平向更高的健康水平转变所作的临床判断。健康的护理诊断用一部分陈述法，即 P，仅包含名称而无相关因素。名称由"潜在增强"与更高的健康水平组成，如"潜在的精神健康增强"。

四、可能的护理诊断

可能的护理诊断是指护理人员用来描述那些因一些资料的存在可支持，但目前还不充分确定的某个诊断。例如，"有营养失调的可能，低于机体需要量"，这种陈述表明还需进一步了解其身高、体重、营养摄入情况等资料后，再给予肯定或排除是否存在营养失调的问题。

五、综合的护理诊断

综合的护理诊断是指由于某特定情境或事件的存在，由一组可预见的现存的或潜在的护理诊断组成，如迁居易激综合征。

以上 5 种护理诊断中，现存的和有危险的护理诊断最为常用。

第三节　合作性问题

一、合作性问题的定义

合作性问题是需要护士观察和监测，以及时发现其发生和情况变化的某些疾病过程中的并发症，护士通过执行医嘱和采取相应的护理措施，以减少其发生的可能性。合作性问题是需要护士与其他医务人员,尤其是与医生共同合作解决的问题。

合作性问题的概念是 1983 年由卡彼尼托(Carpenito)提出的,根据这一概念,可将临床护理实践中需要护士提供护理的情况分成两大类:一类是可通过护理措施预防和处理的,属于护理诊断;另一类是要与其他健康保健人员尤其是医生共同合作解决的,护士主要提供监测护理,属于合作性问题。合作性问题与护理诊断的区别见表 7.1.1。

表 7.1.1 合作性问题与护理诊断的区别

合作性问题	护理诊断
是生理性并发症	是现存或潜在的生理、心理、社会、文化、精神方面的问题
是护士不能预防和独立处理的问题	是护士能独立用护理手段解决的问题
护士将病情监测作为护理重点,及时发现病情变化,为诊治提供信息	护士通过护理措施减轻、消除、预防病痛,促进健康
问题的解决在于医生与护士的合作	决定治疗者是护理人员

二、合作性问题的陈述方式

合作性问题有其固定的陈述方式,以“潜在并发症”开始,其后为潜在并发症的名称,如“潜在并发症:窒息”“潜在并发症:心源性休克”。在书写合作性问题时,护士应注意不要漏掉“潜在并发症”,否则就无法与医疗诊断相区别了。

第四节 护理诊断的步骤

护理诊断的思维方法与步骤正确与否,直接关系对被评估者制订的护理计划是否合理、有效。只有深入了解护理诊断的思维方法和具体步骤并不断实践,才能对被评估者提出准确的护理诊断。根据被评估者的资料作出护理诊断,一般需要经过 4 个步骤:收集资料、整理资料、分析资料、确定护理诊断。

一、收集资料

收集资料是形成护理诊断的基础,也是制订、实施和评价护理计划的依据。评估收集的资料不仅包括被评估者生理健康状况,还包括其心理和社会健康状况。护士收集到的资料是否真实、全面、准确,将直接影响护理诊断、护理计划的正确性。此外,要想获得准确、全面、客观的资料,就必须掌握有关健康评估的方法和技巧;知道从哪里获取这些资料,清楚这些资料的性质和作用。健康资料的类型如下:

(一)根据资料收集的方法分类

1.主观资料　是评估者通过与被评估者及家属等交谈获得的对被评估者健康状况描述的资料。包括被评估者对疾病的感觉、对疾病的反应、对目前健康状态的认识、态度、愿望以及需要等。

2.客观资料　是评估者通过身体评估及查阅辅助检查结果所获得的资料。

(二)根据资料收集的时间分类

1.现时资料　是反映被评估者目前状况的资料。如目前的症状,现在的体温、脉搏、呼吸、血压或疼痛时表现的心理状态。

2.既往资料　指在此之前的被评估者的健康状况资料,包括既往病史、治疗史、过敏史等。

二、整理资料

(一)资料的核实

为确保收集到的资料的真实性、准确性,有必要对评估对象的主观资料或含糊不清、或存在矛盾的陈述进行核实。常用的核实方法有澄清、复述、质疑、反问、解析等。

(二)资料的分类

资料的分类方法很多,可以按生理、心理、社会系统模式进行分类,可以按马洛斯的需要层次模式分类,目前临床上运用较广的是按照戈登的11种功能健康形态对资料进行分类。无论选用何种分类方法,必须自始至终采用同一框架来收集、整理和记录资料。

三、分析资料

1.找出异常　将已收集的资料进行归纳分析,首先找出被评估者的异常状态,可采用与正常值或正常状况比较的方法,还可采用与被评估者以往的行为或健康状况进行比较的方法,从而得到有诊断意义的线索。

2.找出相关因素和危险因素　在找到准确的异常状况后,护士应进一步找出引起异常的相关因素。至于危险因素,是指被评估者目前虽处于正常范围内但存在着促使其向异常转化的因素。

四、确定护理诊断

确定护理诊断的过程实质上是一个评判性思维的过程。通过归纳分类后反复推断分析,排除无临床意义的资料和澄清可疑问题后,将发现的异常资料与护理诊断的诊断依据进行比较,若相符合,则可作出诊断。

在初步确定护理诊断后,护士还需考虑哪些是护士能独立解决的问题,哪些是需要医护协同处理的。此外,护理诊断也不是一成不变的,它可随着被评估者的病情变化而变化。因此,护士需要不断地收集、核实被评估者的相关资料,以确认或修订原有的资料。

知识链接

附1 NANDA 最新的155个护理诊断

一、健康促进

1.执行治疗方案有效
2.执行治疗方案无效
3.家庭执行治疗方案无效
4.社区执行治疗方案无效
5.寻求健康行为(具体说明)
6.保持健康无效
7.持家能力障碍

二、营养

8.无效性婴儿喂养形态
9.吞咽障碍
10.营养失调:低于机体需要量
11.营养失调:高于机体需要量
12.有营养失调的危险:高于机体需要量
13.体液不足
14.有体液不足的危险
15.体液过多
16.有体液失衡的危险

三、排泄

17.排尿障碍
18.尿潴留
19.完全性尿失禁
20.功能性尿失禁
21.压力性尿失禁
22.急迫性尿失禁
23.反射性尿失禁
24.有急迫性尿失禁的危险
25.排便失禁
26.腹泻
27.便秘
28.有便秘的危险
29.感知性便秘
30.气体交换受损

四、活动/休息

31.睡眠形态紊乱
32.睡眠剥夺
33.有废用综合征的危险
34.躯体活动障碍
35.床上活动障碍
36.借助轮椅活动障碍
37.转移能力障碍
38.行走障碍
39.缺乏娱乐活动
40.漫游状态
41.穿着/修饰自理缺陷
42.沐浴/卫生自理缺陷
43.进食自理缺陷
44.如厕自理缺陷
45.术后康复延缓
46.能量场紊乱
47.疲乏
48.心输出量减少
49.自主呼吸受损
50.低效性呼吸形态

51.活动无耐力
52.有活动无耐力的危险
53.功能障碍性撤离呼吸机反应
54.组织灌注无效
(具体说明类型:肾脏、大脑、心、肺、胃肠道、外周)

五、感知/认识

55.单侧性忽视
56.认识环境障碍综合征
57.感知紊乱(具体说明:听觉、运动觉、味觉、触觉、嗅觉)
58.知识缺乏
59.急性意识障碍
60.慢性意识障碍
61.记忆受损
62.思维过程紊乱
63.语言沟通障碍

六、自我感知

64.自我认可紊乱
65.无能为力感
66.有无能为力感的危险
67.无望感
68.有孤独的危险
69.长期自尊低下
70.情境性自尊低下
71.有情境性自尊低下的危险
72.身体意象紊乱

七、角色关系

73.照顾者角色紧张
74.有照顾者角色紧张的危险
75.父母不称职
76.有父母不称职的危险
77.家庭运作中断
78.家庭运作功能不全(酗酒)
79.有亲子依恋受损的危险
80.母乳喂养有效
81.母乳喂养无效
82.母乳喂养中断
83.无效性角色行为
84.父母角色冲突
85.社交障碍

八、性

86.性功能障碍
87.无效性性生活形态

九、应对/应激耐受性

88.迁居应激综合征
89.有迁居应激综合征的危险
90.强暴创伤综合征
91.强暴创伤综合征:隐匿性反应
92.强暴创伤综合征:复合性反应
93.创伤后综合征
94.有创伤后综合征的危险
95.恐惧
96.焦虑
97.对死亡的焦虑
98.长期悲伤
99.无效性否认
100.预感性悲哀
101.功能障碍性悲哀

102.调节障碍
103.应对无效
104.无能性家庭应对
105.妥协性家庭应对
106.防卫性应对
107.社区应对无效
108.有增强家庭应对趋势
109.有增强社区应对趋势
110.自主性反射失调
111.有自主性反射失调的危险
112.婴儿行为紊乱
113.有婴儿行为紊乱的危险
114.有增强调节婴儿行为的趋势
115.颅内适应能力下降

十、生活准则

116.有增强精神健康的趋势
117.精神困扰
118.有精神困扰的危险
119.抉择冲突
120.不依从行为

十一、安全/防御

121.有感染的危险
122.口腔黏膜受损
123.有受伤的危险
124.有围手术期体位损伤的危险
125.有摔倒的危险
126.有外伤的危险
127.皮肤完整性受损
128.有皮肤完整性受损的危险
129.组织完整性受损
130.牙齿受损
131.有窒息的危险
132.有误息的危险
133.清理呼吸道无效
134.有外周神经血管功能障碍的危险
135.防护无效
136.自伤
137.有自伤的危险
138.有对他人施行暴力的危险
139.有对自己施行暴力的危险
140.有自杀的危险
141.有中毒的危险
142.乳胶过敏反应
143.有乳胶过敏反应的危险
144.有体温失调的危险
145.体温调节无效
146.体温过低
147.体温过高

十二、舒适

148.急性疼痛
149.慢性疼痛
150.恶心
151.社交孤立

十三、成长/发展

152.成长发展延缓
153.成人身心衰竭
154.有发展迟滞的危险
155.有成长比例失调的危险

附2 我国常用的20个护理诊断/护理问题

一、睡眠形态紊乱(睡眠紊乱)

【定义】由于睡眠规律的改变引起了不适或干扰了日常生活。

【依据】主诉难以入睡,间断睡眠,早醒,有疲乏感。

【相关因素】

1.与疾病引起的不适有关,如疼痛、不舒适、呼吸困难、尿失禁、腹泻等。注:该项相关因素最好直接写明患者个体的直接不适原因,如与呼吸困难有关、与尿失禁有关。

2.与焦虑或恐惧有关。

3.与环境改变有关。

4.与治疗有关。

5.与持续输液有关。

二、躯体移动障碍

【定义】个体独立移动躯体的能力受限。

【依据】

1.不能有目的地移动躯体。

2.强制性约束,包括机械性原因和医疗限制,如牵引、石膏固定。

【相关因素】

1.与体力和耐力降低有关。

2.与疼痛和不适有关。

3.与意识障碍有关。

4.与瘫痪(偏瘫或截瘫)有关。

5.与骨折有关。

6.与医疗限制有关,如牵引、石膏固定(可直接写明与下肢牵引有关)。

三、自理缺陷

【定义】个体处于不能独立完成自理活动的状态。

【依据】不能独立进餐、洗漱、沐浴或如厕。

【相关因素】

1.与体力或耐力下降有关。

2.与意识障碍有关。

3.与瘫痪(偏瘫或截瘫)有关。

4.与骨折有关。

5.与医疗限制有关,如牵引、石膏固定。

6.与卧床有关。

7.与精神障碍有关。

四、皮肤完整性受损

【定义】个体的皮肤已有损伤。

【依据】

1.表皮受损:擦伤、抓伤、Ⅰ度的褥疮、烧伤、烫伤、冻伤。

2.皮肤全层受损:Ⅱ度的褥疮、烧伤、烫伤、冻伤。

【相关因素】

1.与损伤有关(外伤、烧伤、烫伤、冻伤)。

2.与局部持续受压有关(截瘫、牵引固定、长期卧床)(可写为与长期卧床有关)。

3.与皮肤脆弱有关(高龄人、新生皮肤)。

4.与皮肤营养不良有关(血栓病、静脉曲张、糖尿病)。

5.与体液刺激有关(尿液、肠液、渗出液、汗液)(可写为与漏出肠液刺激有关)。

6.与皮肤水肿有关。

7.与恶液质有关。

8.与放射治疗有关。

9.与皮肤感觉障碍有关。

10.与瘙痒有关。

五、有皮肤完整性受损的危险

【定义】个体处于皮肤易受损伤的危险状态。

【相关因素】请参考"皮肤受损"的相关内容。

六、清理呼吸道无效

【定义】个体处于不能有效地清除呼吸道分泌物而导致呼吸道受阻的状态。

【依据】

1.痰液不易咳出甚至无法咳出。

2.听诊肺部干、湿啰音,气管部位有痰鸣音。

3.可伴有发绀、呼吸困难等表现。

【相关因素】

1.与痰液黏稠有关。

2.与痰量多有关。

3.与身体虚弱或疲乏有关。

4.与气管插管(气管切开使用呼吸机)有关。

5.与限制咳嗽疼痛有关。

6.与昏迷有关。

七、疼痛

【定义】个体经受或叙述有严重不适的感觉。

【依据】患者主诉疼痛不适,可伴有痛苦表情、烦躁不安、活动受限或保护性体位。

【相关因素】

1.与组织创伤有关。

2.与组织炎症有关。

3.与组织缺血、缺氧有关。

4.与体位不适有关。

5.与卧床过久有关。

6.与局部受压有关。

7.与化学物质刺激有关。

8.与晚期癌症有关。

八、体温升高

【定义】机体体温高于正常范围。

【依据】体温高于正常范围，患者主诉发热、不适。

【相关因素】

1.与感染有关。

2.与无菌性组织损伤有关。

3.与某些疾病有关，如恶性肿瘤、结缔组织病、变态反应性疾病、内分泌及代谢功能障碍、免疫缺陷等。

4.与体温调节中枢功能失调有关。

九、便秘

【定义】个体排便次数减少，粪便干硬，伴有排便费力。

【依据】

1.大便次数减少。

2.粪便干、硬。

3.左下腹部能触及包块。

4.与排便时费力、疼痛。

【相关因素】

1.与液体摄入不足有关。

2.与摄入纤维素不足有关。

3.与长期卧床有关。

4.与排便环境有关。

5.与直肠附近疼痛性疾病有关。

6.与长期使用缓泻剂有关。

十、营养不足

【定义】个体处于摄入的营养不能满足机体需要的状态。

【依据】

1.体重低于标准体重的20%以上。男性标准体重(kg)= 身高(cm)-100,女性标准体重(kg)= 身高(cm)-105。

2.食物摄入绝对或相对不足。

3.三头肌皮褶厚度、上臂中围均小于正常值的60%。

4.血清白蛋白、血红蛋白、血清铁低于正常。

5.存在吸收障碍。

【相关因素】

1.与机体代谢增高有关,如高热、感染、烧伤、癌症、甲亢等,根据个体情况可直接写为与高热(与感染)有关。

2.与营养物质吸收障碍有关,如慢性腹泻、小肠吸收不良综合征、胃肠手术后。

3.与进食困难有关,如咀嚼困难、吞咽困难、味觉改变、口腔溃疡形成、进食后立即有饱胀感(可具体写为咀嚼困难有关,与吞咽困难有关)。

4.与缺乏正确的营养知识有关。

5.与食欲下降有关,如机体处于疼痛、焦虑、抑郁、悲哀或其他不适状态时。

6.与偏食有关。

7.与节食或神经性厌食有关。

8.与机体对营养物质的需求增多有关,如妊娠、哺乳、青春期(与妊娠有关、与哺乳有关)。

十一、有外伤的危险

【定义】个体因适应和(或)防御能力的改变而处于一种易受损害的危险状态。

【相关因素】

1.与头晕眩晕有关。

2.与疲乏、无力有关。

3.与意识改变有关。

4.与感觉障碍有关,如视力障碍、听力障碍等(与视力障碍有关)。

5.与平衡障碍有关。

6.与肢体活动障碍有关。

7.与缺乏防护知识有关。

8.与癫痫有关。

9.与精神障碍有关。

十二、有废用综合征的危险

【定义】由于治疗需要或不可避免的局部或全身不能活动,患者处于骨骼、肌肉运动系统功能退化的危险状态,如肌肉萎缩、关节僵直、足下垂。

【相关因素】

1.与重度营养不良有关。

2.与无力活动有关。
3.与长期卧床有关。
4.与活动减少有关。
5.与缺乏正确训练有关。
6.与瘫痪有关。
7.与剧痛有关。
8.与限制活动有关。
9.与局部大范围烧伤(创伤、瘢痕)有关。

十三、口腔黏膜改变

【定义】指个体口腔黏膜组织已发生破损。
【依据】
1.口腔黏膜、牙龈、舌面发生糜烂、溃疡、干裂、出血、充血、水肿、结痂、疱疹等。
2.主诉口腔内疼痛不适。
【相关因素】
1.与机械性损伤(胃管、气管插管、假牙、拉舌钳、开口器)有关。
2.与禁食有关。
3.与感染(发烧)有关。
4.与唾液分泌减少有关。
5.与张口呼吸有关。
6.与化学损伤有关(服毒、刺激性药品)。
7.与头颈部放射性治疗有关。

十四、有口腔黏膜改变的危险

【定义】个体存在引起口腔黏膜组织受损的危险。
【相关因素】
1.与脱水有关。
2.与口腔病理改变有关,如接受化疗后。
3.与化学性损伤(如酸性食物、药物)有关。
4.与机械性的损伤有关,如不适的假牙、支架、插管。
5.与口腔卫生不良有关。
6.与张口呼吸、营养不良有关。

十五、活动无耐力

【定义】个体无足够的能量耐受或完成日常生活。
【依据】
1.自诉疲乏或软弱无力。
2.活动后有异常的心率或血压反应:用力后不适或呼吸困难。
3.心电图改变、反映出心律不齐或心肌缺血。

【相关因素】

1.与氧供不足有关的因素:心力衰竭、COPD、贫血、心肌梗塞。

2.与高代谢有关的因素:重度感染、晚期肿瘤、外科手术。

3.与长期卧床有关。

4.与营养不良有关。

5.与过度肥胖有关。

6.与身体虚弱有关。

十六、语言沟通障碍

【定义】个体不能与他人进行正常的语言交流。

【依据】

1.说话或发音困难。

2.严重口吃。

3.听力下降或丧失。

4.不会使用、不理解通用的语言。

【相关因素】

1.与脑疾患有关,如脑肿瘤、脑供血不足、脑外伤、脑中风。

2.与治疗性失音有关,如气管插、气管切开、使用呼吸机、喉全切等。

3.与解剖性缺陷有关,如唇、腭裂。

4.与心理因素、精神障碍有关,如抑郁、自闭、神经症、精神分裂症。

5.与文化差异有关,如使用不同的语言、方言。

6.与听力障碍有关。

十七、焦虑

【定义】患者面临将出现的、不够明确的、模糊的威胁或危险时所产生的一种体验。

【依据】

1.情感方面:患者自诉有忧郁、压抑感,预感不幸,神经过敏,缺乏信心,有无助感,不能放松,失去控制等。临床上可表现有激动易怒、哭泣、退缩、缺乏动机、自责他人等。

2.认知方面:可表现为健忘、沉思、注意力不集中,对周围不注意,思维中断或不愿意面对现实等。

3.生理方面:可表现为脉搏、呼吸增快、血压升高、面色潮红、手脚湿冷、疲劳和虚弱感,口干、眩晕、失眠等,还可出现恶心、呕吐、腹泻、尿频等症状,运动方面可出现颤抖、肌肉僵硬、坐立不安等表现。

【相关因素】

1.与预感到个体健康受到威胁有关。

2.与手术检查有关。

3.与诊断不明(预后不清)有关。

4.与不适应环境有关。

5.与已经或预感到将要失去亲人(离婚有关)。

6.与担心社会地位改变(担心事业受到影响)有关。

7.与经济困难有关。

8.与受到他人焦虑情绪感染有关。

注:轻度的焦虑能成功地帮助人适应生活,中度以上的焦虑方能对人的正常生活和躯体健康产生不同程度的负面影响,因而需要提供护理帮助。

十八、恐惧

【定义】患者面临某种具体而明确的威胁或危险时所产生的一种心理体验。

【依据】

1.自诉有恐慌、惊惧、心神不安。

2.有哭泣、逃避、警惕、挑衅性行为。

3.活动能力减退,冲动性行为和疑问增多。

4.躯体反应可表现为颤抖、肌肉张力增高、四肢疲乏、心跳加快、血压升高,呼吸短促、皮肤潮红或苍白、多汗、注意力分散、易激动、记忆力减退、失眠多梦、瞳孔散大,严重者可出现晕厥、胃肠活动减退、厌食等。

【相关因素】

1.与环境刺激有关,如对陌生的病室、抢救室、手术室及诊室感到害怕。

2.与检查(手术)有关。

3.与对疾病诊断,预后效果有关。

4.与和陌生人相处有关,如小儿看到穿白工作服的陌生医务人员感到害怕。

5.有的患者惧怕其他病友,与担心发生交叉感染有关。

6.与死亡威胁有关。

十九、知识缺乏(特定的)

【定义】个体缺乏与某种特定内容有关的认知方面的知识。

【依据】

1.主诉缺乏有关知识和技能,并寻求信息。

2.表现出对目前健康状态有不正确的认识和感受。

3.没有正确地执行医生的医嘱、医护人员的要求和指导。

4.不能正确地对待各项检查、化验结果。

5.表现出因缺乏知识引起的心理反应,如焦虑、不安、抑郁、冷漠、愤怒、激动、躁狂等。

【相关因素】

1.对医疗护理方面的新理论、新知识、新技能、新方法缺少接触、缺乏信息。

2.知识水平限制或智能低下,无法理解和接受知识。

3.学习积极性差,对获取信息缺乏兴趣。

4.不熟悉获取信息的途径,无法取得信息。

5.文化和语言障碍,影响信息的获取。

二十、有感染的危险

【定义】个体处于易受病原体侵犯的危险状态。

【相关因素】

1.与皮肤破损有关。

2.与静脉留置管有关。

3.与分泌物排出不畅有关。

4.与长期卧床有关。

5.与留置尿管有关。

注:“有感染的危险”与“潜在并发症:感染”的根本区别在于:“有感染的危险”属于护理诊断,其相关因素均系护理职责范畴之内,通过采取积极的护理措施,可预防感染的发生。

复习思考题

一、选择题

1.目前广为使用的护理诊断的定义是(　　)。

A.美国学者麦克迈纳斯提出的　　B.美国护士弗吉尼亚·福莱提出的

C.美国护士协会提出的　　D.北美护理诊断协会提出的

E.中华护理学会提出的

2.现存的护理诊断相关因素不包括的是(　　)。

A.病理生理因素　　B.心理因素　　C.治疗因素

D.情境因素　　E.危险因素

3.现存的护理诊断多用的陈述方式是(　　)。

A.一部分陈述　　B.两部分陈述　　C.三部分陈述

D.四部分陈述　　E.五部分陈述

4.以下属于合作性问题的是(　　)。

A.有皮肤完整性受损的危险　　B.有废用综合征的危险

C.潜在并发症:心律失常　　D.心律失常　　E.睡眠形态紊乱

5.下列属于客观资料的是(　　)。

A.我头疼　　B.咽部充血　　C.感到头晕　　D.睡眠不好,多梦　　E.感到恶心

6.在护理诊断陈述时,字母 E 代表(　　)。

A.诊断名称　　B.分类　　C.相关因素　　D.临床表现　　E.实验室检查

7.关于护理诊断,下列错误的是(　　)。

A.一项护理诊断可针对多个问题　　B.护理诊断以收集的资料为诊断依据

C.护理诊断必须通过护理措施解决　　D.护理诊断随病情变化而变化

E.护理诊断是描述个体或群体对健康问题的反应

8.“有……危险”的护理诊断常用于下列哪种方式陈述？(　　)

A.PES 公式　　B.PE 公式　　C.ES 公式　　D.PS 公式　　E.P 公式

9.关于收集资料，下列错误的是(　　)。

A.收集资料要准确、全面　　B.收集资料是在患者刚入院时进行

C.收集资料贯穿护理工作全过程　　D.收集资料是护理评估的第一步

E.收集资料为作出护理诊断提供依据

二、简答题

1.什么是功能性健康型态分类法？

2.简述护理诊断的组成与陈述方式。

（岳新荣）

第二章　护理病历书写

学习目标

- 掌握护理病历书写的基本要求。
- 熟悉护理病历书写的格式与内容。
- 了解护理计划单、护理记录和健康教育计划单的记录内容。

知识点

- 护理病历书写的基本要求、护理病历首页、护理计划单、护理记录、健康教育计划单。

案例导入

患者，女，75岁。因反复咳嗽、咳痰12年，加重伴气促、双下肢水肿10余天，以平车推入我院。入院诊断：慢性支气管炎、肺气肿。入院时T 38.7 ℃，P 100次/min，R 18次/min，Bp 120/80 mmHg，体重38.5 kg。患者12年前确诊为慢性支气管炎，经治疗好转。无药物过敏史，无烟酒及其他不良嗜好。患者神志清醒，语言表达流畅，半流饮食，食欲下降，大、小便正常。卧床，生活部分自理，步态不稳，呼吸困难，气促，咳嗽，鼻导管低流量给氧，口唇、甲床轻度发绀，双下肢轻度水肿，夜间入睡困难，未用过辅助睡眠药物，皮肤完整，卫生状况一般。

请思考：如果让你完成护理病历，你认为还有哪些方面的资料欠缺？你能对该患者作健康教育吗？

护理病历是护理人员在护理活动过程中形成的文字、符号、图表等资料的总和，是护理人员对评估对象健康状况的真实记录、对病情观察和实施护理措施的原始记载。护理病历是法律证明文件，是医疗纠纷和举证倒置的证据；护理病历体现出护理服务质量和护理的专业水平；为护理科研及教学提供重要资料。

第一节　护理病历书写的基本要求

1.内容要真实,书写要及时　护理病历的记录必须如实反映被评估者的健康状况,不能臆想和虚构。护理病历的客观性和真实性不仅关系到护理病历的质量,而且也反映出护理人员的品德和作风。内容的真实来源于认真的会谈、全面细致的身体评估、辩证而客观的分析及正确的科学判断。护理病历的记录要在规定的时间内及时完成。住院患者首次护理评估应在患者入院后 24 h 内完成,危重患者应在 6 h 内完成。

2.格式要规范,项目要完整　护理病历的记录要按规定的格式书写,内容要完整,项目应填全,不可遗漏。目前全国各医疗单位尚无统一的格式,但每个医院都有自己的规定和要求,必须按规定的格式书写。为适应教学、科研及计算机管理的需要,建立统一规范的护理病历格式是十分必要的。

3.表述要准确,用词要恰当　要运用规范的汉语和汉字书写,要使用通用的医学词汇和术语,力求精练、准确,语句通顺、标点正确。

4.字迹要工整,签名要清晰　一律采用蓝黑墨水书写。书写字迹应清晰工整、易辨认。写错字要改正时,不应用刮、粘、涂等方法去除或掩盖原字迹,而应用双横线划在错字上。记录结束时应在右下角签全名或盖章,以示负责。上级护师修改的内容和修改者签名要用红笔。

第二节　护理病历的格式与内容

目前我国护理病历的书写主要限于住院患者,其内容包括护理病历首页、护理计划单、护理记录和健康教育计划单等。

一、护理病历首页

护理病历首页是患者入院后首次进行的系统地健康评估记录,其内容包括健康史、身体评估及有关的辅助检查结果、医疗诊断等。一般要求患者入院后 24 h 内完成。

护理病历首页必须以相应的护理理论框架为指导而设计。目前应用较多的是人的生理-心理-社会模式及戈登的功能性健康型态,其他如奥瑞姆(Orem)的自理模式、马斯洛的人类基本需要层次论、人类健康反应型态等。

书写方式有填写式、表格式及混合式三种,其中以混合式最常用。目前被普遍应用的是以表格式为主,填写式为辅的患者入院评估表。这是一种事先印制好的评估表格,可以指导护理人员全面系统地搜集和记录患者的入院资料,避免遗漏,特别适合于初学者使用。因其记录的方式以在备选项中打“√”为主,可有效地减少书写的时间和书写负担。但因其形式固定,在一定程度上限制了使用者的主动性和评判性思维能力的发挥。

这里附录的护理病历首页格式是按戈登的11个功能性健康形态设计的,以表格式为主,填写式为辅。

护理病历首页

科别______ 病室______ 床号______ 住院号______

一般资料

姓名: 性别:男□ 女□年龄: 民族:
籍贯: 职业: 婚姻状况:未婚□ 已婚□ 离异□ 再婚□ 丧偶□
文化程度:文盲□ 小学□ 补中□ 高中□ 中专□ 大专□ 大学及以上□
工作单位: 邮政编码: 电话:
家庭住址: 邮政编码: 电话:
联系人: 联系人单位(住址): 电话:
医疗费用负担形式:公费□ 医疗保险□ 自费□ 其他( )
入院日期: 年 月 日 时 分
入院方式:步行□ 扶行□ 背入□ 轮椅□ 平车□ 担架□ 其他( )
病历记录日期: 年 月 日 时 分
病史陈述者: 可靠程度:可靠□ 基本可靠□ 不可靠□
入院医疗诊断: 主管医师: 主管护士:

健康史

主诉:
现病史:
既往健康史:
既往健康状况:良好□ 一般□ 较差□ 既往患者病史:无□ 有□( )
住院史:
手术史:
外伤史:
过敏史:
目前用药史:无□ 有□ ( )
月经史:
结婚年龄:
生育史:妊娠 次,顺产 胎,流产 胎,早产 胎,死产 胎
家族健康史:
父:健在□ 患病□ 已故□ 死因 母:健在□ 患病□ 已故□ 死因
兄弟姐妹: 子女及其他:
系统回顾:

1.健康感知-健康管理形态

自觉健康状况:良好□ 一般□ 较差□

吸烟:无□ 有□ 约 年,平均 支/日 戒烟:未□ 已□ 约 年

嗜酒:无□ 有□ 约 年,平均 两/日 戒酒:未□ 已□ 约 年

吸毒:无□ 有□ 约 年,名称 量/日 戒毒:未□ 已□ 约 年

其他个人嗜好:无□ 有□( )

遵从医务人员健康指导:是□ 否□(原因:)

对所患疾病原因:知道□ 不知道□( )

环境中危险因素:无□ 有□( )

寻求促进健康的行为:无□ 有□( )

2.营养-代谢形态

基本饮食:普食□(餐/日)软食□(餐/日)半流质□ (餐/日)

流质(餐/日)禁食□ 忌食□( )治疗饮食□( )

食欲:正常□ 食欲亢进□ 食欲减退□

近期体重变化:无□ 有□(体重增加约 kg/月,原因:)

(体重减轻约 kg/月,原因:)

饮水:正常□ 多饮□(原因:)限制饮水□(mL/日)

咀嚼困难:无□ 有□(原因: ,持续 月)

吞咽困难:无□ 有□(原因: ,持续 月)

3.排泄形态

排便:正常□ 便秘□ 腹泻□(约 次/日)失禁:无□ 有□(约 次/日)

造瘘:无□ 有□(类型: ,能否自理能□ 否□)

应用泻药:无□ 有□(药物名称: ,用法和剂量:)

排尿:正常□ 增多□(约 次/日)减少□(约 次/日)颜色:

排尿异常:无□ 有□(类型:)

4.活动-运动形态

生活自理能力:□(在空格中填上相应数字,1=完全自理;2=部分自理;3=完全不能自理)

翻身□,坐起□,下床□,穿衣□,洗漱□,洗澡□,进食□,行走□,如厕□,做饭□ 购物、上下楼梯辅助用具:无□ 有□(类型:)

活动耐力:正常□ 容易疲劳□(程度描述:)

呼吸困难:无□ 有□

咳嗽:无□ 有□ 咳痰:无□ 易咳出□ 不易咳出□ 吸痰□

吸氧:无□ 有□(类型及氧浓度:)

5.睡眠-休息形态

睡眠:正常□ 入睡困难□ 多梦□ 早醒□ 失眠□

睡眠/休息后精力充沛:是□ 否□(原因:)

辅助睡眠:无□ 药物□ 其他□( )

6.认知-感知型态

疼痛:无□ 有□(部位、性质、持续时间:)

眩晕:无□ 有□(原因:)

定向力:正常□ 障碍□
记忆力:良好□ 减退(短时记忆□ 长时记忆□) 丧失□
注意力:正常□ 注意力分散□
语言能力:正常□ 失语□ 构音困难□
7.自我感知-自我概念型态
自我感觉:良好□ 不良□
情绪状态:快乐□ 紧张□ 焦虑□ 抑郁□ 恐惧□ 愤怒□ 悲哀□ 绝望□
个性心理特征:理智型□ 情绪型□ 意志型□ 内向型□ 外向型□ 独立型□ 依赖型□
8.角色-关系型态
就业情况:工作性质( ) 紧张程度:
家庭结构: 家庭功能:
社会交往:正常□ 较少□ 回避□
角色适应:良好□ 不良□(角色冲突□ 角色缺如□ 角色强化□ 角色消退□)
家庭及个人经济情况:足够□ 勉强够□ 不够□
9.性-生殖型态
月经:正常□ 紊乱□ 经量:正常□ 过少□ 过多□
性功能:正常□ 障碍□
10.应对-应激耐受型态
对疾病和住院反应:否认□ 适应□ 依赖□
近期重要生活事件:无□ 有□( )
适应能力:能独立解决问题□ 需要帮助□ 依赖他人解决□
支持系统:照顾者:胜任□ 勉强□ 不胜任□ 家庭应对:忽视□ 能满足□ 过于关心□
11.价值-信念型态
宗教信仰:无□ 有□( )
其他:

身体评估

体温 ℃ 脉搏 次/min 呼吸 次/min 血压 mmHg 身高 cm 体重 kg
营养状态:良好□ 中等□ 不良□
意识状态:清醒□ 嗜睡□ 模糊□ 昏睡□ 昏迷□(轻度□ 中度□ 重度□)谵妄□
面容:正常□ 特殊面容(类型:)
体位:自动体位□ 被动体位□ 强迫体位□(类型:)
步态:正常□ 异常(类型:)
皮肤:色泽:正常□ 潮红□ 苍白□ 发绀□ 黄染□ 色素沉着□ 其他( )
湿度:正常□ 干燥□ 潮湿□ 温度:正常□ 热□ 冷□
弹性:正常□ 减退□ 压疮:无□ 有□(部位及分期)
完整性:完整□ 皮疹□ 皮下出血□ 破溃□ 胞疱□ 疖肿□ 其他□( )
水肿:无□ 有□(部位及程度:)
口腔黏膜:正常□ 出血点□ 溃疡□ 其他( )
瞳孔:等大□ 等圆□ 左 mm,右 mm,对光反射:正常□ 迟钝□ 消失□
视力:正常□ 近视□ 远视□ 失眠(左□ 右□ 双侧□)

听力:正常□ 耳鸣□ 减退□（左□ 右□ 双侧□）耳聋(左□ 右□ 双侧□)助听器 无□　有□
嗅觉:正常□ 减退□ 缺失□ 味觉:正常□ 减退□ 缺失□ 味觉改变□
颈静脉怒张:无□ 有□
呼吸方式:自主呼吸□ 机械呼吸□ 人工气道□ 气管插管□ 气管切开□
呼吸节律:规则□ 不规则(类型:　　　　)呼吸音:正常□ 干啰音□ 湿啰音□
心率:　次/min　心律:齐□ 不齐□(　　)
杂音:无□ 有□（时期、性质、强度:　　　　　　　　）
腹水:无□ 有□（腹围　cm）腹壁压痛与反跳痛:无□ 有□(部位:　　)
瘫痪:无□ 有□（类型:　　　）肌力:　级
感觉异常:无□　有□（感染过敏□ 感觉减退□ 感觉缺失□）
其他:

辅助检查

初步护理诊断

护士签名:

日期

二、护理计划

护理计划是根据护理问题或护理诊断而设计的促使患者更快、更好地恢复健康的计划，是临床进行护理活动的依据。

1.记录对象　重症患者及特级护理的患者应书写护理计划。

2.记录内容　存在的护理问题、有针对性的护理措施、可测量的护理目标、效果评价、停止时间等。

3.书写要求　护理问题的提出必须有诊断依据;护理目标应切实可行;护理措施要有针对性、可行性、安全性和科学性,同时要求严格、认真、准确地执行医嘱;效果评价应及时,对已完成的项目停止实施,对效果不好的护理措施应予修订。护理计划单由责任护士填写,总责任护士(护师以上人员)、护士长负责修改并签名。标准化护理计划单的格式见表7.2.1。

表 7.2.1　标准化护理计划单

科室______　病室______　床号______　姓名______　医疗诊断______　住院号______

日　期	护理诊断	预期目标	护理措施	效果评价	停止日期	签　名

三、护理记录

护理记录是指护士按照护理程序或根据医嘱和病情对患者住院期间护理过程的客观记录，是患者获得救治过程的记录。一份完整准确的护理记录，可以有效地证明护理人员每一步护理行为的必要性与合法性。2002 年 9 月 1 日，国家颁发《医疗事故处理条例》，明确规定护理记录单是病历的组成部分，患者有权复印及复制，复印过程中要有患者及家属在场。因此，规范护理记录单书写，预防护理事故的发生，不仅便于举证，同时也关系到护士自身是否受到法律保护的有利证据。

(一) 书写要求

(1) 书写的内容和层次应符合规范要求；格式要正确、语言要通顺、字迹应工整；用蓝黑墨水笔填写各项。

(2) 书写的内容应客观、准确、完整，突出护理内容；治疗、抢救和护理措施应具体记录，而且要注明时间，并有签名。记录频次应根据患者病情变化而定。

(3) 文字书写清晰、简练、无错别字。不得随意涂改、粘贴。

(4) 记录及时，必须在 6 h 内据实完成。危重患者护理记录应根据病情变化随时记录，如果因抢救未能及时记录，应在本班次内或是处置完患者后马上完成，不得超过 6 h。

(二) 记录的内容

1. 首次护理记录　是指患者入院后由经管护士或值班护士书写的第一次护理过程的记录，要求在患者入院后 4 h 内完成。

首次护理记录的内容包括：①入院时间、入院方式、诊断；②主诉不适症状；③简要病史，与本次发病有关的过去史；④生命体征；⑤护理查体获得的阳性体征；⑥生活自理情况（包括异常情况或残疾）；⑦护理级别；⑧医嘱饮食要求；⑨治疗、护理措施实施情况及效果；⑩重要的告知项目、效果。

2.护理记录　所有住院患者均要建立护理记录单（一般护理记录单或危重护理记录单），记录频次原则上随病情变化及时记录。一般情况下一级护理每天至少记录1次，二级护理至少3天记录1次，三级护理每周至少记录1次。

记录内容包括：患者或家属主诉，护理人员所观察到病情变化、临床表现、心理及行为的改变以及实验室报告等。根据相应的专科护理特点书写治疗、护理措施、护理效果等。手术患者应重点记录麻醉方式、手术名称、患者返回病室状况、伤口情况、引流情况等。抢救记录应详细描述病情变化经过，准确记录抢救过程、时间及停止抢救时间，要与病历一致。

四、健康教育计划单

医院健康教育是指以患者为中心，针对患者及家属所实施的有目的、有计划、系统的健康教育活动。

（一）健康教育的意义

（1）使护理对象的治疗、护理效果更令人满意。表现为患者的住院周期缩短、并发症减少和自我照顾能力增强。

（2）健康教育能帮助患者更好地预防疾病的发生。

（3）为护理对象提供所需的知识，使其能够正确地选择与使用医疗、护理资源，并保护自己免受一些不正确广告宣传的误导。

（4）护理对象有得到健康教育的权利。

（二）健康教育计划单的记录内容

1.入院教育　病区环境和设施介绍，入院须知介绍，住院期间安全教育，主管医师、责任护士介绍等。

2.住院教育　疾病指导、心理疏导及饮食指导、药物指导、检查指导、术前指导和术后康复指导等。

3.出院教育　营养与饮食指导、药物指导、功能锻炼方法指导、预防疾病复发和复诊指导等。健康教育计划单见表7.2.2。

表7.2.2　健康教育计划单

科别______　姓名______　床号______　住院号______　诊断______

入院宣教	□1.介绍医院规章制度，包括查房时间、探视时间、陪床制度、作息制度。 □2.介绍病室环境、入院须知、作息时间，各种设施的使用，财物的保管及安全注意事项。 □3.宣传病室禁止吸烟、饮酒，禁止使用明火，禁止使用自带电器。 □4.患者禁止擅自外出及必须外出时应履行的手续。 □5.介绍主管医师、责任护士、科主任、护士长。 护士签名：　　时间：　年　月　日　　患者或家属签名：

续表

<table>
<tr><td>住院期间健康教育</td><td colspan="2">□1.疾病知识指导:疾病名称、发病原因、诱因及主要症状,加重与好转的表现,治疗措施,护理措施。
□2.检查项目介绍:各种检查的项目、目的、注意事项、专科特殊检查目的及配合。
□3.药物知识指导:药物名称及用法、作用,特殊用药的注意事项。
□4.主要医疗护理知识介绍:
①监护指标的重要性(Bp、P、R、ECG 等);
②输液目的、注意事项及可能引起的不良反应;
③吸氧的目的及方法;
④有效的排痰方法;
⑤皮肤护理的方法及意义;留置针的护理方法及注意事项;
⑥功能锻炼的方法及意义(呼吸、肢体锻炼等)。
□5.心理疏导及饮食(治疗饮食)指导。
□6.手术教育:
①手术前检查项目及注意事项;
②备皮、皮试;
③饮食、留置胃管、尿管;
④肠道准备,大、小便训练;
⑤观察体温、月经,预防感冒;
⑥麻醉方式。
□7.手术后教育:
①术后体位缓解疼痛的方法;
②活动、排气及饮食;
③排痰方法;
④引流。
护士签名: 时间: 年 月 日 患者或家属签名:</td></tr>
<tr><td rowspan="2">出院指导</td><td colspan="2">出院患者评估: 出院时间: 出院诊断:
手术名称:
□步行 □轮椅 □平车
出院方式:</td></tr>
<tr><td>出院患者健康指导</td><td>□1.介绍办理出院手续的程序、复诊时间。
□2.遵医嘱按时按量服药,有问题及时咨询医务人员。
□3.根据疾病特点注意饮食调养的原则。
□4.按医生护士指导进行功能锻炼,注意强度适中,避免发生意外。
□5.保持情绪稳定,生活起居规律,保证充足睡眠。
□6.如有不适或发现伤口红肿、疼痛、发热、有分泌物等及时到医院就诊。
护士签名: 时间: 年 月 日 患者及家属签名:</td></tr>
</table>

复习思考题

一、选择题

1.护理记录要及时，因抢救急、危重患者，未能及时书写时，护士要在抢救结束后(　　)内据实补记并说明。

A.1 h　　B.2 h　　C.4 h　　D.6 h　　E.8 h

2.护理病历首页一般要求患者入院后(　　)内完成。

A.6 h　　B.12 h　　C.24 h　　D.48 h　　E.72 h

3.护理病历首页多以(　　)作为收集和组织资料的理论框架。

A.戈登的功能性健康型态

B.人的生理-心理-社会模式

C.奥瑞姆的自理模式

D.马斯洛的人类基本需要层次论

E.人类健康反应类型

二、简答题

书写护理病历的基本要求有哪些？

（岳新荣）

参考文献

[1] 邓瑞,岳新荣,姚本丽.健康评估[M].北京:北京大学医学出版社,2011.
[2] 余薇,喻姣花.健康评估[M].北京:人民卫生出版社,2014.
[3] 吴光煜.健康评估[M].北京:北京大学医学出版社,2010.
[4] 吕探云.健康评估[M].5 版.北京:人民卫生出版社,2009.
[5] 李君,宇文清凤.诊断学[M].武汉:华中科技大学出版社,2013.
[6] 万学红,卢雪峰.诊断学[M].8 版.北京:人民卫生出版社,2013.
[7] 魏武.诊断学[M].6 版.北京:人民卫生出版社,2009.
[8] 陈文彬,潘祥林.诊断学[M].7 版.北京:人民卫生出版社,2008.
[9] 白人驹,徐克.医学影像诊断学[M].7 版.北京:人民卫生出版社,2014.
[10] 王兴武.医学影像诊断学[M].2 版.北京:人民卫生出版社,2009.
[11] 白人驹,张雪林.医学影像诊断学[M].3 版.北京:人民卫生出版社,2010.
[12] 李晓慧.健康评估[M].2 版.武汉:同济大学出版社,2013.
[13] 蒋烈夫.影像诊断学[M].北京:高等教育出版社,2005.
[14] 张书霞,王建国,雷秋香.临床基础检验[M].北京:军事医学科学出版社,2009.
[15] 王金良,李晓军,涂植光,等.实用检验医学[M].2 版.北京:人民卫生出版社,2013.
[16] 黄宛.临床心电图学[M].6 版.北京:人民卫生出版社,2009.
[17] 邓瑞,岳新荣,姚本丽.健康评估学习指导[M].北京:北京大学医学出版社,2011.
[18] 郭毅,聂景蓉.临床技能[M].北京:北京大学医学出版社,2011.
[19] 贾建平,陈生弟.神经病学[M].7 版.北京:人民卫生出版社,2013.
[20] 刘潮临.健康评估[M].2 版.北京:高等教育出版社,2010.
[21] 任卫东,常才.超声诊断学[M].3 版.北京:人民卫生出版社,2013.
[22] 胡大一,郭继鸿.中国心律学 2008[M].北京:人民卫生出版社,2008.